食管胃静脉曲张内镜下个体化与分层诊疗

蔡建庭 ◎名誉主编
韦 炜 ◎主　　编

ZHEJIANG UNIVERSITY PRESS
浙江大学出版社
·杭州·

图书在版编目（CIP）数据

食管胃静脉曲张内镜下个体化与分层诊疗 / 韦炜主编. -- 杭州 : 浙江大学出版社, 2025. 6. -- ISBN 978-7-308-26280-4

Ⅰ. R57

中国国家版本馆CIP数据核字第2025Y4P283号

食管胃静脉曲张内镜下个体化与分层诊疗

韦　炜　主编

责任编辑　金　蕾
责任校对　蔡晓欢
封面设计　春天书装
出版发行　浙江大学出版社
（杭州市天目山路148号　邮政编码310007）
（网址：http://www.zjupress.com）
排　　版　杭州林智广告有限公司
印　　刷　浙江省邮电印刷股份有限公司
开　　本　787mm×1092mm　1/16
印　　张　11
字　　数　228千
版 印 次　2025年6月第1版　2025年6月第1次印刷
书　　号　ISBN 978-7-308-26280-4
定　　价　110.00元

序

PREFACE

消化道出血是临床上常见的急危重症疾病，内镜检查是诊断消化道出血的“金标准”。内镜不但可以明确消化道出血的病因，而且可以控制大部分的消化道出血。食管胃静脉曲张破裂也是临床危及患者生命的常见的急危重症，通过胃镜治疗可以预防或有效地控制食管、胃底静脉曲张破裂出血，并尽可能使静脉曲张消失或减轻以降低其再出血的概率。

门静脉高压导致的食管胃静脉曲张破裂出血（esophageal and gastric varices bleeding，EGVB）的首次出血死亡率为20%～35%，虽然大约40%的患者的EGVB可自行停止，但6周死亡率仍有约20%。首次出血的患者如果未经有效治疗，其中约60%的患者还会再发生出血，1年内因出血致死的概率更高达70%。尽早控制出血，对肝硬化并发急性上消化道出血患者的远期预后和降低死亡率至关重要。肝硬化患者并发急性上消化道出血的原因除EGVB外，还有门静脉高压性胃病、消化道溃疡、消化道肿瘤、凝血功能差致弥漫性出血等，需要尽早进行腹部超声、CT等影像学检查及胃镜检查来明确诊断。

目前，一致认为对于怀疑EGVB的急性上消化道出血，建议应在入院12小时内行胃镜诊疗，胃镜下注射硬化剂、使用组织胶栓塞和套扎是急诊门静脉高压性出血紧急止血的临床一线疗法，疗效可靠。在诊疗前，除生命体征监测、临床表现观察及行血常规、肝肾功能、凝血功能、肿瘤标志物等血液生化学检查对疾病的严重程度分级外，影像学检查，如腹部CT的评估是十分重要的。①急性EGVB出血时，食管或胃腔内往往有出血后聚集血凝块，此时会影响胃镜下观察的视野，且操作带来的不适易引起反流，导致吸入性肺炎，甚至窒息死亡，影像学检查可以帮助判断干预时机，避免严重的并发

PREFACE

症发生；②肝硬化伴胃食管静脉曲张的走形复杂，容易形成各种交通支，治疗后易复发与再通，如存在胃内静脉曲张与肾静脉、脾静脉相通等分流道，行组织胶或者硬化剂治疗时，容易出现肠系膜栓塞、脑梗、脾梗死，甚至出现肺栓塞等致死并发症，需要影像学检查明确血管分流的情况；③影像学检查可以评估腹部动脉、门静脉、腔静脉是否存在血栓或者癌栓；④影像学检查可以明确肝脏是否存在恶性肿瘤等，从而可以综合评估决定胃镜干预的利弊风险。

胃静脉曲张（gastric varices，GV）在门静脉高压患者中的发生率为20%～30%。胃静脉曲张出血占肝硬化静脉曲张出血的17%～25%，虽较食管静脉曲张出血的发生率低，但其出血凶险，相关的死亡风险高达45%～55%。Baveno Ⅶ共识推荐孤立性胃静脉曲张（IGV1），对于与食管静脉曲张相连的胃静脉曲张破裂出血的止血治疗，推荐内镜下组织胶注射（endoscopic cyanoacrylate injection，ECI）治疗。

自发性门体分流（spontaneous portal systemic shunt，SPSS）是门静脉与体循环系统自发形成的交通道，是门静脉高压的代偿机制之一。SPSS是门静脉高压症条件下形成的一种代偿性病理生理变化，虽然可以降低门静脉的压力，但也会减少肝脏血供，同时部分门静脉血流未经肝脏代谢直接进入体循环，将增加肝性脑病的发生风险。GV患者往往存在SPSS，腹部增强CT或者CT门静脉成像可以较好地显示肝硬化门静脉高压门腔分流的表现。这些技术的发展使临床上对SPSS的诊断和监测更加精准。目前，报道的最大样本量的一项研究来自Baveno Ⅵ-SPSS小组。将症状性SPSS的最小直径（8mm）定为界值，根据SPSS的直径，可将其分为大SPSS（L-SPSS，≥8mm）、小SPSS（S-SPSS，＜8mm）、无SPSS（W-SPSS）。多中心研究共纳入1929例

PREFACE

肝硬化患者，发现60%存在SPSS，其中28%为大分流道。大分流道中最常见的为脾肾分流。脾肾分流见于14%～21%的肝硬化食管胃静脉曲张患者，而胃肾分流则在80%～85%的胃静脉曲张患者中均存在。

目前，指南推荐组织胶可用于胃静脉曲张出血的一级预防、控制急性出血和二级预防。对于存在SPSS的患者，在内镜下直接注射胶水，适用于无或非左侧SPSS的胃静脉曲张患者、胃静脉曲张伴左侧小SPSS者。对于存在较粗SPSS的患者，内镜组织胶栓塞治疗需要采取适当的限流措施，如金属夹机械阻塞胃静脉曲张较大的流出道等。目前，内镜超声（endoscopic ultrasonography，EUS）引导下通过细针抽吸（fine needle aspiration，FNA）装置对静脉曲张注射组织胶得以广泛开展，即在EUS引导下，于胃静脉曲张团汇入分流道处置入弹簧圈，将分流道入口封闭，然后在内镜下行组织胶注射治疗，包括在EUS引导下将弹簧圈置入联合组织胶以及钛夹限流后EUS引导下将弹簧圈置入联合组织胶。各种内镜下的治疗方式均有其优势及缺点。直视下的内镜治疗便捷、经济，在基层医院开展得相对容易。超声内镜引导下的静脉曲张治疗因其精准性也逐渐受大众的欢迎。

EUS-FNA引导弹簧圈联合组织胶治疗已逐渐成熟，也有其独特的优势。首先，弹簧圈含有合成纤维，将其置于胃内静脉曲张中，可以减慢血流的速度并吸附组织胶，减少异位栓塞的发生风险。另外，在EUS引导下，可以精准地将弹簧圈置入分流道紧贴胃壁处，并注射组织胶，仅栓塞胃腔内的静脉曲张，最大限度地保护了胃腔外分流道，从而减少对门静脉压力的影响。因此，该治疗方法在降低异位栓塞风险的同时，并未破坏自然形成的SPSS，直接通过多普勒成像判断静脉曲张的栓塞效果。在临床实践中，有关于弹簧圈移位至其他器官的不良事件被报道。因此，在EUS-弹簧圈治疗合并分流的

PREFACE

GV时，如何做到完全闭塞血管，以防止弹簧圈移位，是术中需要思考的现实问题。

超声胃镜在门静脉高压领域的治疗有内镜下治疗，还有进行直接门静脉压力测定，将来还可能进行门静脉分流治疗等。

肝静脉压力梯度（hepatic venous pressure gradient，HVPG）测定是门静脉压力测定的金标准。当HVPG ≥ 18mmHg时，提示内镜治疗食管胃静脉曲张出血的失败率增高；当HVPG ≥ 20mmHg时，提示肝硬化急性静脉曲张出血患者的治疗失败率和死亡风险增高。门静脉压力过高、门静脉血栓、肿瘤等患者的内镜治疗效果不佳，静脉曲张容易复发，应该尽早推荐其他的治疗方法，比如经颈静脉肝内门体静脉内支架分流术、部分脾栓塞术、脾切除等外科手术，以及肝移植等方法。

对于食管胃静脉曲张，首先要尽可能明确病因和诊断。对于区域性门静脉高压、布-加综合征、淤血肝等，可以通过原发病的治疗以更彻底地解决门静脉高压的问题。同时，在临床工作中需要多学科协同诊疗。一个高质量的MDT团队对门静脉高压性疾病的诊疗能够让患者得到最佳的个体化、分层治疗的方案，从而采取最佳的诊疗策略。

希望该书在这方面能够让同道们有所收获。

金震东

中华医学会消化内镜学分会候任主任委员
长海医院消化内科教授
2025年5月

目　录

CONTENTS

第1篇
基础篇

1　解剖结构　/ 2

1.1　门静脉的结构　/ 2

1.2　食管、胃、肝脏、脾脏的动静脉分布　/ 6

1.3　血管异常变异　/ 7

2　门静脉影像学基础　/ 9

3　门静脉解剖变异　/ 14

4　内镜下静脉曲张的分型　/ 18

4.1　Sarin 分型　/ 18

4.2　LDRf 分型　/ 20

4.3　李坪分型　/ 21

4.4　Saher 分型　/ 24

5　门静脉压力测定　/ 26

5.1　门静脉压力测定的方法　/ 26

5.2　无创检测方法　/ 28

5.3　有创检测方法　/ 30

6　急性危险性上消化道出血的评分系统　/ 33

6.1　Rockall 评分系统　/ 33

6.2　Glasgow-Blatchford 评分系统　/ 33

6.3　AIMS65 评分系统　/ 34

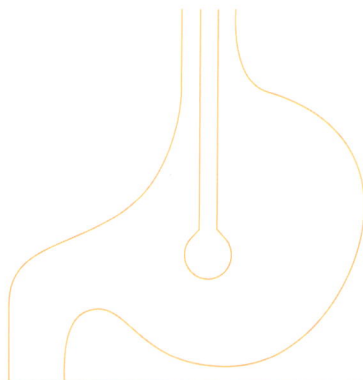

CONTENTS

7 超声胃镜在食管胃静脉曲张治疗中的应用 / 35
7.1 超声内镜的类型 / 35
7.2 应用示例 / 36
8 胃底静脉曲张伴有粗大分流道的处理方法 / 41
8.1 介入治疗 / 41
8.2 内镜下治疗 / 42

第 2 篇 实战篇

9 急诊止血 / 48
9.1 肝硬化合并急性上消化道出血的急诊处理概况 / 48
9.2 急诊止血：病例分享 / 52
10 内镜预防性处理：病例分享 / 91
11 特殊病例 / 145

第 3 篇 并发症的预防与处理

12 消化道出血 / 158
13 异位栓塞 / 159
14 注射误穿入动脉 / 160
15 食管狭窄 / 161
16 穿 孔 / 162
17 感 染 / 163
18 其他的并发症 / 164

参考文献 / 165
后 记 / 166

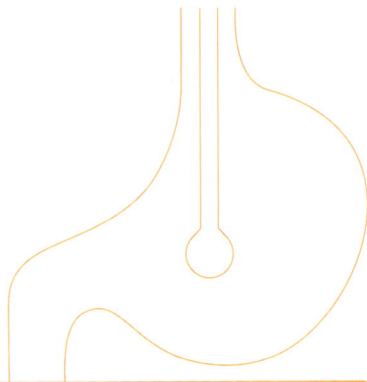

Part 1

第 1 篇

基础篇

1 解剖结构

1.1 门静脉的结构

1.1.1 门静脉的正常结构

门静脉是肝脏血供的主要来源，占 70% ～ 80%。它收集来自食管胃段、胃、小肠、大肠（至直肠上段）、胰腺、脾脏、胆囊等处的血流，主要由脾静脉、肠系膜上静脉、肠系膜下静脉、胃左静脉、胃右静脉、胆囊静脉和附脐静脉等汇合而成，入肝后反复分支后与肝固有动脉分支的血流汇合，流入肝窦，经过肝细胞代谢流至小叶间静脉，最后汇合成肝静脉，流入上腔静脉。汇合处位于胰头后方第二腰椎水平，走行于十二指肠上段后面，长 6 ～ 8cm，管径为 1.0 ～ 1.2cm，内径一般为 0.6 ～ 1.0cm。

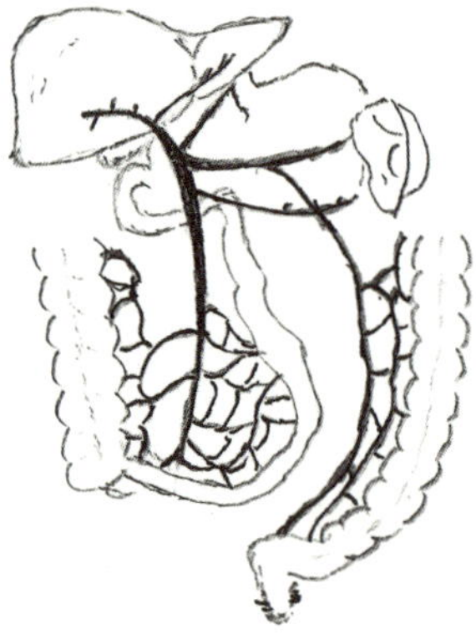

门静脉的正常结构示意图

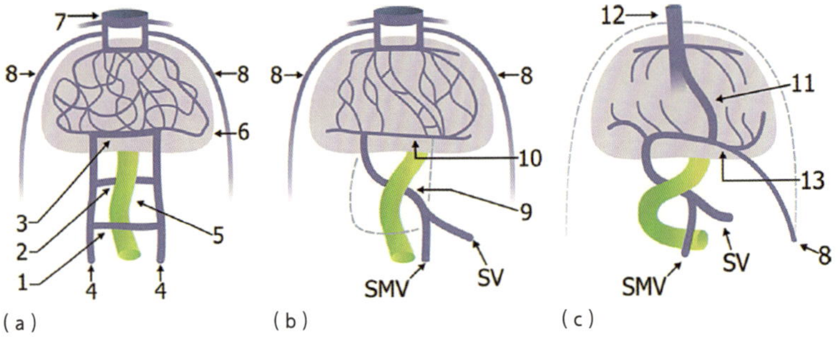

门静脉胚胎发育图

(a) 配对卵黄静脉（4）的尾腹部（1）、背部（2）、头腹部（3）包绕十二指肠（5）。穿过横隔（6）形成多个血窦，汇入静脉窦（7），配对的脐静脉（8）也汇入静脉窦（7）。

(b) 尾腹侧吻合退化，背侧发育为门静脉主干（9），头腹侧发育为门静脉左支（10）。

(c) 右侧脐静脉和左侧部分脐静脉消失，左脐静脉尾部和下腔静脉之间形成静脉导管，最后，在左脐静脉和左门静脉之间形成新的侧支（13）。SMV：肠系膜上静脉；SV：脾静脉。

门静脉的汇合可以分为三种不同的类型。Ⅰ型是脾静脉和肠系膜上静脉汇合而成，肠系膜下静脉汇入脾静脉，约占 52%。Ⅱ型是脾静脉肠系膜下静脉和肠系膜上静脉汇合而成，约占 13%。Ⅲ型是脾静脉和肠系膜上静脉汇合而成，肠系膜下静脉汇入肠系膜上静脉，约占 35%。

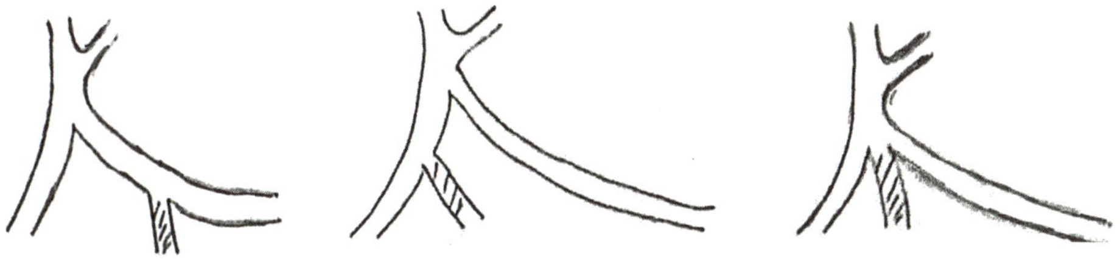

Ⅰ型　　　Ⅱ型　　　Ⅲ型

肠系膜下静脉汇入门静脉的示意图

胃左静脉汇入门静脉也可以有三种类型。Ⅰ型是胃左静脉直接汇入门静脉，约占 51%。Ⅱ型是胃左静脉、脾静脉与肠系膜上静脉一起汇入门静脉，约占 9%。Ⅲ型是胃左静脉汇入脾静脉，约占 40%。

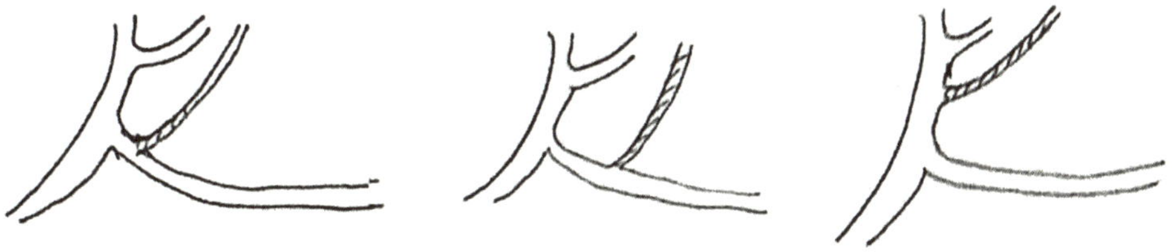

Ⅰ型　　　Ⅱ型　　　Ⅲ型

胃左静脉汇入门静脉的示意图

1.1.2 门静脉侧支循环形成

由于门静脉没有静脉瓣，所以门静脉压力升高的时候，血流就容易形成逆流，导致静脉曲张。门静脉高压引起血流动力学的变化，主要表现为门静脉阻力与血流量增加。任何原因引起的门静脉血流受阻都会引起压力升高。门静脉高压根据病因，可以分为肝前性、肝内窦前性、肝内窦后性与肝后性，肝纤维化、假小叶形成、血窦壁胶原沉积、动静脉分流、血栓、癌栓、海绵样变性、先天狭窄、胰腺疾病等因素是导致门静脉阻力增加的病理基础。随着阻力增加，会出现肝外侧支循环开放。

门静脉高压可以使用经颈静脉肝内门体静脉内支架分流术（transjugular intrahepatic portosystem stent-shunt，TIPS）降低门静脉压力，或者联合内镜治疗干预可能会提高治疗效果。

门静脉系统与腔静脉之间存在许多交通支，在门静脉高压后可以导致交通支开放。侧支循环的形成使大量的门静脉血流不经过肝脏而直接流入体循环，使肠内吸收的有毒物质不经过肝脏解毒而进入体循环，不但会引起消化道出血，还是肝性脑病发生的重要因素。门静脉高压引起的侧支循环主要有：

（1）食管、胃底静脉曲张。门静脉系的胃冠状静脉、胃短静脉、胃后静脉和腔静脉系的奇静脉之间的胃、食管静脉开放，表现为胃底和食管静脉曲张和（或）门静脉高压性胃病。这是肝硬化并发上消化道出血最常见的病因。

（2）腹壁静脉曲张。门静脉高压时脐静脉重新开放，与附脐静脉、腹壁静脉等连通，表现为腹壁静脉曲张。

（3）痔静脉扩张。门静脉系的直肠上静脉与下腔静脉系的直肠中、下静脉连通，表现为痔静脉扩张。

（4）肝与膈、脾与肾韧带、腹部器官与腹膜后组织间的静脉形成侧支循环，从而形成异位静脉曲张。

（5）心包膈静脉（pericardiacophrenic vein，PCPV）引流心包、胸膜及膈肌等处的静脉血液，并在纵隔胸膜与心包之间伴随膈神经沿心脏左缘上升，回流至胸廓内静脉、左上肋间静脉或直接进入左头臂静脉。PCPV也可与奇静脉系统吻合。门静脉高压后门静脉坐支与左膈下静脉吻合，进而导致PCPV曲张，最终汇入左头臂静脉。

静脉曲张不仅存在于食管和胃，也同样存在于小肠和结直肠，所以有全消化道静脉曲张的概念。对于门静脉高压性胃病（portal hypertensive gastropathy，PHG），在胃镜下可见胃黏膜内和黏膜下的血管扩张，呈现“蛇皮样改变”与“马赛克征”等。PHG是肝硬化消化道出血的第二大病因，仅次于食管胃静脉曲张破裂出血。门静脉高压性肠病（portal hypertensive enteropathy，PHE）是门静脉高压以肠道血管扩张为特征的一种病变，分为门静脉高压性结肠病、门静脉高压性小肠病（包括十二指肠病、空肠病、回肠病）等。多数患者无明显的症状，部分患者表现为消化道出血、腹胀、腹痛，多数为下消化道出血，多为黑便、便隐血阳性，个别患者可有消化道大出血。

1.1.3 食管静脉曲张及血流动力学

食管静脉曲张主要来自胃左静脉系统，还有来自胃短静脉系统等。食管下段静脉分为壁内静脉和壁外静脉两组，两者之间通过贯通静脉相连接。食管周围静脉和食管旁静脉之间通过连结静脉相交通。

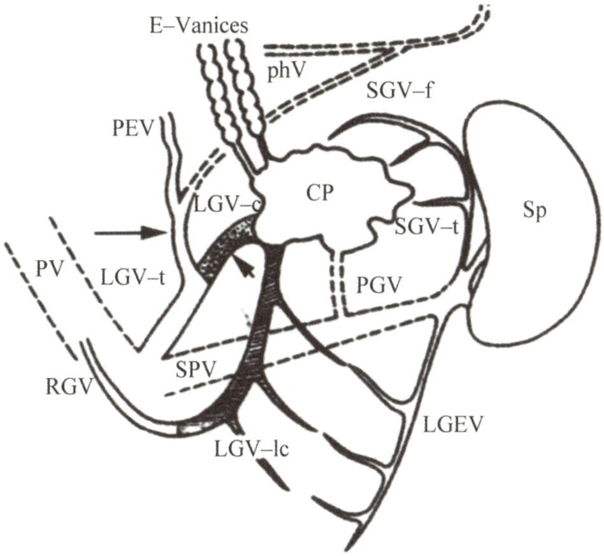

PV：门静脉。SGV-t：胃短静脉干。SGV-f：胃短静脉胃底支。PGV：胃后静脉。LGV-t：胃左静脉主干；长箭头：胃左静脉后支；短箭头：胃左静脉前支（胃左静脉贲门支）。PEV：食管旁静脉。E-Varices：食管静脉曲张。phV：膈下静脉。LGV-lc：胃左静脉小弯支。CP：贲门静脉丛。RGV：胃右静脉。Sp：脾。LGEV：肠系膜下静脉胃大弯支

胃静脉曲张（GV）是位于胃的黏膜层和黏膜下层的迂曲扩张的静脉血管丛，存在于17%～25%的门静脉高压症患者中，是由供血血管、曲张血管、引流血管组成的静脉曲张复合体。供血血管主要包括胃左静脉、胃后静脉和胃短静脉。胃静脉曲张通过食管下端的静脉曲张丛形成食管静脉曲张和食管旁静脉，汇入奇静脉及上腔静脉。胃膈静脉系统在胃裸区（胃膈韧带处）由胃静脉曲张和左膈下静脉（inferior phrenic vein，IPV）组成，左侧IPV与膈周静脉和腹膜后静脉有丰富的吻合支，IPV向下经迂曲扩张的胃肾分流汇入左肾静脉，横向汇入左肝静脉或下腔静脉（胃腔静脉分流），或上升至心包膈静脉。

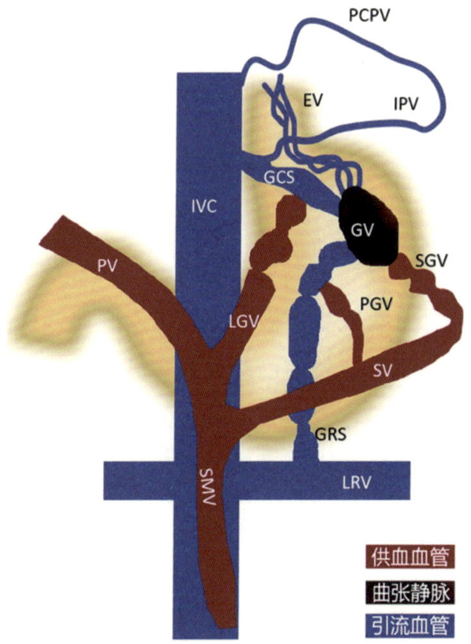

EV，食管静脉曲张；GV，胃静脉曲张；GRS，胃肾分流道；GCS，胃腔分流道；IPV，膈下静脉；IVC，下腔静脉；LRV，左肾静脉；PCPV，心包膈静脉；PV，门静脉；LGV，胃左静脉；SGV，胃短静脉；PGV，胃后静脉；SMV，肠系膜上静脉；SV，脾静脉

1.2 食管、胃、肝脏、脾脏的动静脉分布

1.2.1 食 管

食管的血液供应呈“节段性”和“多源性”的特点。

食管颈段由来自锁骨下动脉的甲状腺下动脉供应，胸段由支气管动脉和食管动脉供血，腹部的动脉来自膈下动脉和胃左动脉的食管支。颈、胸、腹部供养食管的动脉借吻合支彼此联通。

食管上段静脉经甲状腺下静脉汇入上腔静脉；中段静脉回流至奇静脉，下段静脉经胃左静脉注入门静脉系统。

1.2.2 胃

胃的血液供应主要来自腹腔动脉的分支，有两条沿大小弯走行的动脉弓。小弯侧由胃左动脉（来自腹腔干）和胃右动脉（来自肝固有动脉）汇合而成。大弯侧由胃网膜左动脉（来自脾动脉）和胃网膜右动脉（来自胃十二指肠动脉）汇合而成。尚有数条胃短动脉（来自脾动脉）分布于胃底。胃后动脉（来自脾动脉）约有 72%分布于胃体。上述动脉在胃壁内进一步分支，吻合成网。

胃的静脉多与同名动脉伴行，均汇入肝门静脉系统。胃左静脉又称胃冠状静脉，沿胃小弯左行，汇入肝门静脉或脾静脉；胃右静脉沿胃小弯右行汇入肝门静脉。胃网膜左静脉沿胃大弯左行注入脾静脉；胃网膜右静脉沿胃大弯右行注入肠系膜上静脉。胃短静脉及胃后静脉注入脾静脉。

1.2.3 肝 脏

肝脏有双重血液供应，分入肝血管和出肝血管两组。入肝血管包括肝固有动脉和门静脉，出肝血管有肝静脉系。肝血供的 1/4 来自肝动脉，进入肝脏后分为各级分支到小叶间动脉，将直接来自心脏的动脉血输入肝脏，主要供给氧气。肝血供的 3/4 来自门静脉，门静脉进入肝脏后分为各级分支到小叶间静脉，把来自消化道含有营养的血液送至肝脏“加工”。

1.2.4 脾 脏

脾动脉起自腹腔干沿胰背侧面的上缘左行，走行弯曲，其远侧段发出各级分支入脾脏内。

脾静脉由脾门处属支组成，位于脾动脉的后下方，走行较直，管径比脾动脉大一倍。脾静脉收纳胃短静脉、胃网膜左静脉、胃后静脉、肠系膜下静脉及来自胰腺的一些

小静脉，与肠系膜上静脉汇合成肝门静脉。

1.3 血管异常变异

1.3.1 门体分流

发生肝硬化门静脉高压时，机体自身代偿会建立侧支循环以及自发性门体分流（spontaneous portosystemic shunt，SPSS）。SPSS可以是先天存在的，也可以是后天形成的。SPSS在肝硬化患者中的发生率为38%～40%，其中，脾肾分流的发生率为14%～21%。SPSS最常见的类型为脾肾分流、胃肾分流，还包括和脐静脉再通；少见的类型包括脐旁静脉与前腹壁上下交通支静脉曲张分别流入上下腔静脉、脾静脉经左肾上腺静脉流入左肾静脉分流、脐旁静脉流入下腔静脉、脐旁静脉经胸廓内流入上腔静脉、肠系膜下静脉经左结肠静脉流入左髂静脉、肠系膜下静脉经性腺静脉流入下腔静脉、门静脉主干与奇静脉直接相通，甚至可以脾静脉直接流入心脑血管等。也有部分罕见地会出现门静脉与动脉分流的情况。

发生肝硬化门静脉高压时，分流道的形成有利于减轻门静脉的压力，但是在内镜下直接注射组织胶与硬化剂行栓塞治疗时，部分患者可能出现异位栓塞。术前可以通过CT、MRI、血管造影、超声内镜等辅助检查，对门静脉系统及其侧支循环进行分析，明确门体分流的情况，从而避免异位栓塞并发症的出现。

同时，有研究表明，门静脉体循环的过度分流与肝性脑病（hepatic encephalopathy，HE）的关系密切，SPSS可见于46%～70%的顽固性脑病患者。对此类门体分流患者，必要时可以采取限流或断流等干预措施。

根据Baveno Ⅵ共识，约60%肝硬化患者存在SPSS，其中，最常见的是脐静脉开放，其次是胃肾分流和脾肾分流。根据影像学检查，M. Simón-Talero等报道的一项纳入1729例肝硬化患者的回顾性研究发现，有323例患者伴发脾肾分流，127例患者存在胃肾分流；而以8mm作为分流道直径的界限，69.3%的脾肾分流道为大直径分流道，64.6%的胃肾分流道为小直径分流道，且超过1/3大小的分流道并存，9%同时存在多条大分流道，这也提示脾肾分流和胃肾分流常合并存在。E. M. Zardi等报道的一项纳入326例肝硬化患者的研究指出，有13.8%（45/326）的患者伴发脾肾分流。日本学者S. Achiwa等通过CT评估有无分流道，研究发现11.1%的患者存在脾肾分流，5.8%的患者存在胃肾分流。中国人民解放军总医院第五医学中心Q. Wu等的一项研究显示，8.43%肝硬化患者伴发脾肾分流，7.14%伴发胃肾分流，目前国内尚缺乏最新的数据。

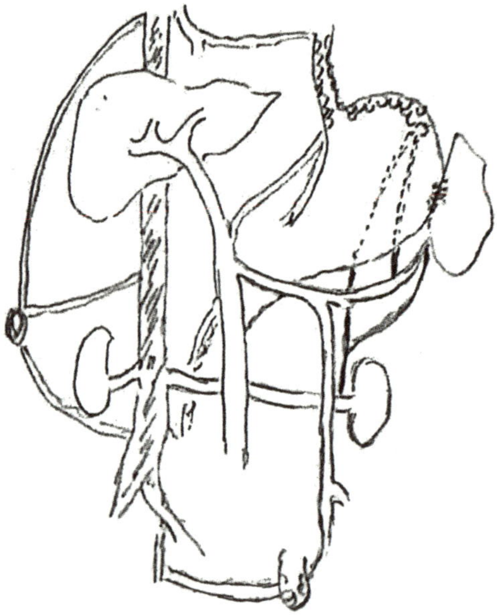

胃肾、脾肾分流示意图

1.3.2 门静脉海绵样变性

门静脉海绵样变性（cavernous transformation of the portal vein，CTPV）是指肝门静脉主干和（或）分支出现部分或完全性阻塞，导致门静脉血流受阻，压力增高的现象。发病以男性为主，可分为原发性和继发性CTPV。原发性CTPV的因素有先天性门静脉发育畸形、血管瘤等，肝功能往往正常。继发性CTPV的因素有炎症（如胰腺炎、腹膜炎、阑尾炎、败血症、肠道感染、胆石症、炎症性肠病等）、癌肿转移和局部压迫、肝硬化、手术、凝血障碍性疾病、寄生虫等，其中，门静脉阻塞是最主要的因素。

根据影像学检查，可以把继发性CTPV分为四型：Ⅰ型，门静脉主干海绵样变性波及门静脉肝内分支；Ⅱ型，门静脉主干海绵体样改变，同时病变累及部分肠系膜上静脉或部分脾静脉；Ⅲ型，门静脉海绵样变性波及整个门静脉系统；Ⅳ型，以上的任何类型合并了胆道和（或）胰腺的病变。

CTPV主要表现为食管胃底静脉曲张破裂出血，部分患者的门静脉侧支循环仅为腹膜后与门静脉的通路，就不会出现食管胃底静脉曲张；同时可以表现为脾功能亢进、胆管炎等。临床上可以通过B超、CT、MRI等影像学方法给予明确的诊断。

在门静脉血栓栓塞后的初期，可以进行抗凝治疗，从而使血栓再通，减少CTPV的发生。CTPV并发食管胃底静脉曲张破裂出血，首选胃镜下处理。对于存在胆囊功能障碍的患者，可以进行外科分流。在CTPV导致门静脉狭窄的患者中，行TIPS有一定的效果。

门静脉影像学基础 2

对于考虑门静脉高压出血的患者，最好在术前进行影像学评估，对接下来的治疗非常有价值。通过影像学检查，首先要明确是否存在肝硬化、肿瘤占位性病变等，同时要注意是否存在布-加综合征、海绵样变性、血（癌）栓、血管畸形等情况。

早期的肝硬化在影像学上可以没有特殊的表现。早期可以表现为肝脏外形变大，包膜欠光整，肝缘变钝，实质回声增粗增强，分布欠均匀，部分呈网状结构改变。随着病情的进一步进展，肝脏的体积缩小，上、下径变短，厚度变薄；肝包膜回声厚薄不均，肝表面凹凸不平，呈波浪状、锯齿状病变；肝裂增宽，肝区弥漫性结节出现。

硬化结节包括单腺泡及多腺泡，为肝硬化中因大量变性坏死而局部增生的肝细胞以及支持基质被周围增生的纤维间隔所包绕。肝硬化患者除了早期外，几乎所有的患者均存在硬化结节，但平扫CT往往只能显示25%左右，大小为数毫米到3cm不等。对于小于5mm的结节，CT往往难以显示或者仅表现为肝脏密度欠均匀。由于再生结节以门静脉供血为主，增强后，动脉期多无强化，门静脉期表现为等密度，很难发现。部分再生结节由于肝脏灌注不足会出现缺血坏死，在平扫上密度不匀；坏死以及陈旧性区域呈低密度，无强化，在存活的肝脏组织以及含血管的纤维组织上仍可以出现强化，使再生结节表现为低密度灶。在众多弥漫性增生结节中，单个较大的结节可考虑发育不良的结节或者原发性肝癌的可能。肝硬化患者在MRI的T2WI上的信号强度增高。MRI是诊断再生结节最清晰的影像学检查方法，可以区分再生结节、退变结节和原发性肝癌，这是CT与彩超无法做到的。T1WI上，再生结节呈等或稍高信号，周围的纤维间隔形成小环状或者网状低信号。对于弥漫性分布的再生小结节，表现为均匀的粟粒样高信号影，T2WI上呈等或稍低信号，结节内部信号均匀，无包膜，周围的纤维间隔形成小环状或者网状高信号。增强动脉期，再生结节无明显的强化，门静脉期一般为等信号，周边的纤维间隔延迟强化，呈环形高信号。

原发性肝癌大部分（约90%）有充足的血供，通过CT，在动脉期，绝大多数的病灶能得到强化表现，小肝癌（直径≤3cm）在动脉期往往表现为均匀等回声强化高密度灶，巨块型的肝癌多表现为强化不均匀，周边强化明显，中心区域的坏死、出血以及脂肪变性等无强化。伴有动静脉瘘的病灶（31.2%～63.2%），表现为强化不明显。门静脉受到侵犯和癌栓形成是肝癌在肝内扩散的主要形式，在门静脉阻塞严重或者闭塞时，因侧支循环而开放“海绵样变性”。在MRI上，原发性肝癌由于组织间隙内的水分增加，在T1WI上多为低信号，在小肝癌中常表现为高信号，巨块型肝癌的中心表现为混杂信号，在低信号中夹杂着斑片状或点状的高信号或更低的信号；在T2WI上，90%表现为高信号，病灶内凝固性坏死、纤维化或者钙化则显示为低信号。癌栓在T1WI与T2WI都表现为高信号。顺磁性对比剂Gd-DTPA的增强作用主要是缩短T1的时间，增强T1的对比度，增加病灶与肝实质之间的信号差异，提高了病灶的检出率。CT对肿块的脂肪变性与包膜不敏感，而MRI可以很好地反映出来。不管CT还是MRI，门静脉期可以更清晰地显示血管侵犯和门静脉瘤栓。

对于急诊消化道出血患者，彩超可以在床旁进行操作。通过彩超检查，基本可以明确是否存在肝硬化，肝、胆囊、胆道、胰腺等脏器是否存在占位，同时可以了解动静脉的血管、腹腔积液等情况。但是，很多时候会受到腹腔气体以及超声本身的特点等因素而影响检查结果。

随着CT检查被广泛应用于临床，其对于门静脉高压性出血患者也非常有意义。CT的成像速度快，可以在急诊时采用。通过增强腹部CT检查，可以清楚地发现胃腔内积血，以及门静脉系统与体循环的关系。缺点是在做CT检查时需要患者的病情相对稳定才可以搬动患者，对于造影剂过敏、肾功能存在损害的患者有一定的受限。

MRI检查对肿瘤的敏感性较高，与CT有互补作用。但由于其成像速度较慢，所以往往不被应用于急诊患者。

正常的腹部CT如图所示。

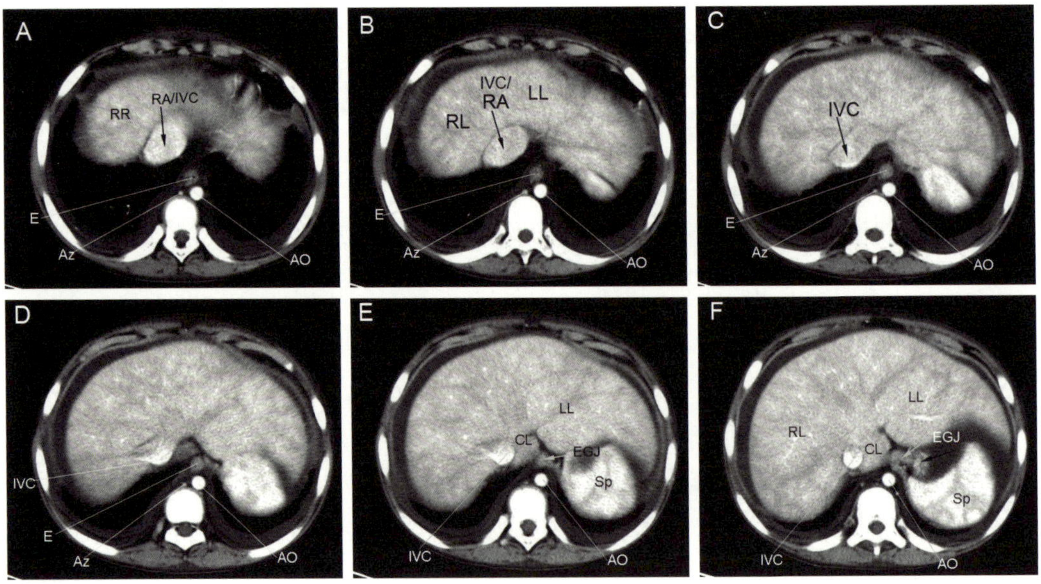

第一组

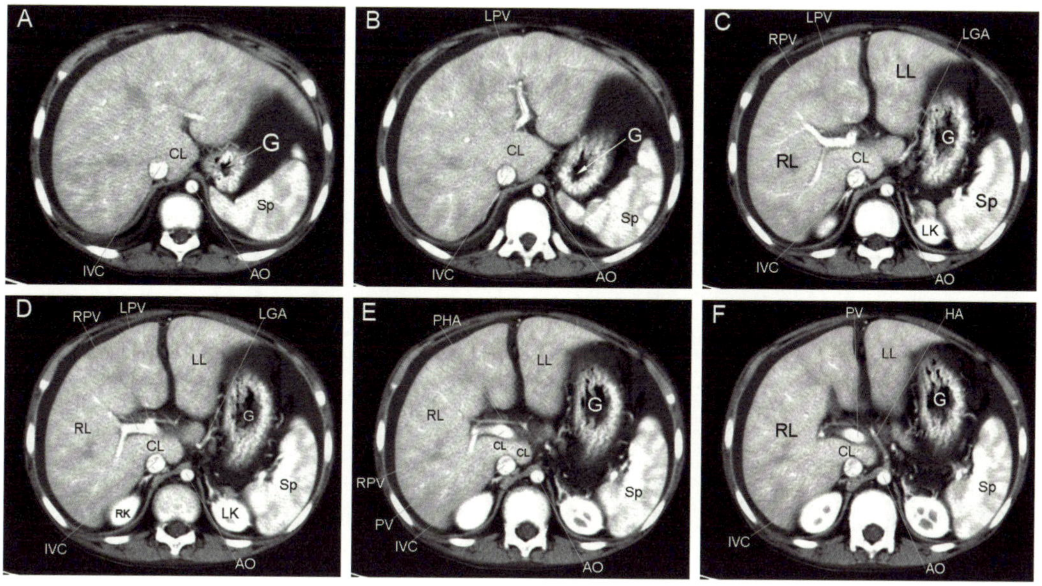
A
CL
G
Sp
IVC
AO
B
LPV
CL
G
Sp
IVC
AO
C
LPV
RPV
LGA
LL
G
RL
CL
Sp
LK
IVC
AO
D
RPV
LPV
LGA
LL
G
RL
CL
Sp
RK
LK
IVC
AO
E
PHA
LL
G
RL
CL
CL
Sp
RPV
PV
IVC
AO
F
PV
HA
LL
G
RL
CL
Sp
IVC
AO

第二组

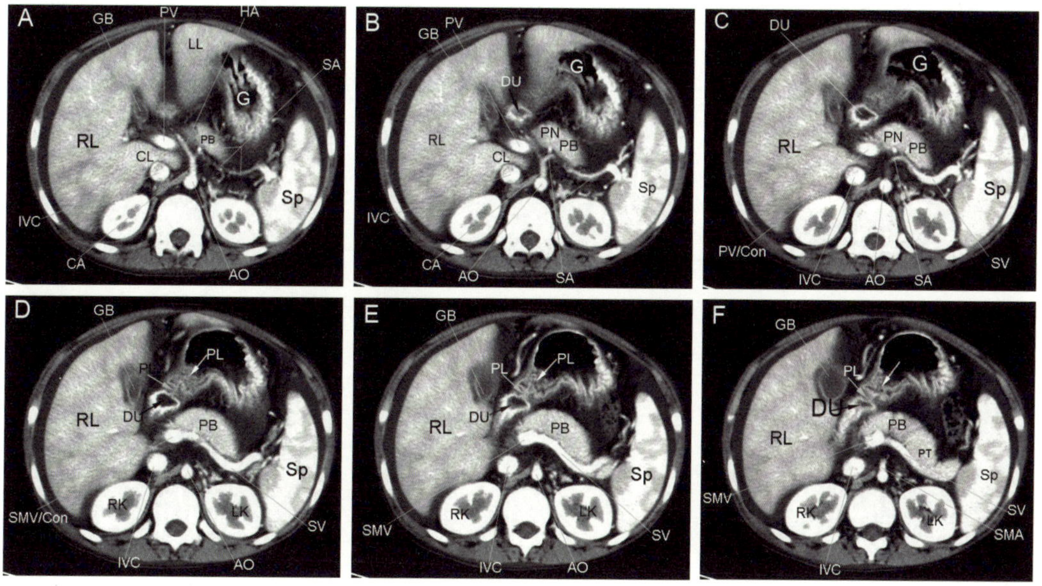
A
GB
PV
HA
LL
SA
G
RL
PB
CL
Sp
IVC
CA
AO
B
GB
PV
G
DU
RL
PN
PB
CL
Sp
IVC
CA
AO
SA
C
DU
G
RL
PN
PB
Sp
PV/Con
IVC
AO
SA
SV
D
GB
PL
PL
RL
DU
PB
Sp
RK
LK
SMV/Con
SV
IVC
AO
E
GB
PL
PL
RL
DU
PB
Sp
RK
LK
SMV
SV
IVC
AO
F
GB
PL
DU
PB
RL
PT
Sp
SMV
RK
LK
SV
SMA
IVC

第三组

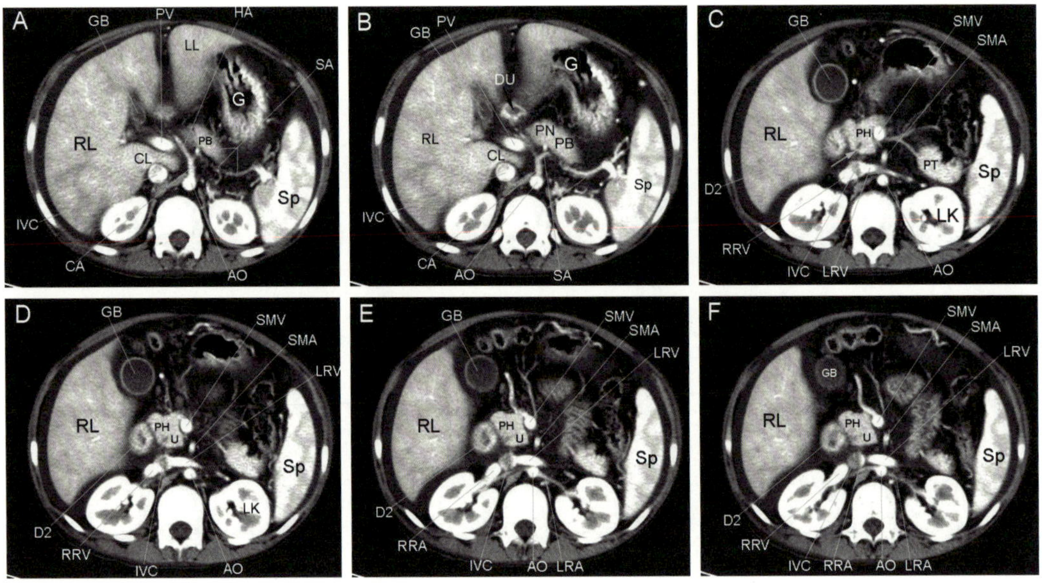

第四组

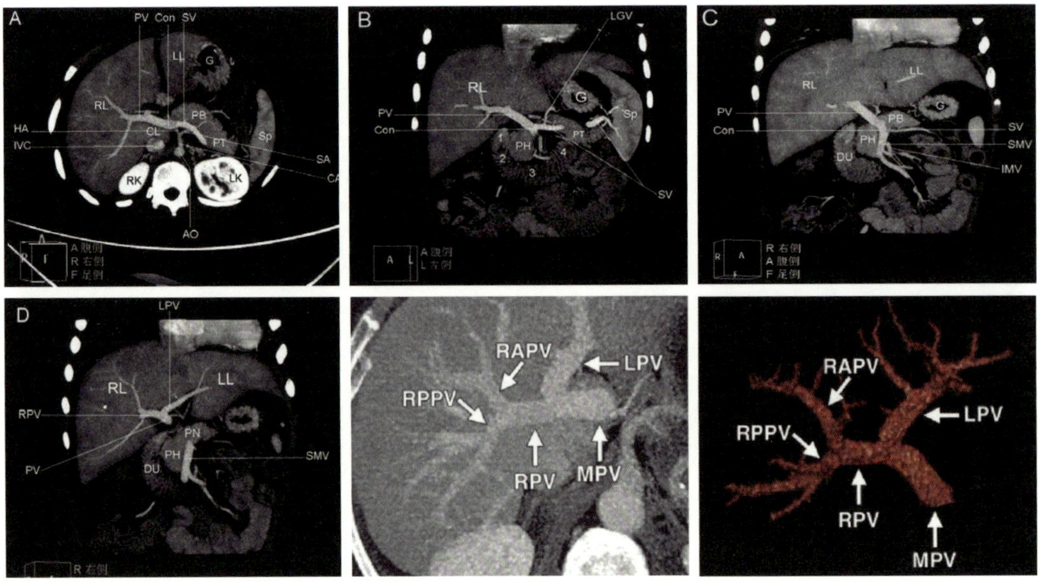

第五组

以上图中的缩略词代表的意义如下：AO，腹主动脉；GB，胆囊；DU，十二指肠；D2，十二指肠降部；IVC，下腔静脉；E，食管；G，胃；DU，十二指肠；1，十二指肠上部；2，十二指肠降部；3，十二指肠水平部；4，十二指肠升部；RL，肝右叶；PL，幽门；Sp，脾脏；PV/Con，门静脉/汇合处；SV，脾静脉；SMV，肠系膜上静脉；SMA，肠系膜上动脉；SA，脾动脉；PH，胰头；U，钩突；PN，胰颈；PB，胰体；PT，胰尾；LK，左肾；RK，右肾；LRV，左肾静脉；LRA，左肾动脉；RRV，右肾静脉；RRA，右肾动脉；PV，门静脉；LPV，门静脉左支；RPV，门静脉右支；LGV，胃左静脉；IMV，肠系膜下静脉；CA，腹腔干；HA，肝动脉；RL，肝右叶；LL，肝左叶。

3 门静脉解剖变异

门静脉变异可以是先天性的，也可以继发于许多疾病。

胚胎时期，卵黄静脉和脐静脉闭塞的位置不同可引发多种变异，可以表现为门静脉重复、门静脉先天缺失、门静脉分支缺失。

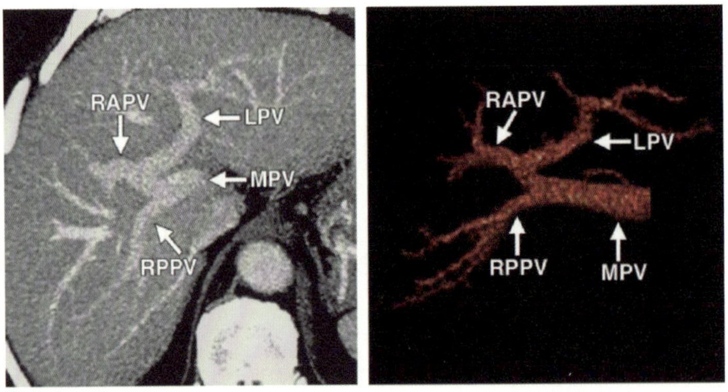

门静脉右后支是门静脉主干发出的第一个分支，门静脉左支和右前支共干

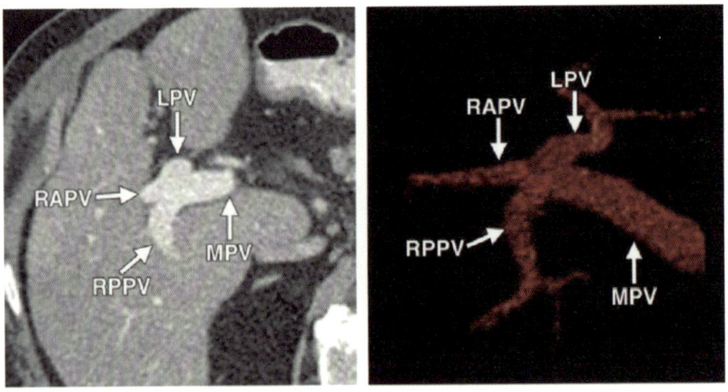

门静脉主干同时分出 3 支血管

先天性肝外门体静脉分流分为：Ⅰa型，为门静脉闭锁，肠系膜上静脉和脾静脉分别注入下腔静脉；Ⅰb型，为门静脉闭锁，肠系膜上静脉和脾静脉形成共同的静脉主干注入下腔静脉；Ⅱ型，为正常或发育不全的门静脉部分血液分流至下腔静脉。

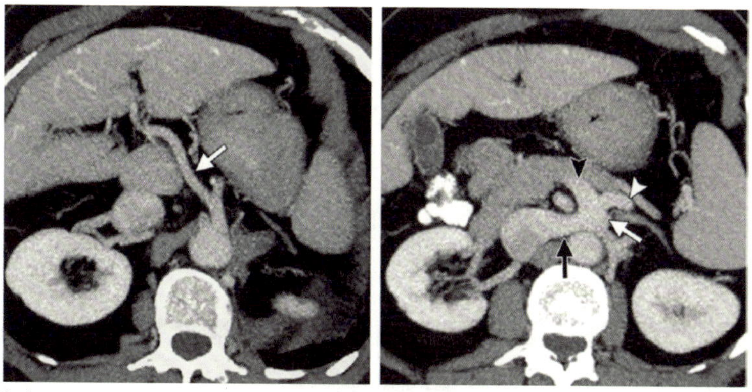

(a) (b)

肝外门体分流
(a)为肝门处可见扩张的肝动脉，肝内外门静脉缺失。(b)为左肾静脉水平可见脾静脉(白色小箭头)和肠系膜上静脉(黑色小箭头)，形成共同主支(白色箭头)注入左肾静脉(黑色箭头)

获得性肝外门体静脉分流是最常见的门体静脉分流，门静脉高压时，原有的细微管腔扩张。这常见于胃食管的周围、脐旁、脾肾间、肠系膜上静脉侧支血管。

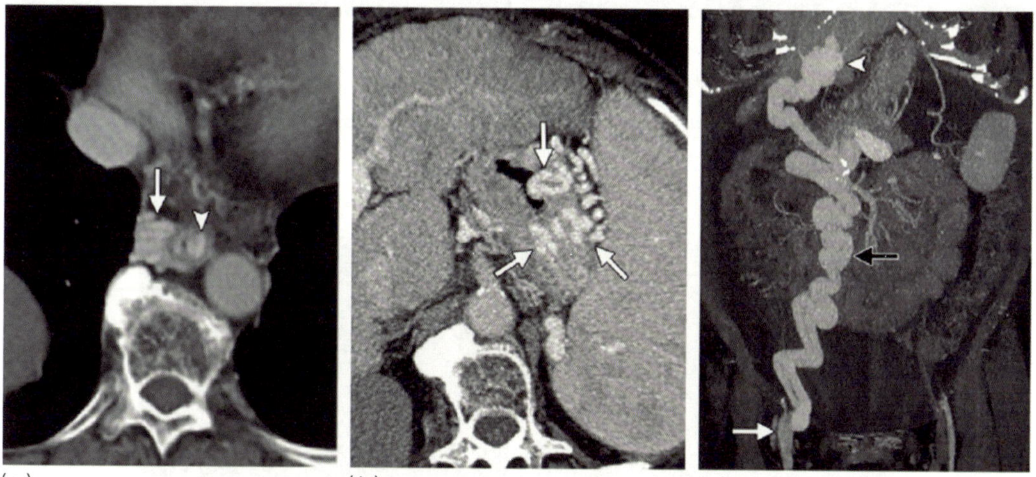

(a) (b) (c)

(a)为食管及食管周围静脉曲张;(b)为胃底静脉曲张;(c)为脐旁静脉曲张(小箭头)，汇入腹壁下静脉(黑箭头)和右侧股静脉(白箭头)

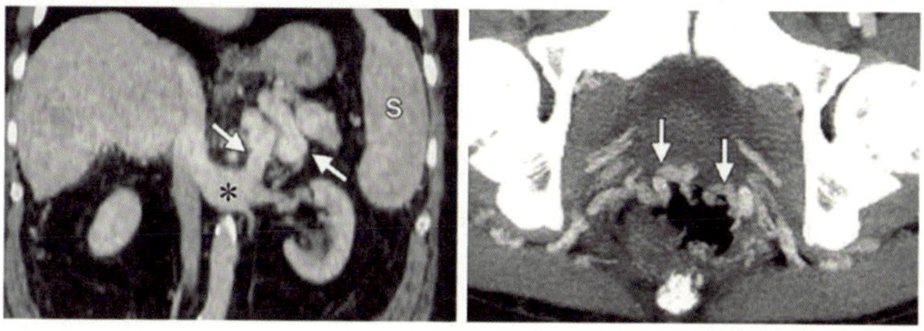

门静脉高压伴脾肾静脉曲张脾门处多个迂曲扩张的管状结构(箭头)汇入左肾静脉(*);
直肠下段见多个迂曲扩张的静脉丛

肝内门体分流多见于先天性、外伤、门静脉高压，可导致肝性脑病，有4种类型：①门静脉右支与下腔静脉有可见的通路；②某一肝段中门静脉与肝静脉之间有多个交通；③门静脉分支与肝静脉分支之间有可见的分流；④两叶间的门静脉和肝静脉分支间有多个交通。

动脉门静脉分流，可以是先天性的，如遗传性出血性毛细血管扩张症；也可以是获得性的，如肝硬化、肿瘤、穿刺、外伤等。

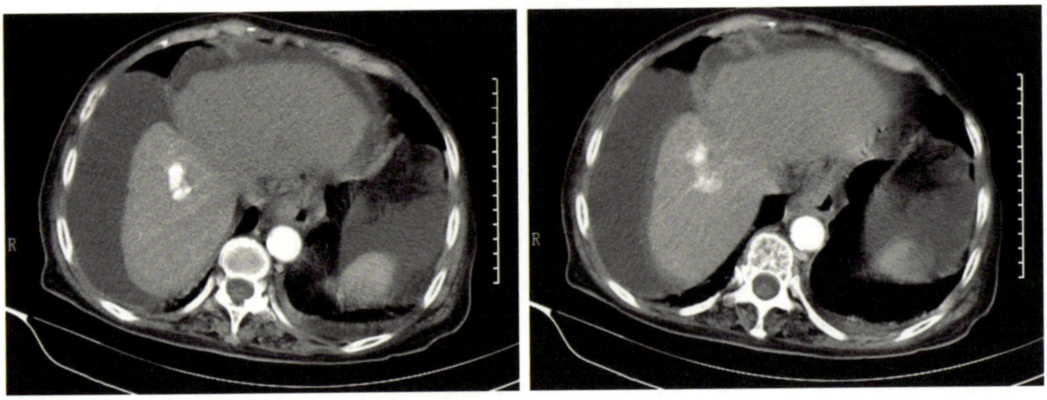

动脉和门静脉分流

门静脉狭窄的病因有胰头肿瘤压迫、胆管癌、肝癌、转移癌、急性胰腺炎、肝移植术后并发症、肝部分切除术、胰十二指肠切除术、放疗等。

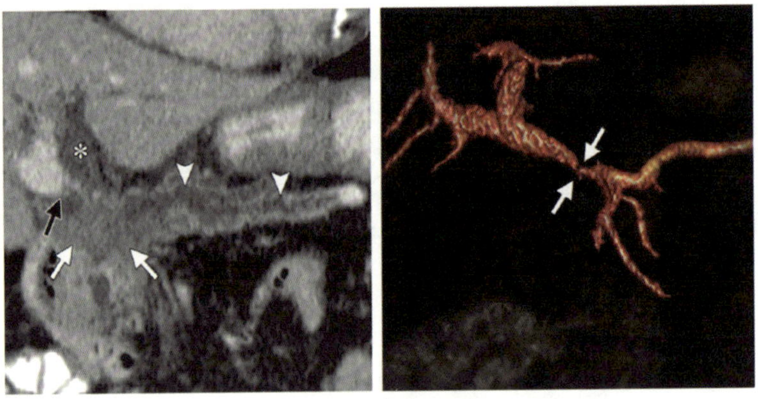

（a）　（b）

胰头肿瘤（白色箭头）:（a）导致近端门静脉主干变细（黑色箭头），肿瘤上方胆总管（*）、主胰管扩张（b），门静脉主干有可见的狭窄

门静脉血栓和海绵样变性，可以发生于肝硬化、肝癌、腹腔炎、高凝状态、腹部外伤等。

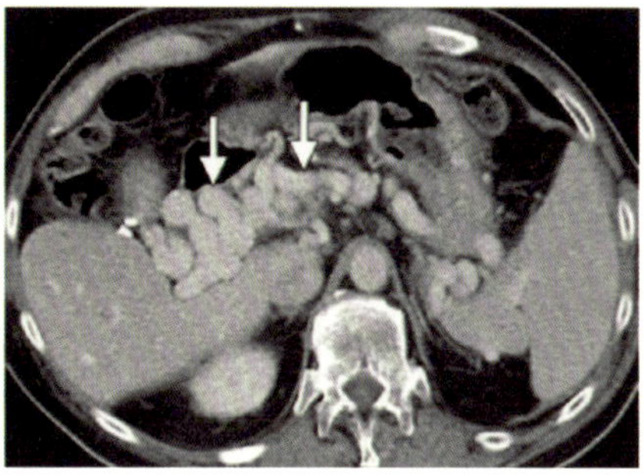

肝门部见多个迂曲扩张的血管强化（箭头），门静脉主干闭塞，提示门静脉海绵样变性、陈旧性血栓

门静脉炎常合并复杂的憩室、阑尾炎、胰腺炎、炎性肠病、胆管炎、腹腔感染，影响门静脉回流。其与门静脉周围的感染相关。

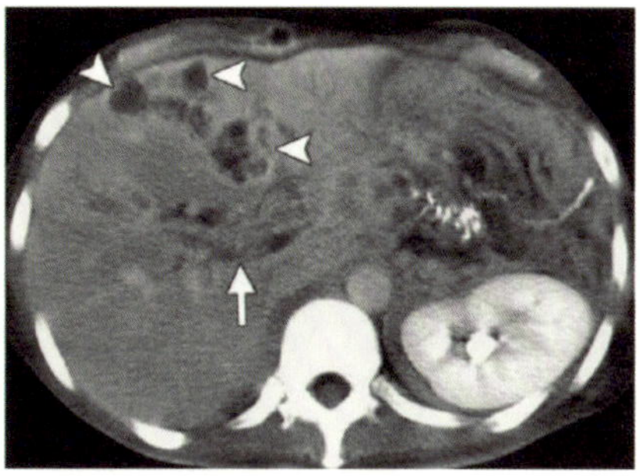

肝脏中门静脉右支内（白箭头）可见多个血栓，肝内可见多个脓肿（小箭头），提示门静脉炎

门静脉积气可以发生于肠管缺血（病死率高，需急诊手术）、肠管炎性疾病、肠管积气、腹腔内脓毒血症等。

门静脉钙化可见于：门静脉、脾静脉、肠系膜上静脉、肠系膜下静脉等；多见于静脉的附壁血栓内，门静脉钙化与门静脉高压、先天畸形和新生儿脐静脉插管术相关。

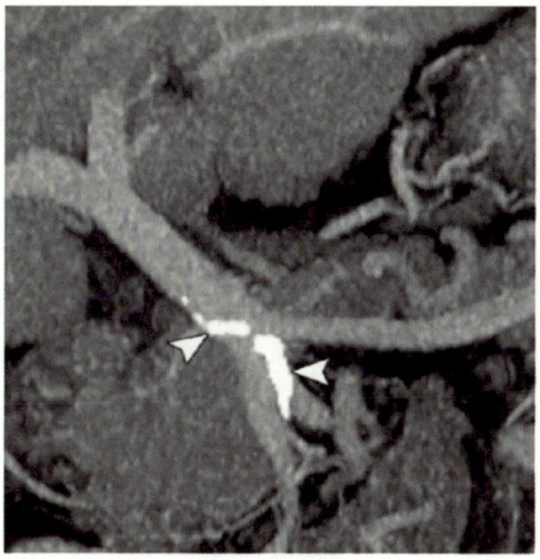

脾静脉和肠系膜上静脉汇合处可见线状、结节状的钙化灶

4 内镜下静脉曲张的分型

为了更好地规范静脉曲张的诊断描述，以利于形成基本一致的治疗方案，根据内镜下静脉曲张的表现，目前，国际上有许多分型方法。国际上广泛接受的是印度学者Sarin提出的分类方法。国内使用较多的是中国人民解放军总医院令狐恩强教授提出的LDRf分型方法；同时，中国北京地坛医院李坪教授根据血流走向提出了另外一种分类。

4.1 Sarin分型

根据国际Baveno 会议的共识意见，按照胃静脉曲张与食管静脉曲张的关系及在胃内的定位，分为食管胃静脉曲张（GOV）型和孤立性胃静脉曲张（IGV）型。

4.1.1 食管胃静脉曲张分三型

（1）GOV1 型：此型的胃静脉曲张是食管静脉曲张的延续，沿胃小弯延伸至胃食管连接处以下 2 ～ 5cm，静脉曲张较直，在GV中最常见。胃静脉曲张主要位于贲门下胃体上段小弯侧。

（2）GOV2 型：静脉曲张位于胃底，与食管静脉曲张相连接，常呈结节状或瘤样隆起。

（3）GOV3 型：静脉曲张同时位于胃底与胃小弯侧，与食管静脉曲张相连接。

4.1.2 孤立性胃静脉曲张分两型

（1）IGV1 型：静脉曲张孤立位于胃底，又叫孤立性胃底静脉曲张。

（2）IGV2 型：异位静脉曲张，位于胃体、胃窦、幽门周围，以及十二指肠等部位。

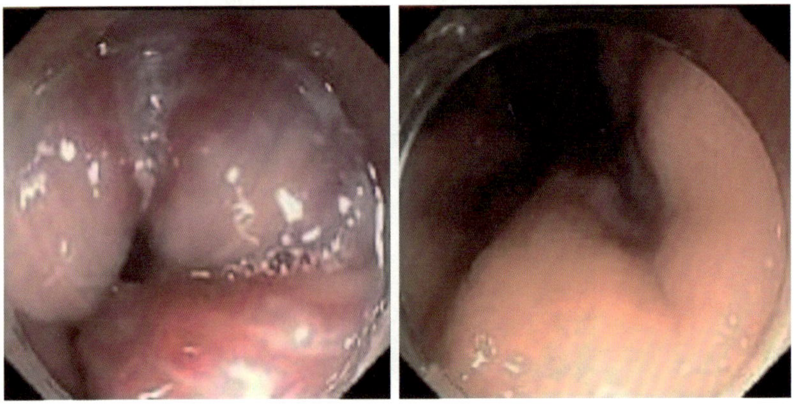

GOV1 型

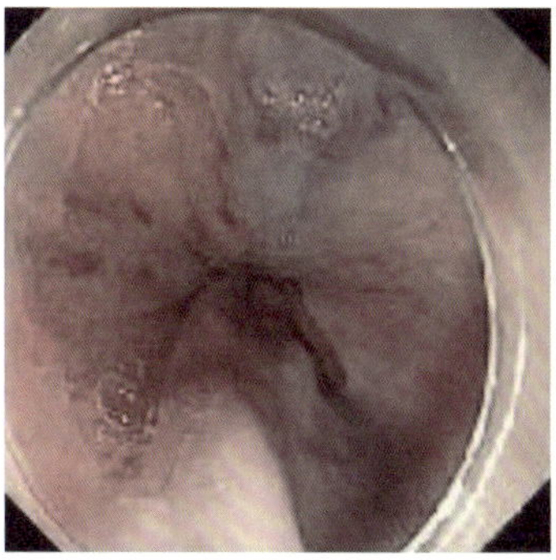

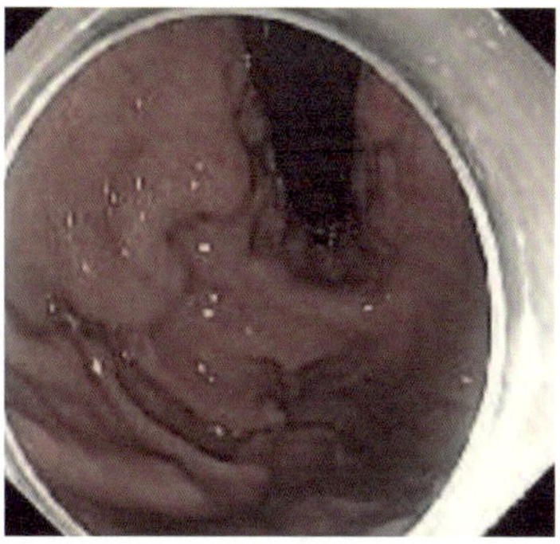

GOV2 型

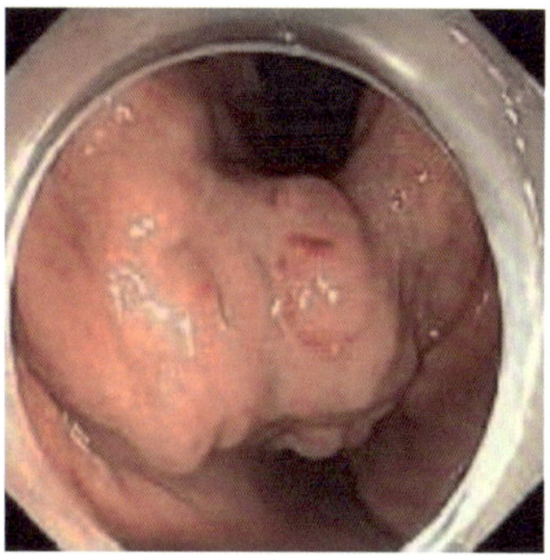

IGV1 型

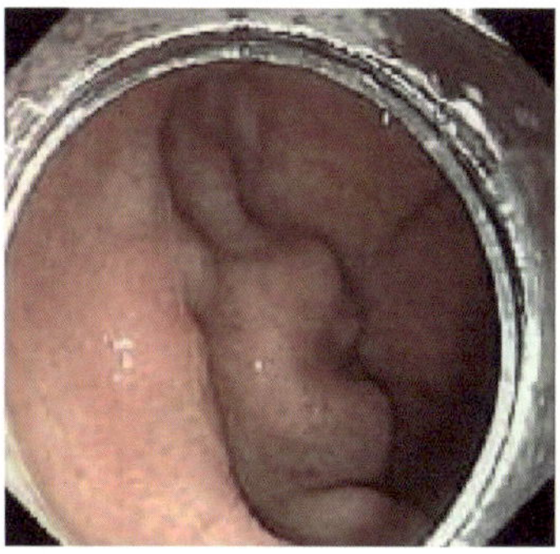

IGV2 型（胃体）

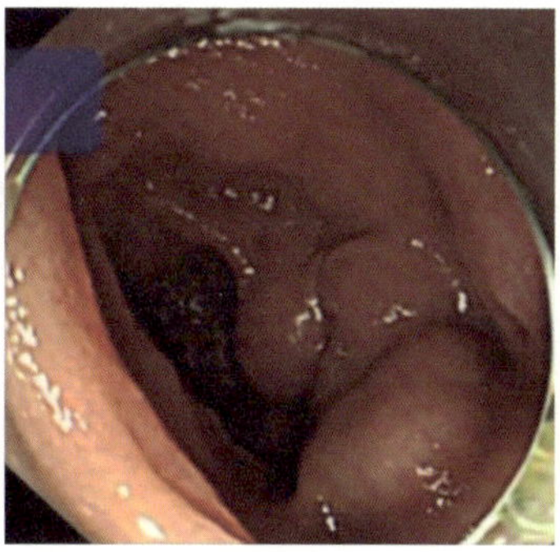

IGV2 型（十二指肠）

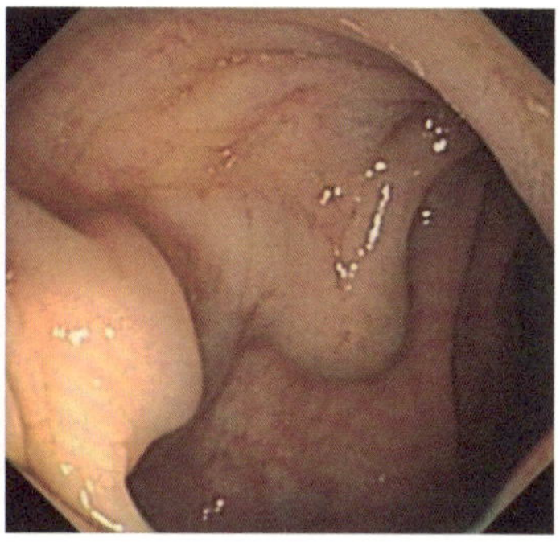

IGV2 型（直肠）

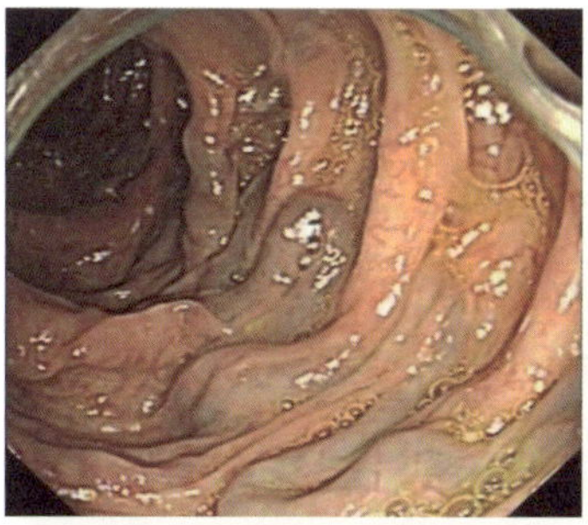

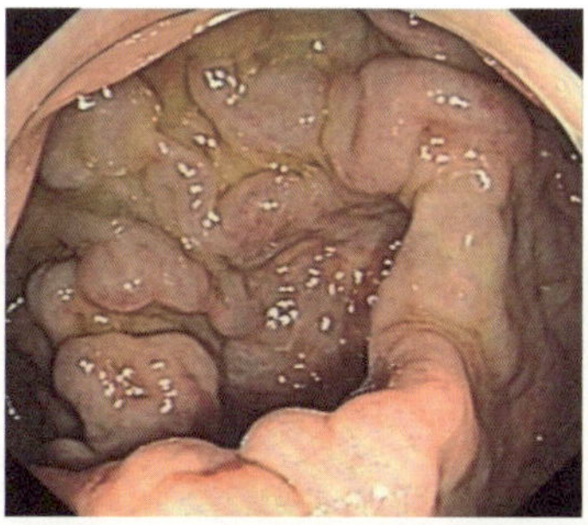

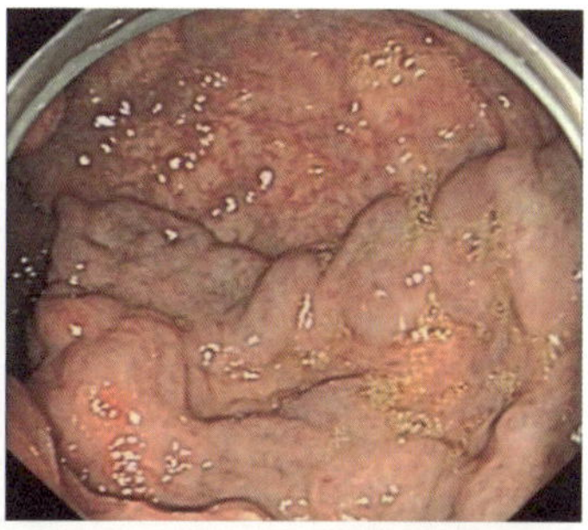

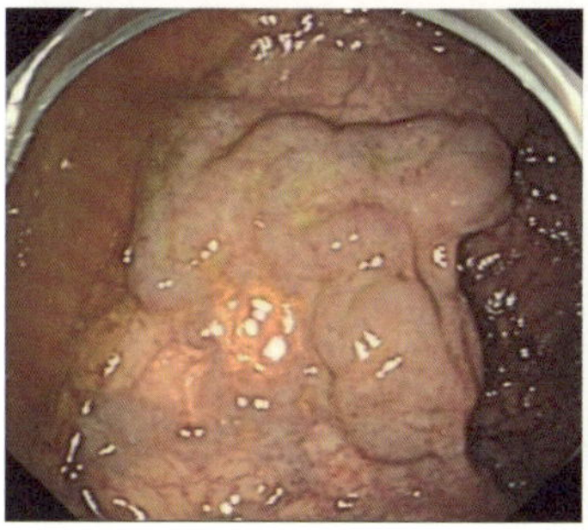

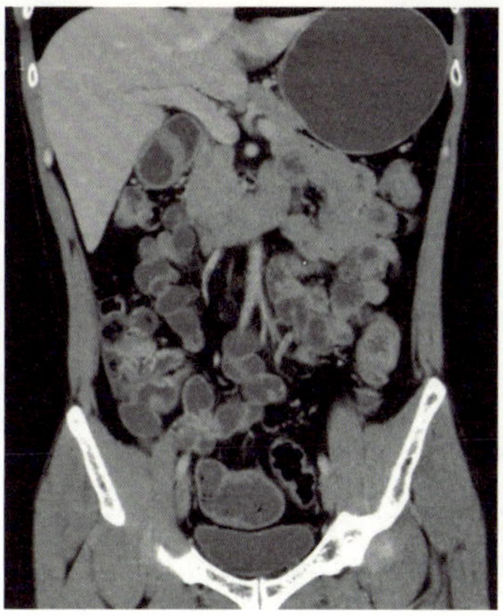

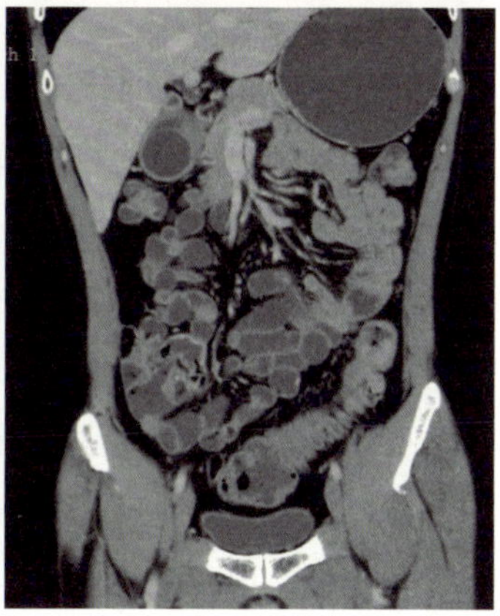

IGV2 型（全结肠）

4.2 LDRf分型

这是根据静脉曲张所在的位置、粗细与危险因素进行分型的方法。

4.2.1 位　置

位置(location，L)是指静脉曲张所发生的部位。

(1)Le：食管(esophageal，e)，根据具体的位置分为上段(superior，s)、中段(middle，m)、下段(inferior，i)，分别记作Les、Lem、Lei。若静脉曲张为多段，使用相应的部位代号联合表示。

(2)Lg：胃(gastric，g)，根据具体的位置细分为胃底(fundus，f)、胃体(body，b)、胃窦(antrum，a)，分别记作Lgf、Lgb、Lga。对于两处以上的静脉曲张，使用相应的部位代号联合表示。

(3)Ld：十二指肠(duodenum，d)，根据具体的位置分为第一段(包括十二指肠球部，以数字1表示)、第二段(包括十二指肠降段，以数字2表示)，分别记做Ldl、Ld2。对于两处以上的静脉曲张，使用相应的部位代号联合表示；另外，位于第一、第二段交界处的静脉曲张(球降交界)记作“Ldl，2”。

(4)Lr：直肠(rectum，r)，Lr表示静脉曲张位于直肠。

如果出现食管胃底静脉相延伸，则用Leg统一表示；如果食管胃底血管是完全分开的，则分别用Le、Lg表示。

4.2.2 直　径

直径(diameter，D)是指所观察到的静脉曲张的最大直径，为内镜下治疗提供治疗参考。静脉曲张的直径(以代号D后面加上静脉曲张的直径大小表示)分为以下几个梯度。

D0：表示无静脉曲张。

D0.3：表示静脉曲张的最大直径＜0.3 cm。

D1：表示静脉曲张的最大直径为0.3～1 cm。

D1.5：表示静脉曲张的最大直径为1.1～1.5cm。

D2：表示静脉曲张的最大直径为1.6～2 cm。

D3：表示静脉曲张的最大直径为2～3 cm。

D4：表示静脉曲张的最大直径为3～4 cm。

D5：表示静脉曲张的最大直径为4～5 cm。

静脉曲张的最大直径＞5 cm，可按照以上“D+直径数字”的方法类推。

4.2.3 危险因素

危险因素(risk factor，Rf)：表示观察到的静脉曲张出血的风险指数。

静脉曲张破裂出血的相关的危险因素有：

(1)红色征(red color，RC)，RC+包括血泡症、条痕症、樱桃红症等。

(2)肝静脉压力梯度(hepatic venous pressure gradient，HVPG)。研究表明，当HVPG＞12mmHg时，静脉曲张出血的风险明显增加。

(3)糜烂，提示静脉曲张的表层黏膜受损，是近期出血的征象，需要及时在内镜下进行治疗。

(4)血栓，无论是红色血栓或是白色血栓，都是即将出血的征象，需要及时在内镜下进行治疗。

(5)活动性出血，内镜下可以看到静脉曲张正在喷血或是渗血。

(6)以上因素均无，但是镜下可见到新鲜血液并能够排除非静脉曲张出血的因素。

按照是否有近期出血征象以及是否有急诊内镜下治疗的指征分为3个梯度：

- Rf 0：无以上5个危险因素，无近期出血指征。
- Rf 1：RC＋或HVPG＞12mmHg，有近期出血的征象，需要择期进行内镜下治疗。
- Rf 2：可见糜烂、血栓、活动性出血，或以上因素均无，但是镜下可见新鲜的血液，并能够排除非静脉曲张出血的因素，这都需要及时进行内镜下治疗。

4.3 李坪分型

这是根据静脉曲张血流走向提出的分类方法，一共分为五大分型。

4.3.1 静脉回流上行类

- S to E-E-1(脾奇分流，食管单支型)
- S to E-AE-1(脾奇分流，食管贲门单支型)
- S to E-GAE-1(脾奇分流，食管贲门胃单支型)
- G to E-E-1(胃奇分流，食管单支型)
- G to E-AE-1(胃奇分流，食管贲门单支型)
- G to E-GAE-1(胃奇分流，食管贲门胃单支型)
- G to E-AE-2(胃奇分流，食管贲门网型)
- G to E-GAE-2(胃奇分流，食管贲门胃网型)
- S to E-E-2(脾奇分流，食管网型)
- S to E-AE-2(脾奇分流，食管贲门网型)

- S to E-GAE-2（脾奇分流，食管贲门胃网型）
- G to E+S to E-GAE-2（胃奇分流+脾奇分流，食管贲门胃网型）

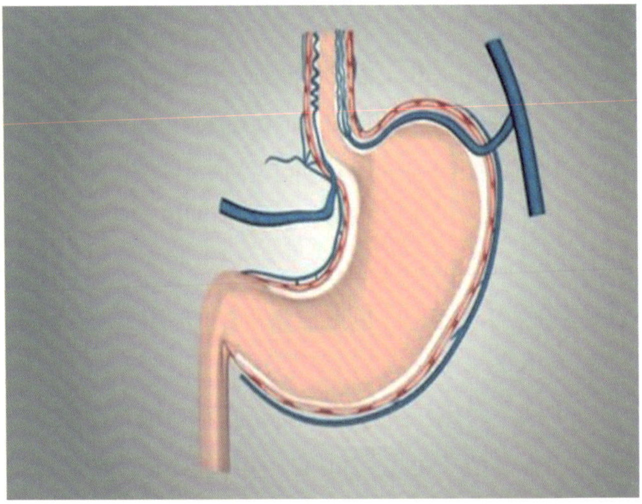

静脉回流上行类：胃冠状静脉或脾静脉分支经胃黏膜或食管黏膜向内移行至食管上段

4.3.2 静脉回流下行类

- S to R-G-1（脾肾分流）
- G to R-G-1（胃肾分流）
- GS to R-G-1（胃肾分流+脾肾分流）

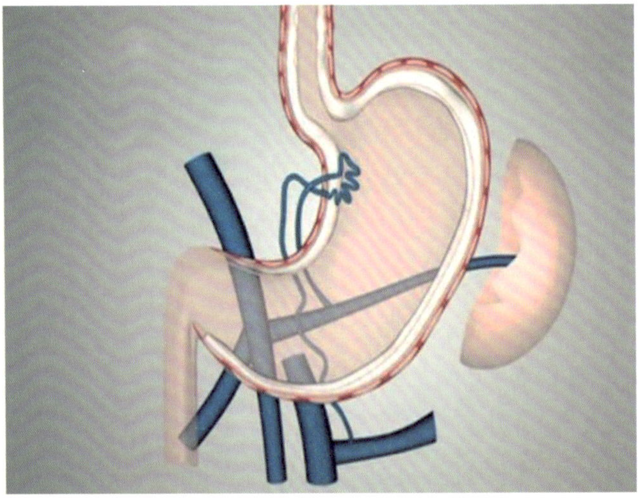

静脉回流下行类：胃冠状静脉或脾静脉分支经胃黏膜或食管黏膜向内移行

4.3.3 静脉回流上下行类

- G to E+S to R（胃奇分流+脾肾分流）
- G to E+GS to R（胃奇分流+胃肾分流+脾肾分流）

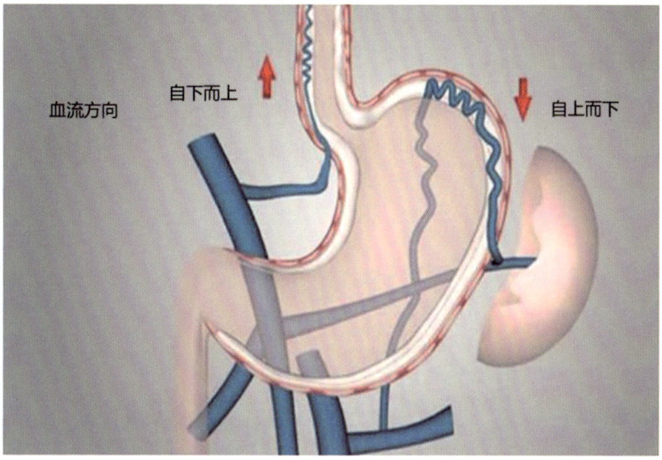

静脉回流上下行类

4.3.4 静脉回流No-WAY类

- 胃区域性静脉曲张

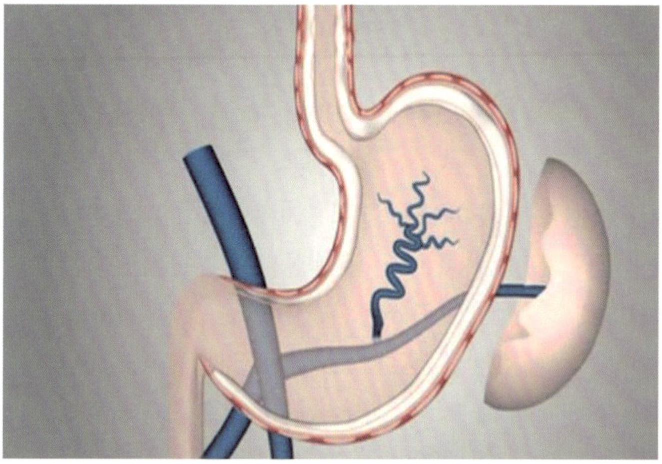

静脉回流No-WAY类：分流静脉无路可走

4.3.5 其他类型

- G to E+G to R
- S to 1（下腔静脉）

4.4 Saher分型

美国佛尼吉亚医学中心Saher等根据胃静脉曲张的流入静脉，将其分为三型。1型：胃静脉曲张由单一静脉供应；2型：静脉曲张由多条静脉供应；3型：静脉曲张由单一或多条静脉供应，但存在直接与流出道相通的交通支，但不参与静脉曲张的形成。

根据静脉曲张的流出静脉，又可将其分为四型。A型：胃静脉曲张通过单一静脉流出分流渠道；B型：静脉曲张由多条并行静脉流出分流渠道；C型：静脉曲张同时存在胃—肾静脉和胃—腔静脉的分流；D型：静脉曲张通过许多的小静脉流出，没有明显的大分流渠道。

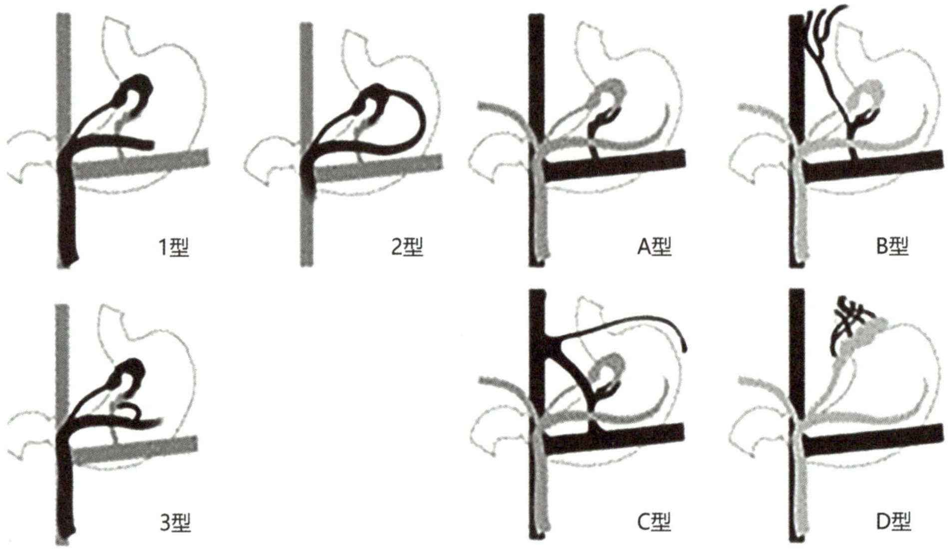

Saher分型示意图

食管静脉曲张的血供比较单一，包括EV1型（栅栏型）及EV2型（管型）。《肝硬化门静脉高压症食管、胃底静脉曲张破裂出血诊治专家共识（2025版）》中提到食管静脉曲张分为轻、中、重3级（G1～G3）。

- 轻度（G1）：食管静脉曲张呈直线形或略有迂曲，无红色征。
- 中度（G2）：食管静脉曲张呈直线形或略有迂曲，有红色征或食管静脉曲张呈蛇形迂曲隆起，但无红色征。
- 重度（G3）：食管静脉曲张呈蛇形迂曲隆起且有红色征，或食管静脉曲张呈串珠状、结节状或瘤状（不论是否有红色征）。

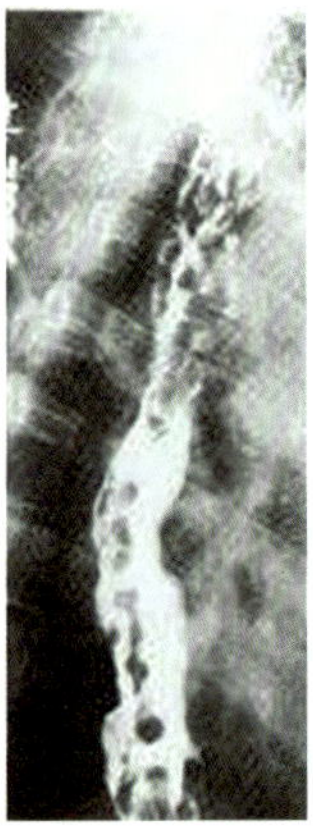

食管静脉曲张在X线下的表现

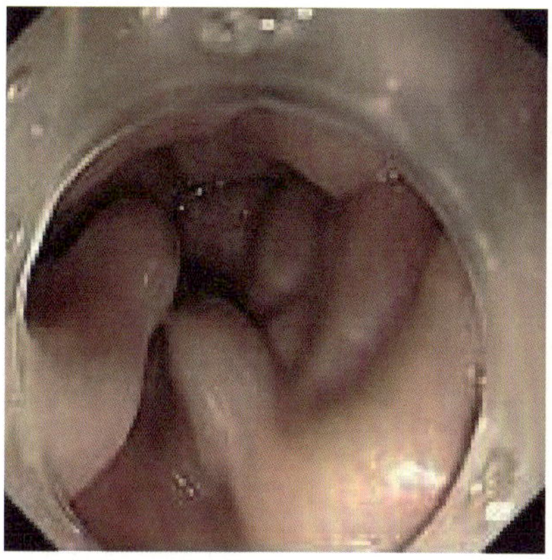

栅栏型

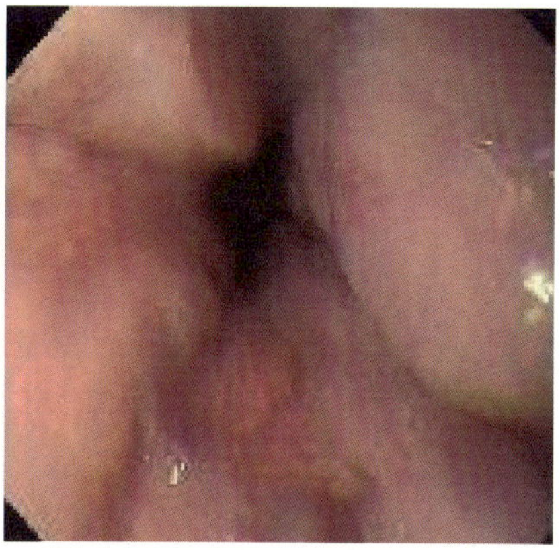

管型

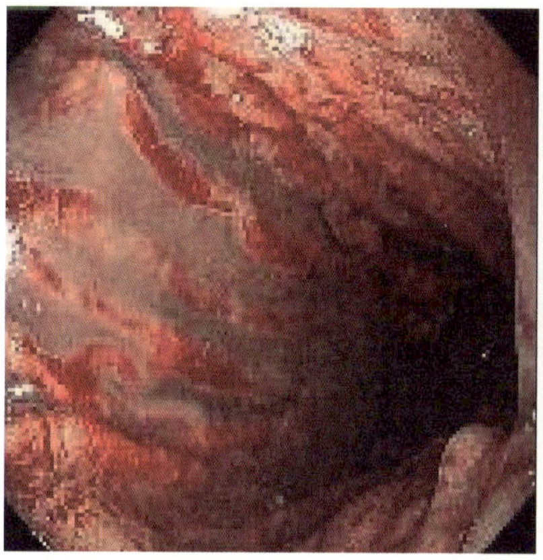

门高压性胃病

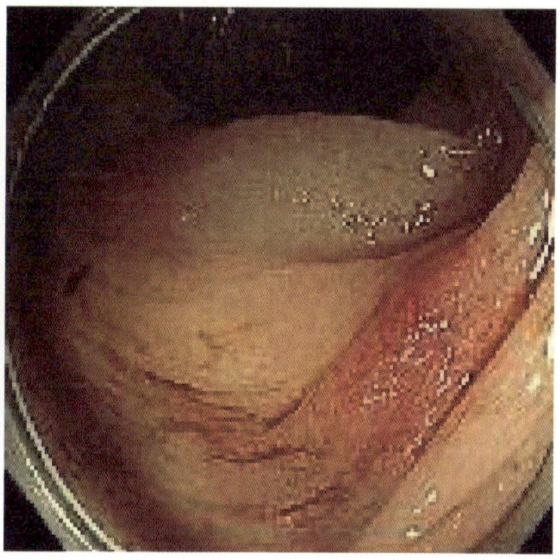

门高压性肠病

5 门静脉压力测定

日本门静脉高压研究会的食管胃静脉曲张内镜所见的记录标准（1991 年）如下。

日本门静脉高压研究会的食管胃静脉曲张所见的记录标准（1991 年）

分类	记录符号	标记
占据部位 （location）	记录符号：L	Ls：食管静脉曲张延伸至食管上段 Lm：食管静脉曲张延伸至食管中段 Li：食管静脉曲张限于食管下段 Lg：胃静脉曲张。进一步分为 Lg-c：邻近贲门的胃静脉曲张 Lg-f：远离贲门的孤立性胃静脉曲张
形态 （form）	记录符号：F	F0：未发现静脉曲张 F1：直线型的细小静脉曲张 F2：串珠状的中度静脉曲张 F3：结节状或瘤样的粗大静脉曲张
基本色调 （color）	记录符号：F 血栓化的静脉曲张记为Cw-Th或Cb-Th	Cw：白色静脉曲张 Cb：蓝色静脉曲张
红色征 （red color）	记录符号：RC 如有毛细血管扩张（telangiectasia，Te），应进行记录	红色征指红色鞭痕征、樱红色斑点和血管痣样斑点，即使是F0 型，也要记录红色征 RC（-）：无红色征 RC（+）：局限性的少数红色征 RC（++）：介于（+）和（+++）之间 RC（+++）：全周性的多发红色征
出血情况 （bleeding sign）	出血中的所见	喷射性出血 渗血
	止血后的所见	红色血栓 白色血栓
黏膜情况 （mucosal findings）	分别以（+）和（-）描述 3 种情况	E：糜烂（erosion） Ul：溃疡（ulcer） S：瘢痕（scar）

5.1 门静脉压力测定的方法

门静脉高压症（portal hypertension，PHT）是指由门静脉系统压力增高引起的一系列的临床表现，可以表现为食管胃底静脉曲张破裂出血、脾肿大、脾功能亢进、腹水等。

门静脉压力=门静脉血流量×门静脉阻力+下腔静脉压。正常人的门静脉压力为1.27kPa～2.35kPa（13～24cmH_2O）。当门静脉压力超过25cmH_2O或者门静脉压力与下腔静脉压力梯度超过15cmH_2O的时候，就是门静脉高压。

在我国慢性乙型病毒性肝炎患者中，每年进展为肝硬化的比例为21%～60%，而代偿期乙型病毒性肝炎相关性肝硬化患者中有3%～5%发生肝性脑病或食管胃底静脉曲张破裂出血。食管胃底静脉曲张出血是肝硬化门静脉高压最主要的并发症，其发病率高达55.6%。

Bass和Sombry分类

<table>
<tr><th colspan="3">分类（型）</th><th>主要病因或病变</th></tr>
<tr><td colspan="3">门静脉血流量增加</td><td>（1）动脉—门静脉瘘（包括肝内、脾内及其他内脏）
（2）脾毛细血管瘤
（3）门静脉海绵状血管瘤
（4）非肝病性脾大（如真性红细胞增多症、白血病、淋巴瘤、Gaucher病、热带性脾大等）</td></tr>
<tr><td rowspan="4">门静脉血流阻力增加</td><td colspan="2">肝前型（发病率＜5%）</td><td>（1）血栓形成
（2）门静脉或脾静脉受外来物的压迫或浸润，如胰腺炎、胰腺癌、腹膜后肿瘤等
（3）假性胰腺粪肿压迫或浸润
（4）门静脉瘤栓形成</td></tr>
<tr><td rowspan="3">肝内型（发病率90%）</td><td>窦前型</td><td>早期血吸虫病先天性肝纤维化特发性门静脉高压、早期原发性胆汁性肝硬化、早期原发性硬化性胆管炎、肝豆状核变性、砷中毒等</td></tr>
<tr><td>窦型或混合型</td><td>肝炎后肝硬化、酒精性肝硬化、脂肪肝、不完全间隔性纤维化等</td></tr>
<tr><td>窦后型</td><td>肝静脉血栓形成或栓塞、布-加综合征等</td></tr>
<tr><td colspan="3">肝后型（发病率1%）</td><td>下腔静脉闭塞性疾病、缩窄性心包炎、慢性右心衰、三尖瓣功能不全（先天性、风湿性）等</td></tr>
</table>

1937年，Thompson首次通过腹部手术时测定肠系膜上静脉压力，推断门静脉压力。此方法只适用于手术患者，局限性较大。目前，门静脉高压的诊断和评估主要依赖于有创检测手段，包括传统的B超引导或腹部手术中插管至门静脉测定门静脉自由压（portal vein pressure，PVP）或利用肝静脉压力梯度（hepatic venous pressure gradient，HVPG）间接测定门静脉压力。HVPG＞5mmHg，定义为门静脉高压；HVPG≥10mmHg，定义为临床显著的门静脉高压（clinically significant portal hypertension，CSPH），是发生临床失代偿事件和原发性肝癌的独立预测因子；HVPG≥12mmHg，定义为严重的门静脉高压（severe portal hypertension，SPH），标志着可能发生食管或胃底静脉曲张出血的事件。

5.2 无创检测方法

1. 实验室血清学检查方法

肝纤维化相关指标、炎症反应相关指标、肝血流灌注相关指标、凝血相关指标等血清标志物检测无创评估门静脉高压，具有简便易行的特点。PHT 与相关的炎症可能存在关联，进而推断出血清中相关的炎性标志物、血管活性物质，甚至包括相关的转氨酶活性成分等均与PHT有关，主要用于评价肝纤维化程度和肝功能的储备状况。通过评估血清层粘连蛋白、血清透明质酸等相关标志物，揭示了血清层粘连蛋白和透明质酸与HVPG的相关性。然而，这些标志物难以在临床上得到充分地检测与应用，因为其对严重的PHT来说价值不大。

2. 影像学的检查方法

超声弹性成像包括瞬时弹性成像技术、实时弹性成像技术、声脉冲辐射力成像技术、实时剪切波弹性成像技术等。

瞬时弹性成像（transient elastography，TE）是基于剪切波在不同硬度的组织中的传播速度不同，通过检测其传播速度来计算组织硬度。其主要机制是通过测量肝脏硬度值（liver stiffness，LS）间接反映肝纤维化的程度，从而间接评估门静脉压力的情况。当LS分别不小于13.6kPa和17.6kPa时，可分别诊断CSPH（AUC[①]=0.99）和SPH（AUC=0.92），但对SPH 患者（HVPG ≥ 12mmHg），两者的相关性较差（R^2=0.17，P=0.02），可能由于门静脉高压的程度较重时，LS不能充分体现肝外血流动力学的改变。肝脏弹性硬度检测的结果易受肝脏炎症、水肿、胆汁淤积等因素的影响较多，对于有黄疸、腹水、过度肥胖、肋间隙过小的患者不建议检查。

对TE的解读如下。

肝硬度测定值（LSM）：评估肝纤维化的程度，测量范围是2.4kPa ～ 75.4kPa，数值越大，表示肝组织质地越硬，纤维化程度越严重。

- LSM < 7.3：F0 为无肝纤维化，F1 为轻度肝纤维化；
- LSM 7.3 ～ 9.7：F2 为中度肝纤维化；
- LSM 9.7 ～ 12.4：F2 ～ F3 为中度肝纤维化；
- LSM 12.4 ～ 17.5：F3 ～ F4 为重度肝纤维化；
- LSM > 17.5：> F4，为肝硬化。

控制衰减指数（Cap）：评估肝脏脂肪变的程度，< 240dB/m表示肝脏基本没有脂肪变。

- Cap238：脂肪变< 11%；

① AUC：曲线下面积，area under curve。

- Cap238 ～ 259：脂肪变≥ 11%；
- Cap59 ～ 292：脂肪变≥ 34%；
- Cap292：以上脂肪变≥ 67%。

肝脏实时弹性成像（real-time elastography，RTE）技术是在二维图像的基础上，利用不同的弹性组织在外力作用下产生的形变不同，继而通过收集压迫前后的反射波信号差异来计算组织硬度。但是，实时弹性成像技术只能进行定性测量而无法进行定量测定，且同样存在有与瞬时弹性成像技术相同的缺陷。

实时剪切波弹性成像（real-time shear-wave elastography，RT-SWE）则是通过实时二维剪切波弹性成像，可以获得实时二维弹性成像图，并且不需要特殊设备，在常规的超声检查中，通过定量分析相关的指标、测量 LS，从而间接评估肝脏的硬度。

声脉冲辐射力成像（acoustic radiation force impulse，ARFI）技术是利用超声压缩脉冲后产生剪切波，从而估算组织的弹性特征，其可以实时显示所需部位的横向剪切波的速度。声脉冲辐射力成像技术可以用于评估肝脏纤维化的程度。

肝脏内部超声造影方法，测量造影剂在门静脉—肝静脉的通过时间，从而规避直接外部测量肝硬化程度带来的不确定性。其结果发现，以≥ 13s 诊断 PHT 有较好的准确性，但门静脉—肝静脉的通过时间与具体的门静脉压力数值之间的相关性有待于更多的临床数据分析。

酒精性肝硬化患者的肝硬度较高，而 HVPG 却相对较低；慢性乙型肝炎肝硬化患者进行长期抗病毒治疗后，相比于 HVPG 的下降，肝脏硬化程度减小的程度可能会更大。

3. CT

CT 在对门静脉系统血管的直径、走行，肝脾体积是否变化、腹水有无以及食管静脉曲张分级具有较高的准确性，因而对门静脉高压具有一定的诊断性。

肝 / 脾体积比、腹水与 HVPG 呈正相关性，组合成精确的模型（HVPG 评分）用于预测门静脉高压。CT 血管重建技术结合 B 超血流速度测量、血清胆汁酸检测，建立门静脉压力预测数学模型。

4. MRI

MRI 可通过对门静脉系统的不同层面、分期扫描，定量测定其内血液的流速、流量，进而在更全面的空间上显示门静脉系统内部的血管分布状况。

磁共振弹性成像（MR elastography，MRE）与超声弹性成像相比，不受肥胖、肝脂肪变、腹水、肋间隙等因素的限制，能够测量整体组织器官的硬度，因此，具有更高的成功率和准确性。MRE 测量 LS 目前被认为是最准确的无创肝纤维化程度的评估方法。

5. 无创联合诊断模型

肝弹性（TE-LS）与 PLT 在有无食管胃底静脉曲张患者中有明显的差异，Baveno Ⅵ

共识提出当TE-LS＜20kPa和PLT＞150×10^9/L时，可基本排除食管胃底静脉曲张，并认为这部分患者可不进行内镜检查。

PLT与脾脏直径或脾脏体积联合模型显示，分别用脾脏直径—PLT比和PLT—脾脏比诊断CSPH的AUC分别为0.88和0.77，诊断需处理的静脉曲张的AUC分别是0.79和0.74。

5.3 有创检测方法

1. 肝静脉压力梯度

肝静脉楔压（wedged hepatic venous pressure，WHVP）代表肝窦压力，在窦性原因导致的门静脉高压时可以间接反映门静脉压力。与直接测定的门静脉压力相比，WHVP的测量更加安全、可行。而肝静脉压力梯度（hepaticvenous pressure gradient，HVPG）是WHVP和肝静脉自由压（free hepaticvenous venous pressure，FHVP）之间的差值，反映了门静脉和腹腔内腔静脉之间的压力差，与WHVP相比，HVPG消除了腹腔内压力对测量结果的影响，可以更好地反映门静脉压力。HVPG的正常值的范围为3～5mmHg（1mmHg=0.133kPa）。当HVPG＞5mmHg时，提示存在肝硬化门静脉高压。当HVPG降低至12mmHg以下或较基线压力下降20%，可显著降低肝硬化门静脉高压静脉曲张再次出血的风险。

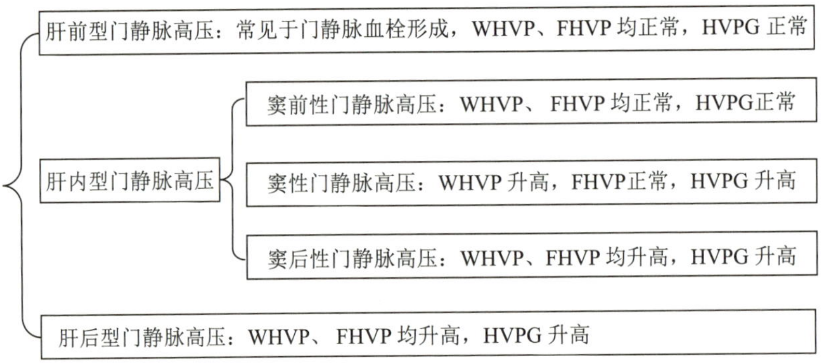

肝前型门静脉高压：常见于门静脉血栓形成，WHVP、FHVP均正常，HVPG正常
肝内型门静脉高压
窦前性门静脉高压：WHVP、FHVP均正常，HVPG正常
窦性门静脉高压：WHVP升高，FHVP正常，HVPG升高
窦后性门静脉高压：WHVP、FHVP均升高，HVPG升高
肝后型门静脉高压：WHVP、FHVP均升高，HVPG升高

HVPG与门静脉高压分类的关系

单次HVPG测量的临床意义

肝静脉压力梯度（mmHg）	临床意义
≥6	原位肝移植后丙肝肝炎复发患者疾病进展的风险
≥10	定义为临床明显的门静脉高压症，出现发生静脉曲张、腹水、临床失代偿和肝细胞肝癌的风险；因肝细胞肝癌行肝切除后可出现失代偿的风险
≥12	静脉曲张破裂出血

续表

肝静脉压力梯度（mmHg）	临床意义
≥ 16	病死率增高
≥ 20	急性静脉曲张出血治疗失败，可导致死亡
≥ 22	急性严重性酒精性肝炎，可导致死亡

重复HVPG测量的临床意义

肝静脉压力梯度	临床意义
减少≤ 12mmHg	首次静脉曲张出血和再出血风险消失
减少≥基线水平的 10%	静脉曲张发展的风险降低
减少≥基线水平的 12%	自发性腹膜炎的发生率降低
减少≥基线水平的 20%	首次静脉曲张出血、再出血、腹水和死亡风险降低
减少≥基线水平的 10% ~ 12%	首次静脉曲张出血，再出血和死亡风险降低（应紧急在静脉内给予普萘洛尔）

肝硬化门静脉高压不同分期的临床表现及治疗目标

<table>
<tr><th colspan="2">肝硬化分期</th><th>静脉曲张</th><th>门静脉高压并发症</th><th>治疗目标</th></tr>
<tr><td rowspan="3">代偿期</td><td>5mmHg＜HVPG＜10mmHg</td><td>无</td><td>无</td><td>预防进展至临床显著性门静脉高压</td></tr>
<tr><td rowspan="2">10mmHg＜HVPC＜12mmHg</td><td>无</td><td>无</td><td>预防失代偿事件</td></tr>
<tr><td>有</td><td>无</td><td>预防失代偿事件（如首次静脉曲张出血）</td></tr>
<tr><td rowspan="3">失代偿期</td><td rowspan="3">HVPG ≥ 12 mmHg</td><td>有</td><td>急性静脉曲张出血</td><td>止血、预防早期再出血和死亡</td></tr>
<tr><td>有</td><td>有出血史，不合并腹腔积液、肝性脑病</td><td>预防失代偿进展（再出血、其他的并发症）</td></tr>
<tr><td>有</td><td>有出血史，合并腹腔积液、肝性脑病</td><td>预防失代偿进展、死亡、原位肝移植</td></tr>
</table>

HVPG对于窦前性门静脉高压、窦后性门静脉高压（如布-加综合征等）的准确性欠佳；如在测定过程中存在血管异常分流，测定结果也会不准确。

2. 直接测压

门静脉压力梯度（portal pressure gradient，PPG）是指门静脉压与肝静脉压/下腔静脉压的差值。该值可有效消除系统误差，反映门静脉压力。门静脉压力梯度（PPG）=门静脉压力（portal vein pressure，PVP）－中心静脉压力（central venous pressure，CVP）。手术直接测压：进行腹部手术时，术中解剖门静脉主干、胃网膜右静脉、脐静脉，穿刺针刺入血管，获得直接、可靠的门静脉自由压。术中阻断门静脉主干后，测定肝侧门静脉闭锁压、脏侧门静脉闭锁压，两者分别反映了肝窦压力及侧支循环压力，其差值即门静脉的最大的灌注压。

超声内镜引导穿刺门静脉测压（endoscopic ultrasound-guided portal pressure gradient，EUS-PPG）是指在线阵超声内镜的引导下，穿刺针经消化道腔道分别进入门静脉系统、肝静脉或下腔静脉系统。

超声引导穿刺门静脉测压：在超声引导下，经皮经肝穿刺至门静脉，拔除穿刺针枕芯后直接连接肝素生理盐水预充的测压管，并连接压力换能器，直接测得门静脉压力。

PPG对窦前性门静脉高压、窦后性门静脉高压的准确性不受影响；如测定过程中存在血管异常分流，不受影响。

急性危险性上消化道出血的评分系统 6

对于急性危险性上消化道出血患者，精准地判断病情至关重要，可以制定合理的治疗方案，从而让患者得到最大的获益。目前，临床有许多急性危险性上消化道出血评分系统可以供临床医生运用，现介绍Rockall、Glasgow-Blatchford、AIMS65这3种比较常用的评分系统。

6.1 Rockall评分系统

Rockall等提出的包含年龄、休克、并发症、内镜诊断和近期出血征象5个变量。这是基于临床和内镜变量最常用的评分系统，旨在预测急性上消化道出血患者死亡和再出血的风险。分数为0～11分。总分不低于5分，为高危；总分在3～4分，为中危；总分在0～2分，为低危。

Rockall 评分系统的评分表

分数	0	1	2	3
年龄	＜60岁	60～79岁	＞80岁	—
休克	没有休克，SBP≥100mmHg，P＜100	心动过速，SBP≥100mmHg，P＞100	低血压，SBP≥100mmHg	—
并发症	无并发症	—	心衰、缺血性心脏病，其他重要的并发症	肾衰、肝衰、肿瘤播散
内镜诊断	Mallory·Weiss综合征、无病变，无活动性出血	溃疡等其他的病变	消化道恶性肿瘤	—
近期出血征象	近期出血征象无活动性出血或仅有出血点	—	消化道血液潴留、血凝块黏附、血管显露或喷血	—

6.2 Glasgow-Blatchford评分系统

Glasgow-Blatchford评分系统包含8个变量（心率、血红蛋白、血尿素氮水平、收缩压、黑便、晕厥、肝病或心力衰竭），旨在预测患者的院内死亡率、院内再出血、红细胞输注以及内镜或手术干预需求的复合结果，范围为0～23分。分值不低于6分，为中高危；小于6分，为低危。

Glasgow-Blatchford评分系统的评分表

变量		分数	变量		分数
血尿素氮（mmol/L）	6.5～8	2	女性血红蛋白（g/L）	＜100	6
	8～10	3	收缩压（mmHg）	100～109	1
	10～25	4		90～99	2
	＞25	6		＜90	3
				P≥100/分	1
男性血红蛋白（g/L）	120～130	1	病史及并发症	黑便	1
	100～120	3		晕厥	2
	＜100	6		肝病	2
女性血红蛋白（g/L）	100～129	1		心力衰竭	2

6.3 AIMS65评分系统

AIMS65评分系统在预测院内死亡率方面表现良好，AIMS65评分系统旨在预测院内死亡率、住院时间和费用，包括白蛋白（A）、国际标准化比值（I）、精神状态（M）、收缩压（S）、年龄（65），每个变量简单地评为0或1分。分值不低于2分，为高危；小于2分，为低危。

AIMS65评分系统的评分表

变量	分数
白蛋白＜3g/dL	1
国际标准化比值（INR）＞1.5	1
收缩压＜90mmHg	1
精神状态	1
年龄＞65岁	1

7 超声胃镜在食管胃静脉曲张治疗中的应用

根据2022年的《肝硬化门静脉高压消化道静脉曲张内镜下组织胶注射治疗的专家共识》的推荐意见：有条件的单位，可考虑使用超声内镜引导下组织胶注射治疗或联合弹簧圈置入术作为胃静脉曲张出血的一级预防、控制急性出血及二级预防的措施，特别适用于直径＞2cm、常规内镜治疗失败或伴有较大的脾肾或胃肾分流者（直径≥5mm）。超声内镜引导下食管胃静脉曲张断流术是根据实时超声影像，将栓塞材料置入静脉曲张以达到精准治疗的目的。

7.1 超声内镜的类型

超声内镜的类型主要有富士EG-580UT、OLYMPUSUCT260、宾得纵轴镜（EG3870UTK和EG3270UK）、EG-580UT、UCT260。

GF-UCT260与TGF-UC260J的比较

比较因素	GF-UCT260	TGF-UC260J
视野方向	55°前方倾斜	直视
视野角	100°	120°
外径（mm）	15.85/14.6/12.6	14.6/12.6
角度范围	上130°；下、左、右90°	上180°；下、左、右90°
有效长度（mm）	1250	1245
钳子管道内径（mm）	3.7	3.7
扫描范围	180°	90°
扫描方式	凸阵	凸阵
扫描方向	平行与插入方向	平行与插入方向
频率（MHz）	6～10.5	5、6、7.5、10、12
接触方法	水囊法、直接接触法	直接接触法
其他	抬钳器	副送水①

注：①副送水是相对应于主送水而言，当超声胃镜主要送水的管道堵塞时可以使用副送水的管道来送水，从而有清洗胃镜镜头的作用。

7.2 应用示例

7.2.1 弹簧圈

弹簧圈以带纤维的铂金弹簧圈（BSC）为例：

1. 尺寸

- 线径（wireD）——0.018in/ 0.035in。
- 延伸后弹簧圈长度（L）——5cm、6cm、10cm等。
- 弹簧圈直径（coilD）——8mm/12mm，10mm/14mm等。

2. 性能

- 径向支撑力与锚定能力。
- 纤毛长度与致密度。
- 输送能力——弹簧圈两端圆形球状焊接+渐细弹簧圈导入鞘+操作便捷。

7.2.2 Cook超声穿刺针

- 参数1：排气量≈0.5mL。
- 参数2：外鞘管的长度138～143cm。
- 参数3：针头长度与刻度的误差≥1cm。
- 参数4：针头斜面的长度≈2mm。
- 参数5：导丝超出针头的长度≈2mm。
- 参数6：针头外径22/19G=0.72/1.1mm。
- 参数7：针头内径22/19G=0.52/0.9mm。

7.2.3 一次性内镜注射针

一次性内镜注射针的介绍

品牌	型号	针头直径	针头长度	工作长度	排气总量
OLYMPUS	NM-400L-0423	23G/0.6mm	4mm	165cm	1.7mL
	NM-400L-0425	25G/0.5mm		165cm	1.7mL
	NM-400U-0423	23G/0.6mm		230cm	2.2mL
Boston	M0051830	23G/0.6mm	4mm	240cm	1.9mL
	M0051825		6mm	200cm	1.7mL
MT	BN-5P-22/04-23	22G/0.7mm	4mm	230cm	2.6mL
	BN-5P-22/06-23		6mm		
FLEX	NET2422-C4	25G/0.5mm	4mm	180cm	1.3mL
	NET2422-G4			230cm	1.5mL

7.2.4 其他的准备材料

组织胶的聚合速度快。曲妥克组织胶在体外凝固的显示时间为 0.2s，平均 3 ~ 5s 完全固化，在血液、组织液阴离子的作用下迅速固化，阻断血流栓塞止血。

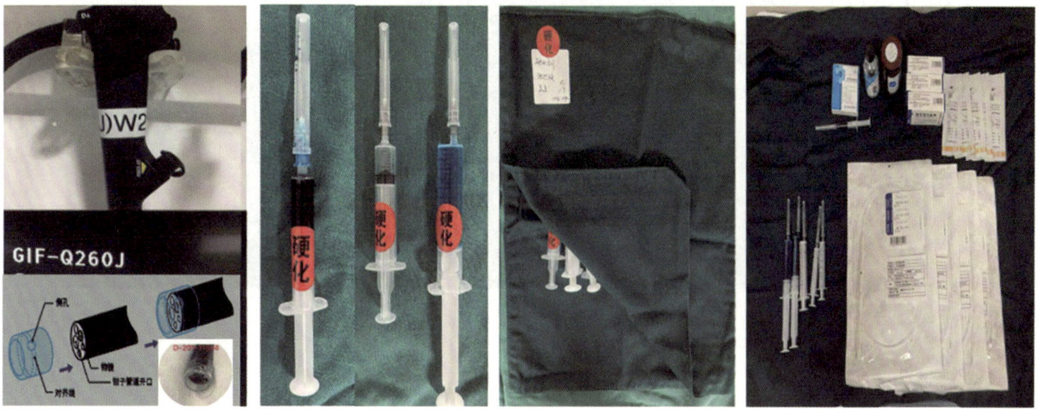

其他的准备材料

同时需要准备聚桂醇 + 美兰、碳酸氢钠、注射用水等。

7.2.5 操作步骤

操作步骤如下。

1.首先，在直视镜下进行诊断评估：1）静脉曲张的情况；2）是否有活动性出血；3）是否存在血栓头以及糜烂灶；4）是否存在梗阻以及其他的情况。

2.超声胃镜的观察：1）静脉曲张的情况，包括部位、直径、是否容易操作；2）是否伴随动脉。

3.结合术前腹部 CT 的评估，对于没有门体分流或者分流道较细的静脉曲张直接在超声胃镜下进行栓塞治疗；对于较粗的分流道患者，进行弹簧圈限流后开始组织胶栓塞治疗。

4.术后超声评估血流栓塞的情况。

5.使用直视镜再次观察：直接穿刺评估静脉曲张是否得到完全阻断。

（1）确定目标血管。

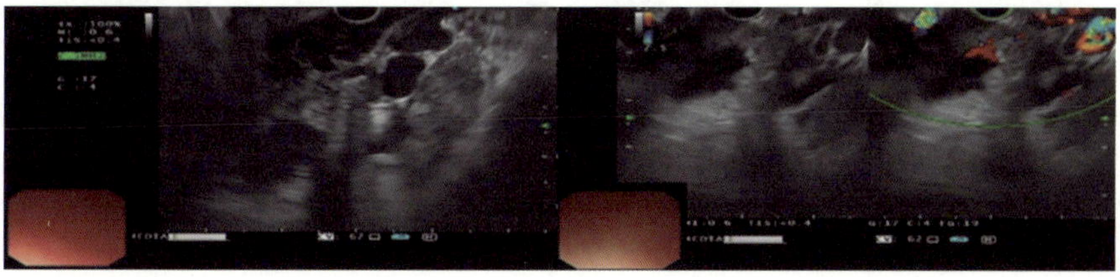

让生理盐水 100 ～ 200mL 填充胃底，准确判断黏膜下静脉曲张与腔外血管

（2）在血管内栓塞。

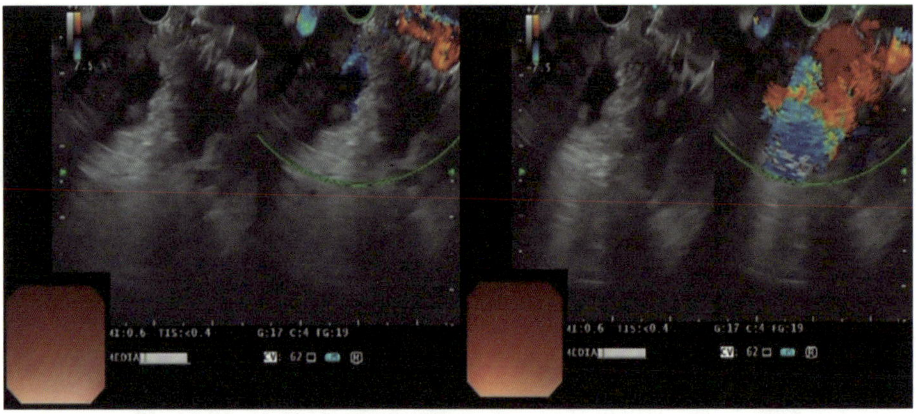

确认针头完全进入，血管内硬化剂注射出现云雾状声影

（3）正确安装弹簧圈：拆卸先短后长、头尾完全契合、推杆稳定入鞘。

（4）必要时放置弹簧圈限流。

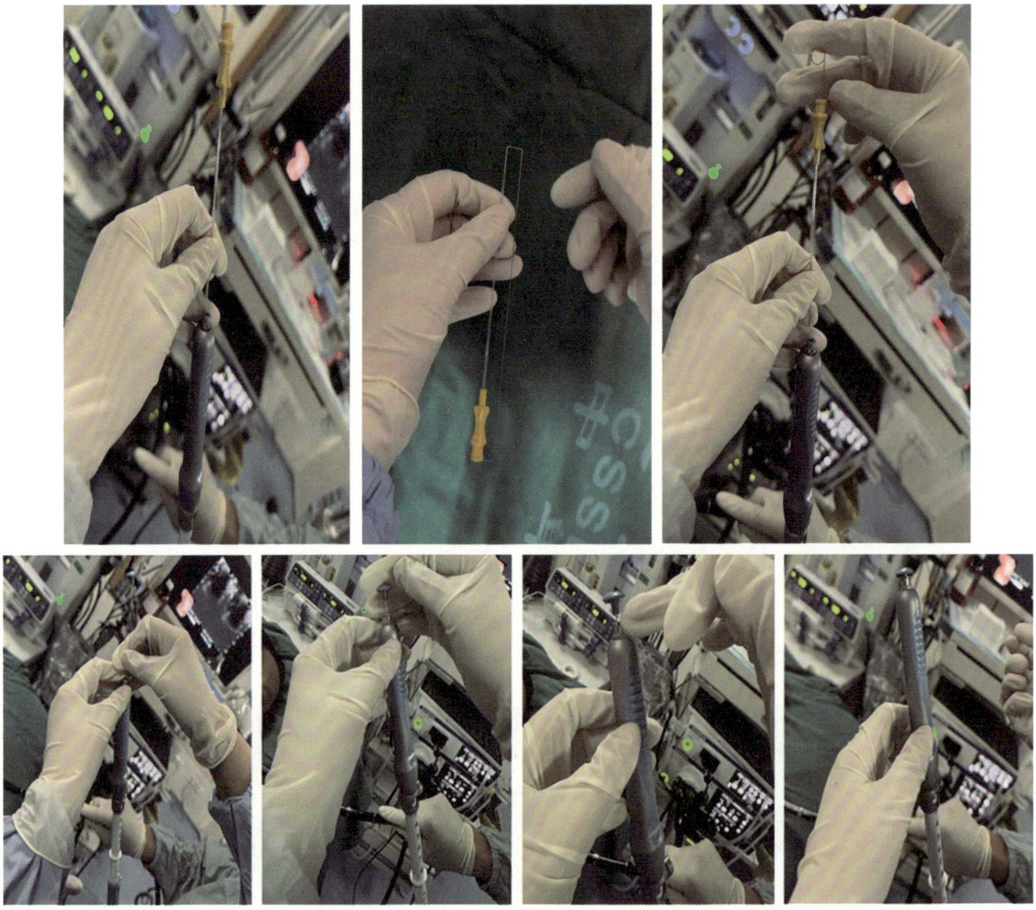

放置弹簧圈限流

(5)用组织胶栓塞，直至血流完全消失。

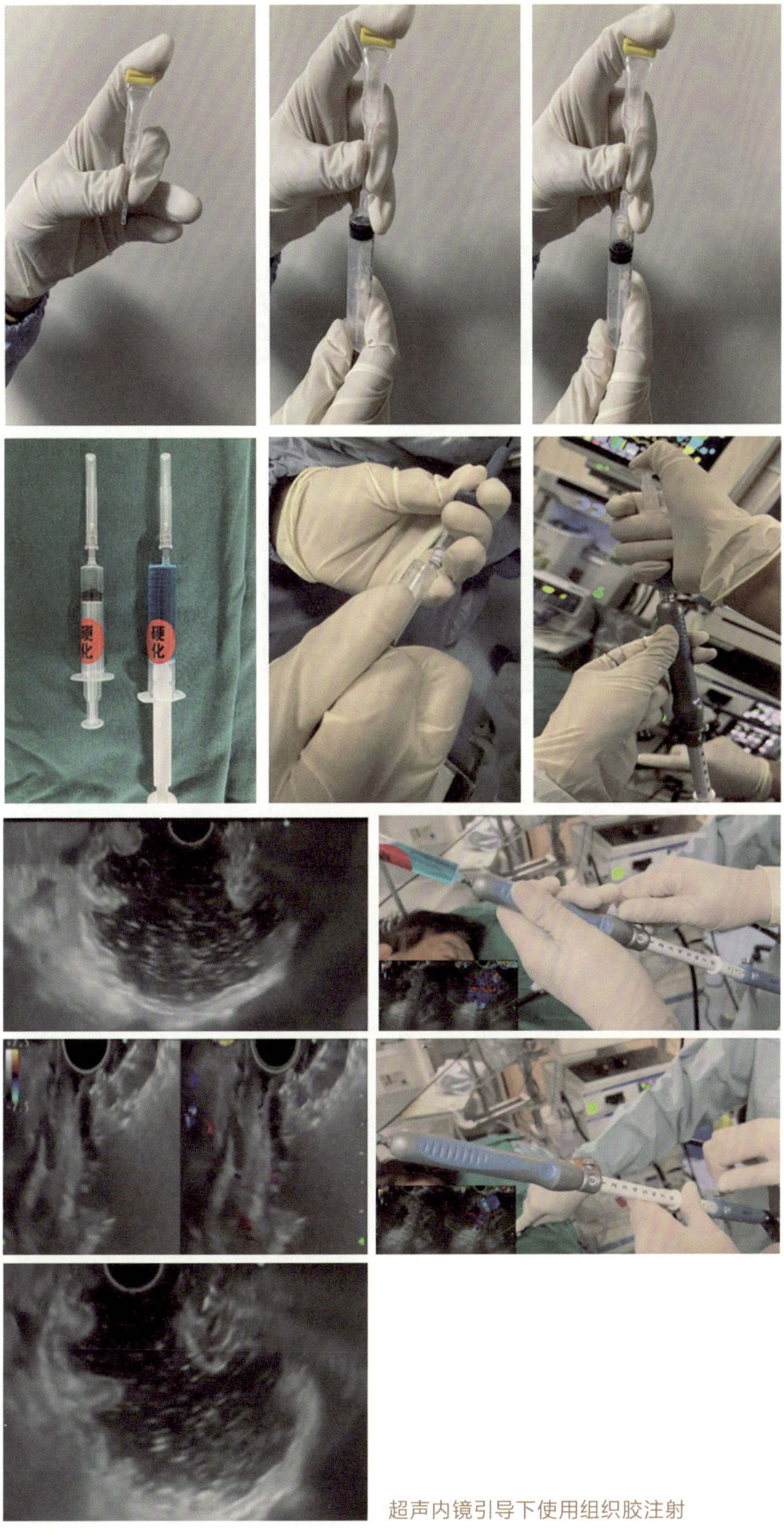

超声内镜引导下使用组织胶注射

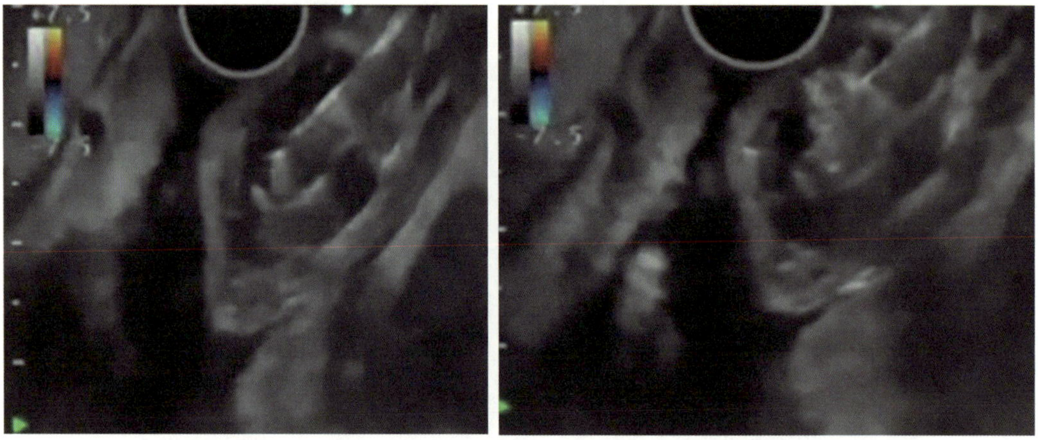

超声内镜引导下弹簧圈+组织胶栓塞

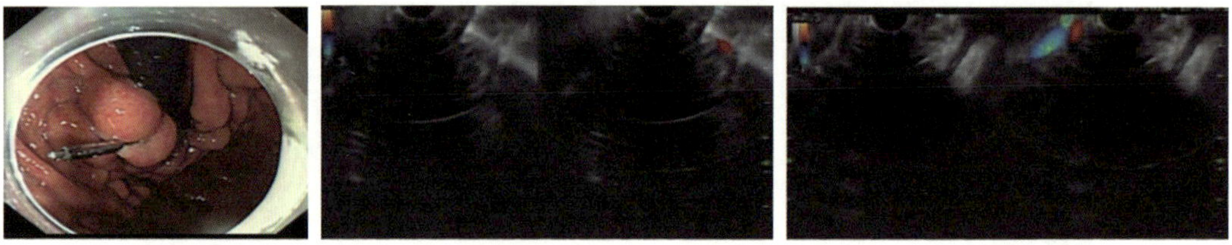

限流+超声内镜引导下弹簧圈+组织胶栓塞

8 胃底静脉曲张伴有粗大分流道的处理方法

8.1 介入治疗

对于胃底静脉曲张伴有粗大分流道的处理除了外科手术、内镜治疗外，还可以采取介入治疗，比如：经球囊闭塞下逆行静脉栓塞术以及经颈静脉肝内门体静脉内支架分流术等。

8.1.1 经球囊闭塞下逆行静脉栓塞术

经球囊闭塞下逆行静脉栓塞术（balloon-occluded retrograde transvenous obliteration，BRTO）在此类静脉曲张治疗中取得较好的疗效。在急性胃静脉曲张出血的BRTO治疗中，急诊止血率达76.9%以上，再出血率低于15.4%。但BRTO术后可导致门静脉压力增加，造成难治性腹水及加重食管静脉曲张再生、门静脉血栓形成等风险，术后可引起发热、血尿、一过性血压升高等。

操作步骤如下。

（1）在透视引导下，将球囊导管通过位于右股静脉的鞘插入胃肾或胃腔分流道出口。

（2）在球囊阻塞分流管后，注射10～15mL的造影剂。

（3）通过导管缓慢间歇性地注入硬化剂，直至胃静脉曲张完全充满硬化剂。注射后30～50min，通过导管尽可能多地抽吸硬化剂。

（4）放气球囊，抽出导管。

8.1.2 经颈静脉肝内门体静脉内支架分流术

经颈静脉肝内门体静脉内支架分流术（transjugular intrahepatic portosystemic shunt，TIPS）是在X射线透视导引下，经通过颈静脉建立肝内的位于肝静脉及门静脉主要分支之间的人工分流通道，置入金属内支架以维持其永久性的通畅，达到降低门静脉高压后控制和预防食管胃底静脉曲张破裂出血，促进腹水吸收。主要问题是肝功能衰竭与肝性脑病等并发症的发生。

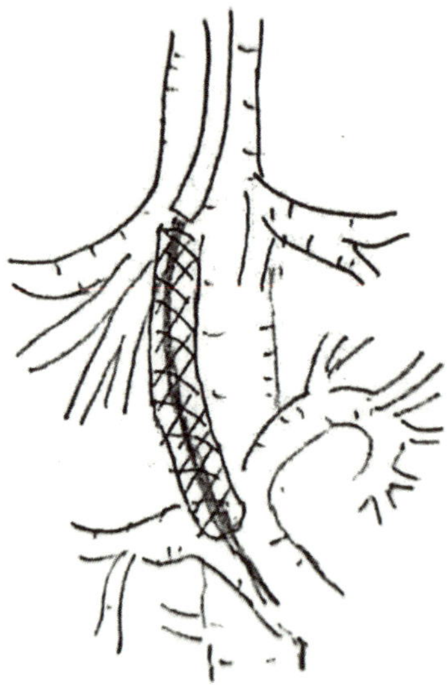

TIPS示意图

8.2 内镜下治疗

在临床工作中，内镜下治疗是最常见的方法，可以采用适当的限流措施来预防异位栓塞事件的发生。

8.2.1 内镜下金属夹限流

内镜下止血夹最早在1975年由Hayashi及Kuramata等首次提出，将内镜止血夹用于消化道出血的止血治疗中。1988年，Hachisu等将止血夹进行改进后，再次把止血夹引进到内镜治疗领域，并逐渐成为控制消化道出血的最重要的手段之一。对于存在SPSS的胃静脉曲张患者，国内李坪教授首先利用内镜下金属夹限流后内镜下精准栓塞治疗，通过金属夹限流来减慢血流速度，可部分或全部堵塞血管，减慢血流速度，可降低组织胶随血流进入体循环，从而引起远处脏器异位栓塞的可能。其取得很好的疗效，但仍有部分患者出现异位栓塞。

8.2.2 内镜下尼龙圈辅助栓塞治疗

首都医科大学附属北京地坛医院报道，2017年6月至2020年6月行内镜下尼龙圈辅助组织胶注射治疗的8例胃静脉曲张伴胃肾分流患者得到有效治疗，同时也可避免内镜下治疗后体循环异位栓塞的发生，有良好的安全性和疗效。

8.2.3 超声引导下弹簧圈限流栓塞术

2011 年，Binmoeller等首次应用超声引导下将弹簧圈置入胃静脉曲张后使用组织胶栓塞治疗。Bhat 等一项为期 6 年的回顾性研究纳入 152 例患者，包括静脉曲张和急性出血的患者，术后 151 例治疗成功（静脉曲张消失或止血成功），成功率高达 99%。Mohan等对EUS治疗方法和内镜组织胶注射治疗GV的疗效与安全性的Meta分析中，对EUS引导弹簧圈栓塞联合内镜组织胶注射的方法进行了亚组分析，显示合并临床成功率96.7%，早期（术后 5 天）再出血率 7.7%，晚期再出血率 9.2%，异位栓塞发生率 4.3%，全因死亡率 9%，其中与GV再出血相关的死亡率 4.5%。Bhat、Kozieł、Lôbo等研究术后并发症的发生率分别为 7%、37.5%与 50.0%。

陈明锴等对 2016 年 12 月—2020 年 12 月中的 24 例患者的治疗成功率为 91.7%，5 天再出血率为 0（0/22），1 例术后 2 天复查门静脉系统血管CT成像显示脾静脉主干部分栓塞，术后并发症发生率为 40.9%（出血、异位栓塞、发热、恶心呕吐、腹痛、胸闷等），术后 6 周死亡率为 0（0/20），术后 1 年再出血率为 35.0%。12 例行胃镜随访的患者中，5 例出现不同程度的食管静脉曲张加重，5 例出现不同程度的门静脉高压性胃病加重。术后 1 年死亡率为 5.0%，术后 3 年死亡率为 20.0%，均与出血及异位栓塞事件无关。陈洪潭等对 2017 年 9 月至 2020 年 12 月的 41 例瘤型胃底静脉患者进行治疗，首次技术成功率为 92.68%，术后靶血管闭塞率为 97.56%，胃底静脉曲张完全闭塞率为 51.22%。术中出血 2 例：1 例自行停止，1 例在内镜直视下补充注射组织胶后止血成功。术中患者均无氧饱和度下降等肺栓塞的表现，术后行肺CT血管造影或肺部CT检查 24 例，1 例提示肺动脉远端栓塞。术后再出血共 13 例：3 个月内再出血 2 例，3 ～ 12 个月再出血 5 例，1 年以上再出血 6 例。

8.2.4 钛夹联合弹簧圈限流后胃底静脉曲张栓塞术

浙江大学医学院附属第二医院采用此方法，有效避免了异位事件的发生。患者术前常规完善血常规、凝血功能、肝肾功能、电解质、心肌酶、D-二聚体、胸部平扫CT、腹部增强CT、门静脉造影或磁共振检查等，同时完善签署肝静脉压力梯度（HVPG1）与弹性成像检查，签署内镜介入治疗知情同意书。术前禁食 12 小时。

设备：EUS主机为日本Olympus ME2 PLUS，治疗型胃镜为Olympus GIF-Q260J，超声穿刺镜为Olympus GF-UCT260。穿刺针为美国COOK公司 22G细针穿刺抽吸专用针。钛夹为美国波士顿科学一体式自控可旋转锁定止血夹M00521230。组织胶水为德国贝朗（规格：0.5mL/支）。注射针为美国波士顿科学一次性使用体内注射治疗针。规格型号：M00518301，中国南京微创一次性使用体内注射治疗针BN-5P-22/04-23/23。硬化剂为中国陕西天宇有限公司生产的聚桂醇（规格：10mL/支）。栓塞用弹簧圈为

Boston公司（游离型弹簧圈 8mm × 12mm × 5cm，10mm × 14mm × 5cm），直径均为 0.018 英寸（1 英寸 =2.54cm）。测压装置为中国深圳安特医疗有创压力传感器PT-01。

操作步骤：气管插管全身静脉麻醉下先行直视胃镜检查，判断、评估食管胃静脉曲张的分布类型、严重程度，进行穿刺测压，在合适的部位予 1 ～ 2 枚钛夹限流后再次对钛夹两侧分别穿刺测压。更换超声穿刺镜，适当注水（100mL左右）后EUS显示胃底瘤型静脉曲张团后给予穿刺测压，选择合适的部位作为栓塞靶的位置，根据栓塞位置的血管内径的大小，选用不同的规格、型号的弹簧圈。用推送杆将弹簧圈预置入穿刺针的针腔内。EUS下释放弹簧圈，根据需要决定放置弹簧圈的数量，然后快速注射组织胶和聚桂醇。靶血管的血流信号消失、管腔完全闭塞时停止注射拔针。更换直视胃镜来观察穿刺点无活动性出血，并穿刺检查可疑的血管。

术中、术后监测：术中密切观察心率、血氧饱和度、血压等生命体征。

术后密切观察是否出现腹痛、头痛、恶心呕吐、呕血，监测心率、血氧饱和度、血压以及生命体征，常规行胸部与颅脑平扫CT以了解有无异位栓塞的发生，必要时予血常规、生化、D-二聚体、胸部、腹部增强CT检查。

大张口长臂金属夹可以最大限度地进行初步的血管限流。弹簧圈表面的纤维绒毛进入血流后漂浮，可以增加黏附面积，网罗血小板，从而形成血栓。首先给予钛夹血流以降低血流速度，随后放置带纤维绒毛的弹簧圈后再行组织胶栓塞治疗，使流出道的血流速度显著减慢，通过超声胃镜多普勒血流图可以直观看到血管完全闭塞后血流消失的现象。钛夹联合弹簧圈限流后，胃底静脉曲张栓塞术可以最大限度地避免异位栓塞事件的发生。

肝静脉压力梯度对于存在巨大门体分流道的门静脉压力的测定意义不大，直接进行门静脉压力测定有待进一步的研究与探讨，特别是流出道压力在多少值以下不会发生异位栓塞事件更值得关注。

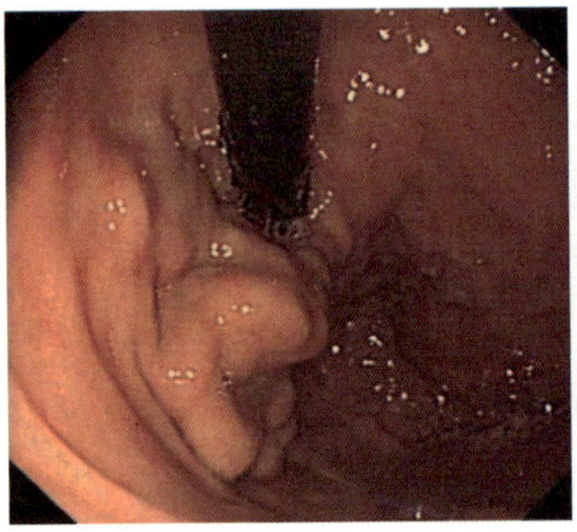

术前胃镜

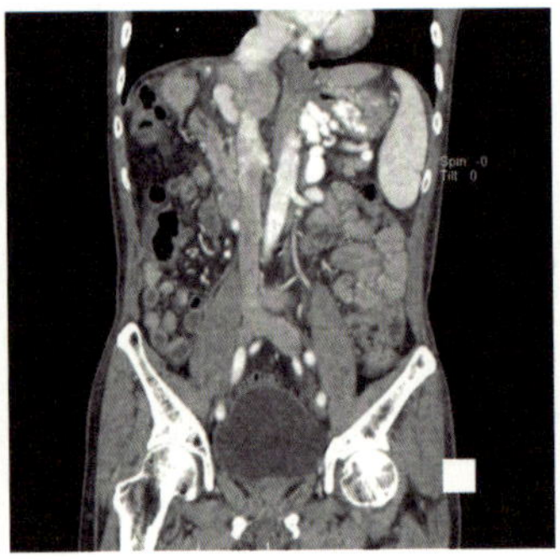

术前CT

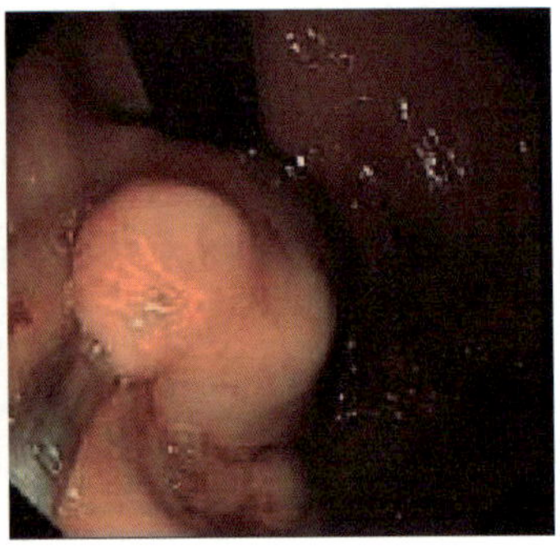

直视下钛夹限流

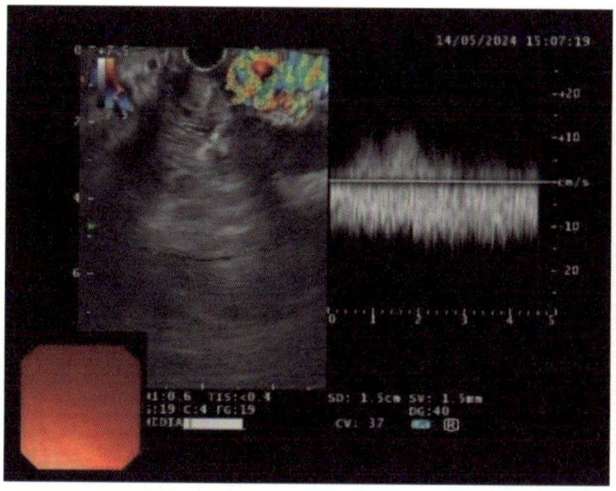

超声胃镜下观察静脉曲张

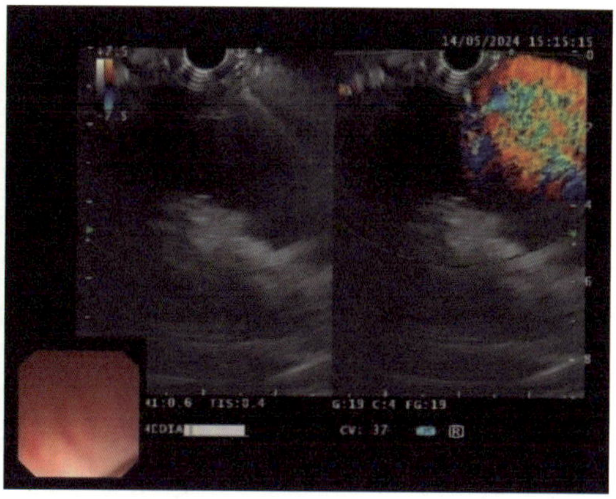

在曲张的静脉内注射硬化剂

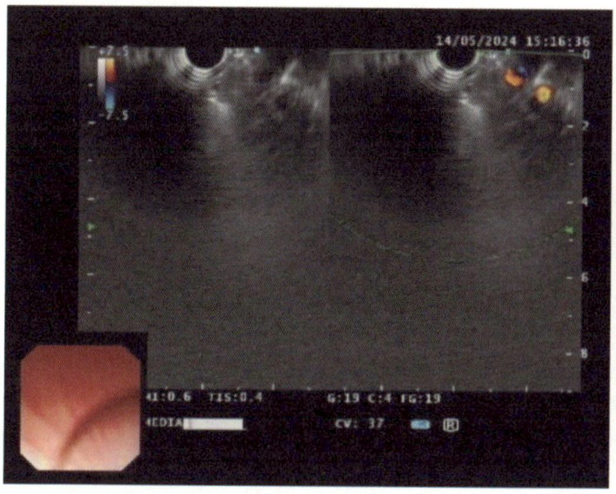

在曲张的静脉内放置弹簧圈

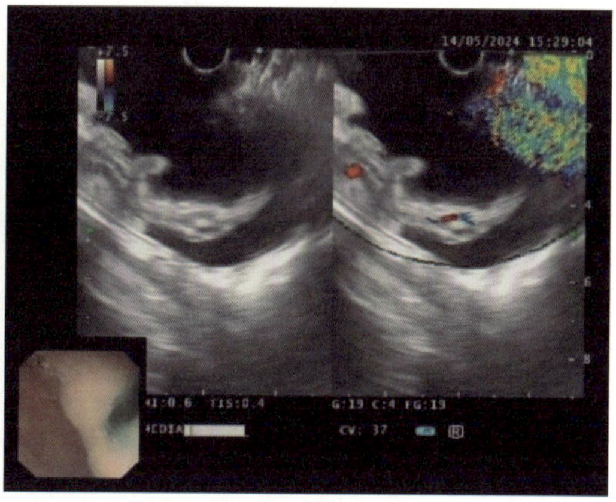

在曲张的静脉内进行组织胶栓塞

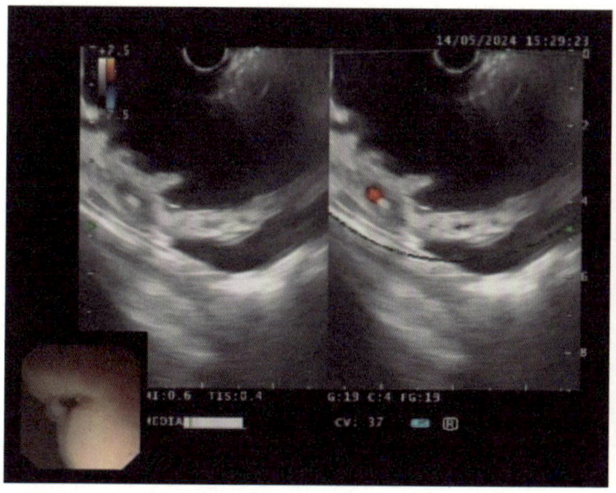

曲张的静脉的血流消失

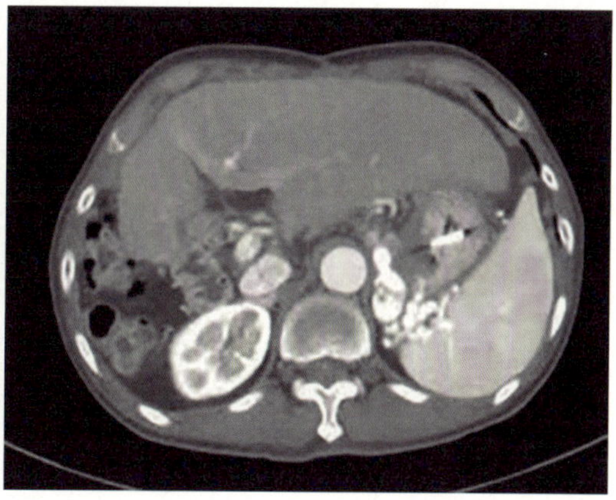

术后 1 个月复查腹部CT：胃腔内曲张的静脉基本没有血流

Part 2

第 2 篇

实战篇

9 急诊止血

9.1 肝硬化合并急性上消化道出血的急诊处理概况

肝硬化合并急性上消化道出血的病情重，往往是食管胃静脉曲张破裂出血（esophageal and gastric variceal bleeding，EGVB）。研究发现，EGVB短期的病死率高达 50%，每年发生静脉曲张出血的概率为 10% ～ 30%，其中，首次的出血死亡率大约为 20% ～ 35%，虽然大约 40%的患者的EGVB可自行停止，但 6 周死亡率仍有约为 20%。首次出血的患者如果未经有效治疗，其中约 60%的患者还会发生再出血，1 年内因出血致死的概率更高达 70%。

急性活动性出血的判断：1）存在食管、胃底静脉曲张患者出现上消化道出血的表现（呕吐鲜血或血凝块，黑便，严重者合并出血性休克）；2）在未输血的情况下，在任意 24h 内血红蛋白下降≥ 30g/L（血细胞比容降低约为 9%）；3）内镜下可见食管、胃底静脉曲张破裂活动性出血；4）排除其他出血的可能。

1. 一般处理

完善血液学检查，早期的治疗主要是：1）纠正低血容量休克。根据出血的程度，确定扩血容量和液体性质，输血以维持血流动力学的稳定，并使血红蛋白维持在 60g/L 以上。2）防止胃肠道出血的相关并发症（感染、电解质酸碱平衡紊乱、肝性脑病等）、监护生命体征和尿量，有条件者入住ICU。少量出血、生命体征稳定的患者可在普通的病房密切观察。

2. 降低门静脉压力的药物治疗

生长抑素及其类似物通过抑制血管舒张肽（主要是胰高血糖素）、局部血管收缩作用，能减少所有内脏器官的血流，导致门静脉入肝血流减少，并降低门静脉压力。

3. 质子泵抑制剂及抗菌药物的应用

质子泵抑制剂可以提高止血成功率，对肝硬化急性静脉曲张破裂再出血的患者应短期使用抗菌药物，可以减少早期再出血的病死率。

4. 三腔二囊管压迫止血

气囊压迫可有效地控制食管、胃底静脉曲张破裂出血，但再出血率较高，需与药物、内镜治疗联合使用。由于可能出现窒息、食管穿孔等并发症，其已较少被应用，多在争取后续内镜、介入、外科的治疗时机时被使用。对于药物治疗无效或无法行有效内镜治疗的严重出血，可采用三腔二囊管压迫止血。

5. 内镜治疗

内镜治疗包括使用食管静脉曲张套扎、胃底静脉曲张硬化剂注射及钳夹法或组织胶注射治疗胃静脉曲张，目的是控制肝硬化急性食管静脉曲张出血及尽可能使静脉曲张消失或减轻，以防止其再出血。急诊内镜下的止血治疗是目前控制肝硬化急性上消化道出血的首选方法。

6. 介入治疗

经颈静脉肝内门体静脉内支架分流术（transjugular intrahepatic portosystem stent-shunt，TIPSS）是经颈静脉穿刺，在肝静脉和肝内门静脉分支之间创建一个减压通道以降低门静脉高压的方法。TIPSS可发生分流道再狭窄或闭塞和肝功能受损及肝性脑病等并发症。近年来，聚四氟乙烯（PTFE）内膜支架被应用于临床，明显降低了TIPSS术后再狭窄及血栓形成的严重的并发症，在药物和内镜治疗无效时可以使用TIPSS治疗；目前的部分医院采用此方法直接用于肝硬化并发门静脉高压急性上消化道出血的治疗。

7. 外科治疗

既往经规范内科治疗无效且有手术适应证者，应进行手术治疗，可考虑施行外科断流术或分流术。目前，由于内镜与TIPSS被成熟应用于肝硬化合并急性上消化道出血的处理，采用外科手术来进行急诊止血已经越来越少。

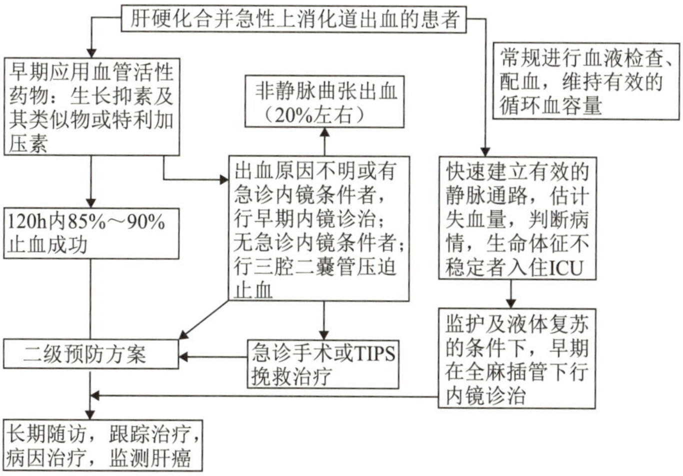

肝硬化合并急性上消化道出血患者的诊治流程

9.1.1 降低门静脉高压的药物治疗

门静脉系统的压力梯度由门静脉血流量和血管阻力决定。因此，减少肝血管阻力和/或门静脉血流量的药物或手术，可减少静脉压力。病因治疗（如抗病毒、戒酒等治疗）、使用抗纤维化药物和抗凝药物进行靶向治疗，均可以延缓肝硬化的病程。现将目前常用的降低门静脉压力的药物介绍如下。

1. 非选择性β受体阻滞剂和卡维地洛

非选择性β受体阻滞剂（non-selective beta blockers，NSBBs），如普萘洛尔（Propranolol）、纳多洛尔（Nadolol）、噻吗洛尔（Timolol）等的β_2-肾上腺素受体阻断作用可引起内脏血管收缩，继而减少门静脉血流；而其β_1-肾上腺素受体阻断作用也可降低心输出量。卡维地洛（Carvedilol）是一种新的β受体阻滞剂，同时通过阻断α_1肾上腺素受体，并具有促进一氧化氮释放的能力，降低肝血管张力和肝阻力。

2. 血管扩张剂

血管扩张剂通过抑制肝窦肌纤维母细胞主动收缩，从而降低肝内血管阻力或扩张门静脉侧支循环，降低门静脉压力。这类药物有：硝酸盐、α_2受体阻滞剂、钙离子拮抗剂、5-羟色胺（5-hydroxytryptamine，5-HT）受体拮抗剂等。目前，临床应用的证据和经验很少。

3. 他汀类药物

他汀类药物具有改善内皮细胞功能、促进新生血管形成的能力；可增加肝脏中NO的含量，从而降低肝硬化患者的HVPG且不影响全身血流动力学的稳定。但他汀类药物长期应用的有效性和安全性尚需更大的样本来进行研究。

4. 生长抑素及其类似物（如奥曲肽）

生长抑素（somatostatin，SMT）是一种十四肽，可通过抑制血管舒张肽（主要是胰高血糖素），也通过直接的血管收缩作用，收缩内脏血管，从而降低门静脉压力。其生物半衰期很短（1.2～4.8min），因此需要持续静脉输液以维持足够的血清浓度。以生长抑素首剂量250μg静脉推注后，继以250μg/h持续静脉滴注，严重者可以500μg/h静脉滴注。奥曲肽（Octreotide）是一种人工合成的八肽SMT类似物，半衰期更长（70～90min），具有与SMT类似的药理作用，首次静脉推注50μg，继以50μg/h持续静脉滴注。伐普肽（Vapreotide）最初以50μg静脉推注，然后以50μg/h输注。国内尚无伐普肽的应用经验。其控制首次出血率为80%～90%，副作用少。生长抑素及其类似物可连续使用5天或更长的时间。

5. 血管加压素及其类似物（如特利加压素）

血管加压素是一种内源性肽类激素，通过引起内脏血管收缩来减少门静脉流入，从而使门静脉血压下降。特利加压素（Terlipressin）是人工合成的血管加压素类似物，具有较长的半衰期和较好的心血管的安全性。首剂以2mg静脉推注，继以2mg每4小时推注1次，如出血得到控制，可逐渐减量至1mg每4小时静脉推注。与SMT相比，特利加压素在降低静脉压力方面具有更持久的血流动力学效应。

6. 质子泵抑制剂

当胃液pH > 5 时，可以提高止血成功率。临床应用的质子泵抑制剂（proton pump inhibitor，PPI）的种类较多，包括奥美拉唑（Omeprazole）、埃索美拉唑（Esomeprazole）、泮托拉唑（Pantoprazole）等。一般情况下，PPI以 40 ～ 80mg/d静脉滴注，对于难控制的静脉曲张出血的患者，以PPI 8mg/h持续静脉点滴。

7. 抗菌药物

活动性出血时常存在胃黏膜和食管黏膜炎症水肿，因此，20%左右肝硬化合并急性静脉曲张出血患者 48h 内发生细菌感染。早期再出血及病死率与未能控制的细菌感染有关。对肝硬化合并急性静脉曲张破裂出血的患者，应短期使用抗菌药物，首选头孢三代类抗生素如头孢曲松等，若过敏，则选择喹诺酮类药物，如左旋氧氟沙星、莫西沙星等，一般疗程为 5 ～ 7 天。

目前，没有足够的临床证据表明局部使用凝血酶、去甲肾上腺素盐水（8mg去甲肾上腺素/100mL盐水）、云南白药及静脉应用血凝酶、凝血酶原复合物、维生素K_1 等在肝硬化合并食管胃底静脉曲张破裂出血的治疗中有确切的疗效，应该避免滥用这类止血药。

9.1.2 三腔二囊管压迫止血

三腔二囊管由头端 3 个腔（分别是胃管腔、食管囊腔与胃囊腔）、食管囊与胃囊连接组合而成。

在操作时需要特别注意以下几点。

（1）术前要与患者（清醒）充分沟通，取得患者的配合，可以减少窒息的风险，提高插管的成功率。

（2）术前要预先检查食管囊与胃囊是否漏气、管道是否通畅。

（3）用注射器先向胃囊注入空气 250 ～ 300mL（囊内压 5.33kPa ～ 6.67kPa），再以0.5kg重量的物体加压持续；如仍有活动性出血，再向食管囊内注入空气 100 ～ 200mL（囊内压 4kPa ～ 5.33kPa）。

（4）每 8 ～ 12 小时对食管囊和（或）胃囊放气并放松牵引 1 次，放气前先口服石蜡油以防止食管、胃底黏膜与气囊粘连，20 ～ 30min 后再使气囊充气加压。

（5）出血停止 24 小时后，对食管囊和（或）胃气囊放气并放松牵引，继续留置于胃内观察 24 小时，如未再出血，再拔除。

作为挽救生命的措施，在药物控制出血无效以及没有急诊内镜或TIPSS 治疗条件的情况下，可以为内镜下治疗、TIPSS或外科手术提供治疗时机。同时，如果内镜下无法止血，也可以行三腔二囊管压迫止血。

使用三腔二囊管压迫可使 80% ～ 90% 的出血病例得到控制，但再出血率高达 50% 以上。

三腔二囊管压迫止血无绝对禁忌证。但在使用时会出现胸痛、吸入性肺炎、窒息、食管穿孔等并发症，必须告知家属其风险。

对于有条件的医院，尽可能及时给予急诊内镜止血。

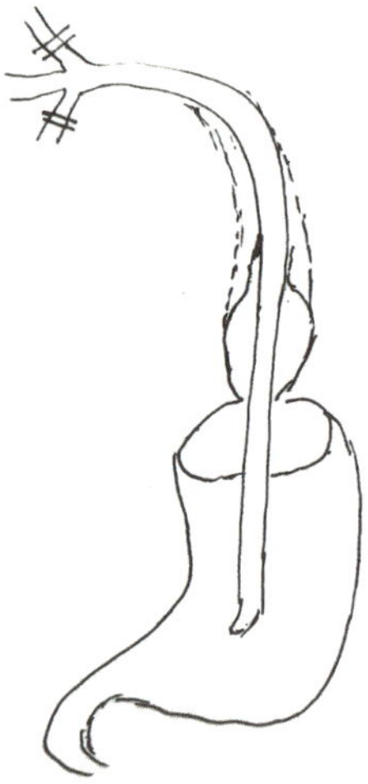

三腔二囊管示意图

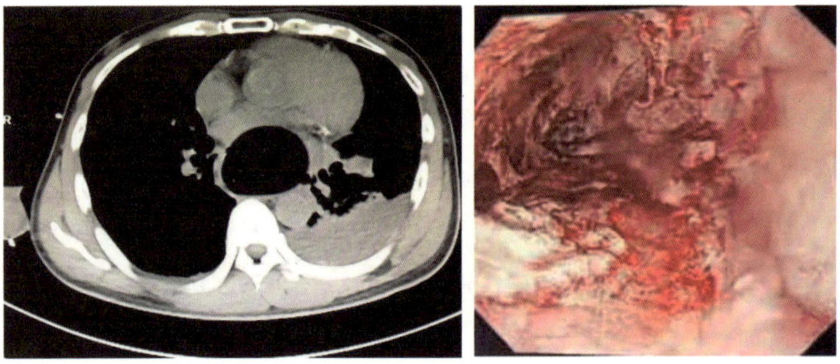

三腔二囊管穿孔

9.2 急诊止血：病例分享

9.2.1 单纯药物止血

患者，男性，41 岁，既往有乙肝肝硬化病史，无消化道出血病史。因“黑便伴呕血 1 天”收住，入院后予以抑制酸、奥曲肽抑酶治疗，3 天后黑便好转，未再发呕血，药物治疗后好转出院。

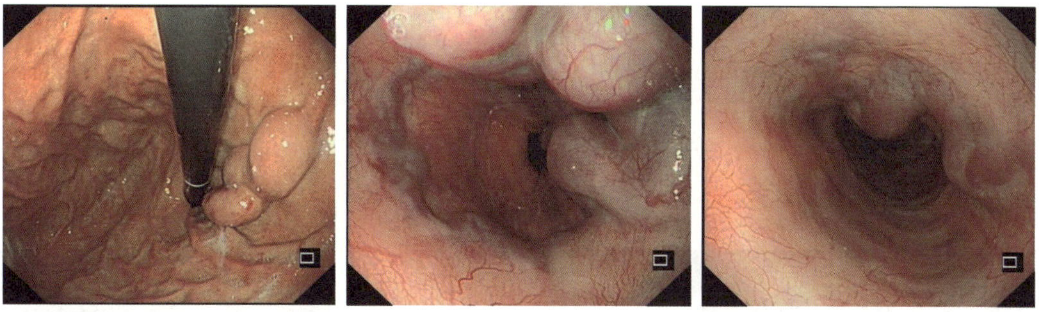

胃镜检查示食管胃底静脉曲张

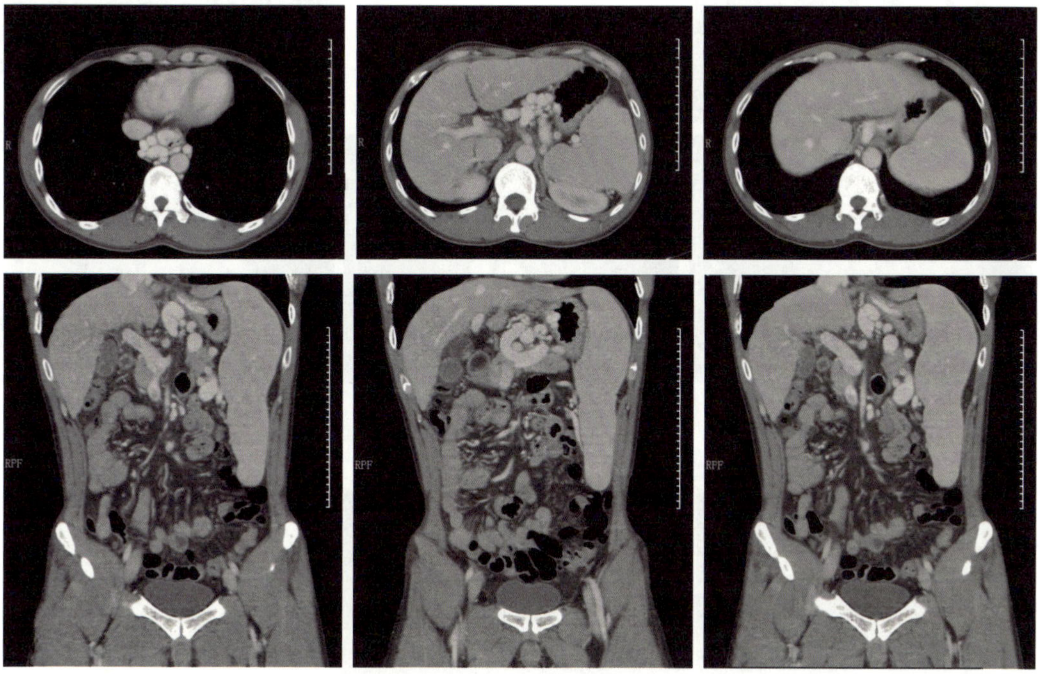

腹部CT示肝硬化伴食管胃底静脉曲张，食管旁的静脉曲张尤其明显

讨论

急诊消化道出血来院就诊时的病情重，特别是食管胃静脉曲张破裂出血患者，往往会危及生命，所以在处理的时候要严密监测病情的变化。大部分的食管胃静脉曲张破裂出血的患者被送到医院的时候是没有活动性出血，患者是可以通过药物控制出血的。这位患者通过CT检查发现胃腔里没有残留的血液，考虑没有活动性出血。如果生命体征稳定，可以暂时不必进行胃镜干预，可以节省不必要的人力资源的浪费，特别是对于夜间急性消化道出血患者，医护人员出诊也是对体力的一种考验，待患者的生命体征平稳时进行二级预防或许会更加妥当。

9.2.2 急诊内镜下止血

病例 1 食管静脉曲张多点出血

患者，男性，63 岁，因“呕血黑便 5 天”收住。

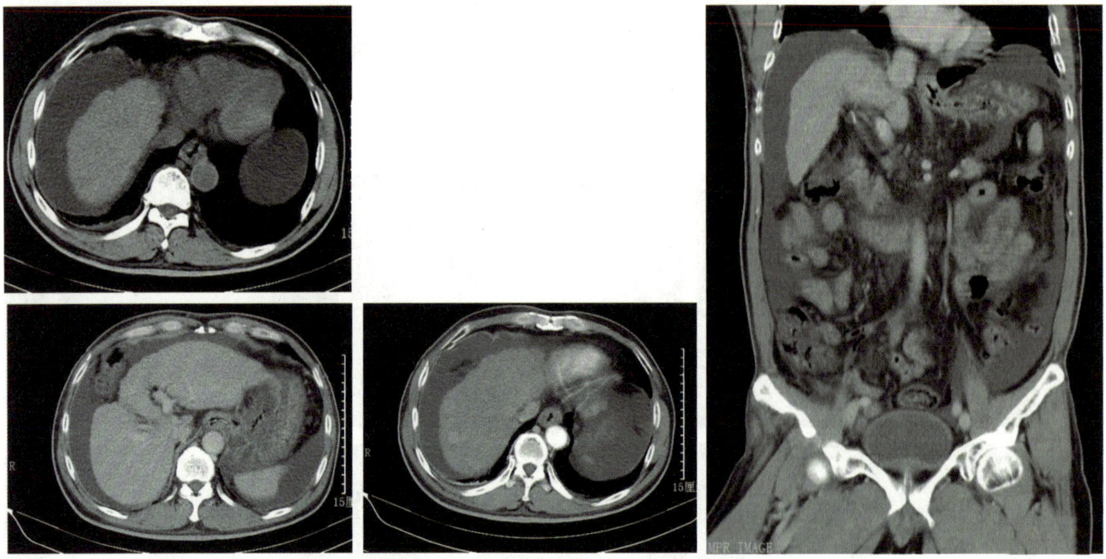

CT 提示肝硬化萎缩明显，增强右肝占位可见强化，考虑肝癌，同时合并腹水，食管胃底静脉曲张

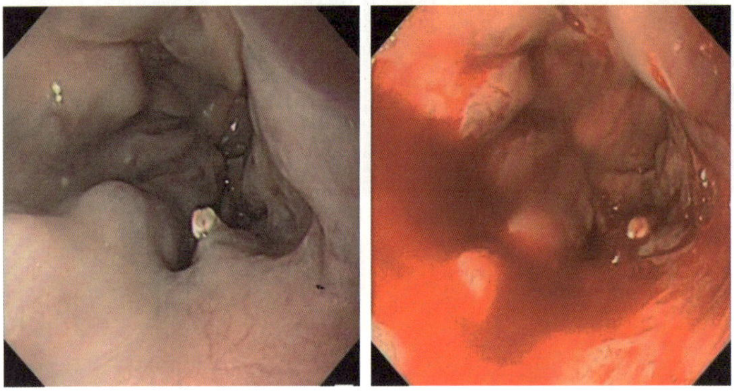

术前胃镜食管下端可见 1 个明显的血栓头，充气后血栓头开始飙血

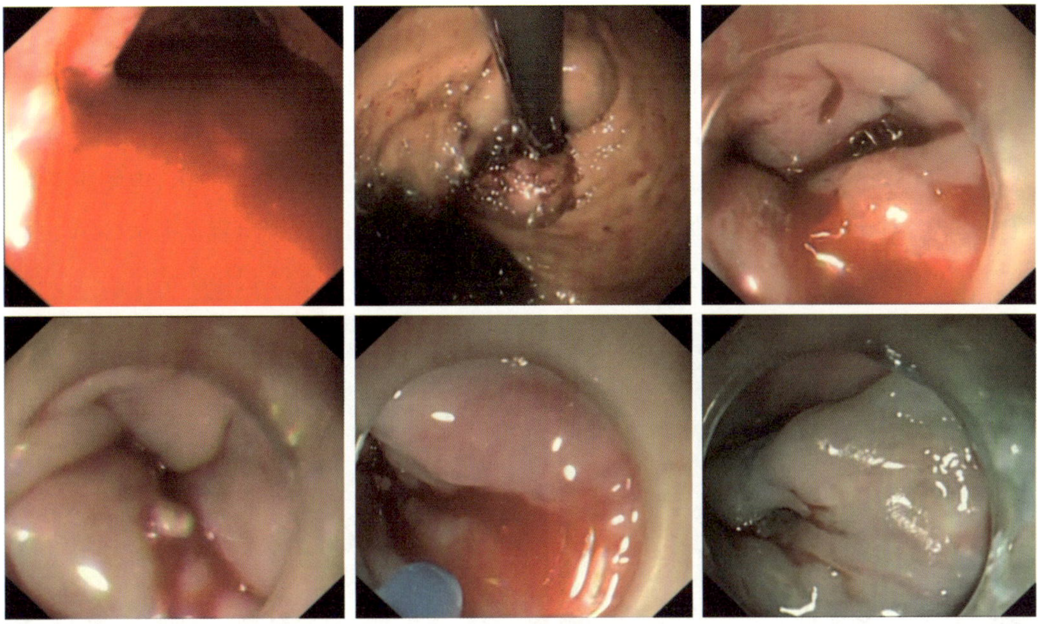

胃底可见血迹附着，胃底静脉曲张明显，冲洗食管后可见有 2 处血栓头，均予以组织胶注射后出血停止

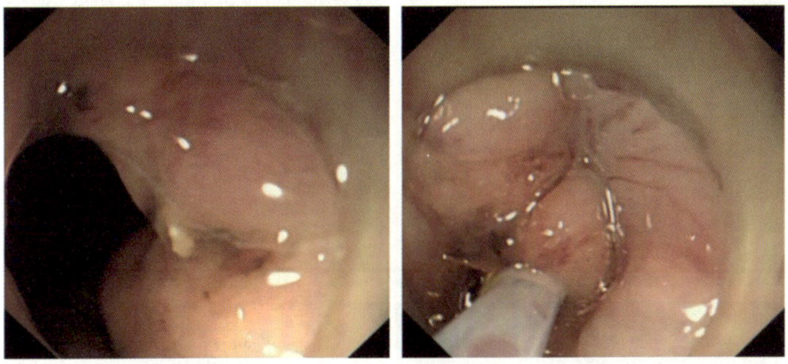

术中发现另外 2 处的血栓头，均予组织胶封堵

讨论

对于肿瘤患者，内镜治疗不能“镜无止境”，往往是静脉曲张在内镜下处理得越彻底，侧支再生得越厉害，所以要见好就收。进“境”要慢，待食管腔完全撑开后进“境”，以免漏过出血的病灶。在食管静脉曲张处发现血栓头，如果出血风险高，需要尽可能及时处理后再进“境”更妥。这位患者就在充气的时候出现出血，所以对血栓头要有敬畏之心。很多时候还会出现多处血栓头的现象，我们不能掉以轻心。

病例 2 脾肾分流患者出血

患者，女性，53 岁，既往有乙肝肝硬化病史，“黑便半月，呕血晕厥 1 天”收住。查血常规：WBC 3.56×10^9/L，Hb 84g/L，PLT 31×10^9/L。生化：白蛋白 37.3g/L、胆红素（D/I）4.5/13.4μmol/L、ALT/AST 77.3/80.0IU/L、GGT/ALP 107.2/68.0。电解质正常。凝血功能：PT 12.6s，D- 二聚体 682μg/L。2019 年 9 月 28 日行胃镜检查，提示 GOV1 型。2019 年 9 月 29 日行胃镜下胃底静脉曲张栓塞术。2019 年 10 月 19 日再次治疗。

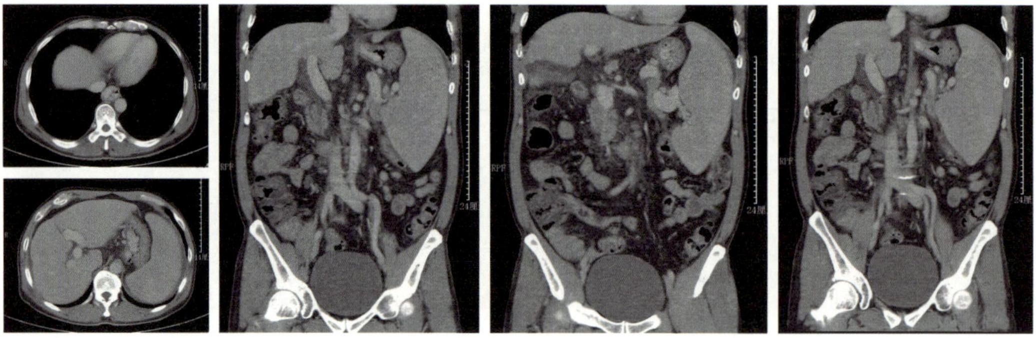

全腹部增强 CT 示食管胃底静脉曲张，有脾肾分流形成

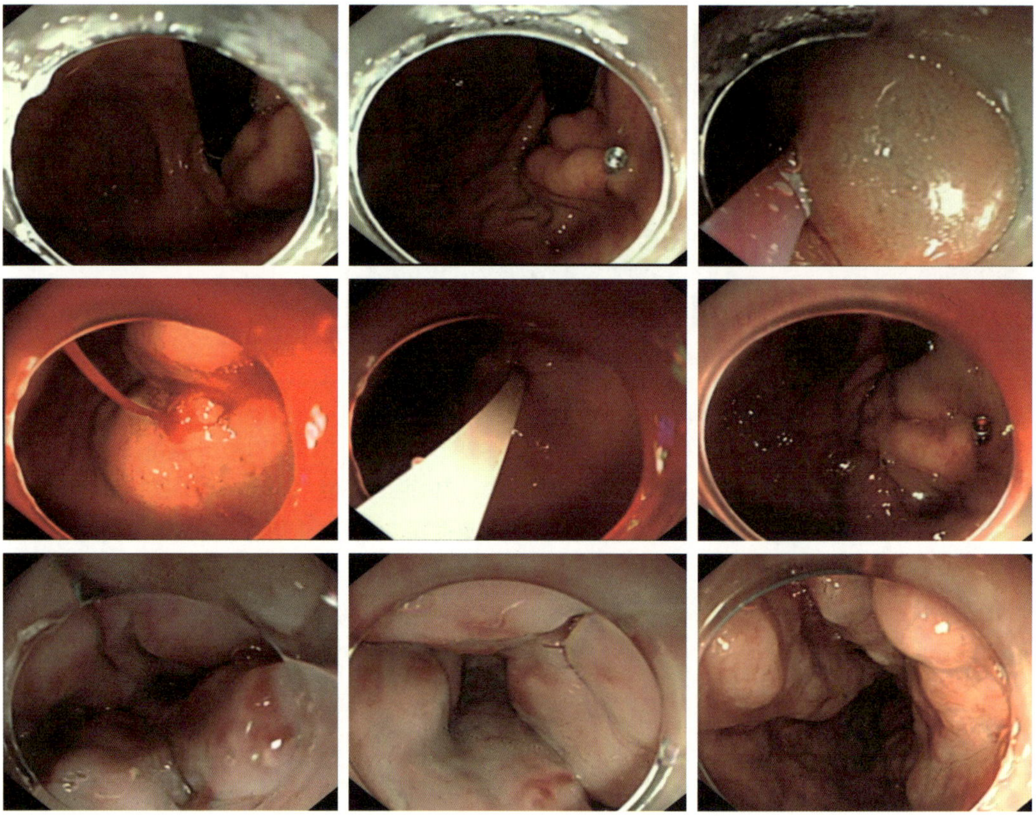

手术中可见食管胃底静脉曲张，胃底静脉曲张明显，予以钛夹夹闭，静脉曲张明显显露，鼓出部分为流入道，予以穿刺针穿刺，可见压力非常高，出现了一飙血血柱。立即予以组织胶注射，出血停止。对食管静脉曲张予以聚桂醇灌注

讨论

门体分流道的存在是肝硬化合并食管胃静脉曲张非常普遍的现象。这位患者虽然就诊，胃镜检查并未发现活动性出血。通过腹部CT检查可以发现门体分流的情况，需要进行有效的分流以防止异位栓塞事件的发生。在出血后很短的时间里，血栓还没有形成，如果没有活动性出血灶，很多时候很难发现出血的部位。如果患者出现呕血，胃镜检查未发现其他的病灶，需要考虑静脉曲张出血的可能，更合理的做法是需要进行处理后再观察。

病例 3 门静脉血栓、胃肾分流患者出血

患者，男性，59 岁，因“呕血 6 小时”收住。有乙肝病史。血常规：WBC 3.75×10^9/L，Hb 58g/L，PLT 31×10^9/L。生化：白蛋白 17.4g/L，胆红素（D/I）23.8/23.5μmol/L，ALT/AST 24.0/25.0IU/L，GGT/ALP 48.3/87.0。电解质正常。凝血功能：PT 18.9s，D-二聚体 2183μg/L。

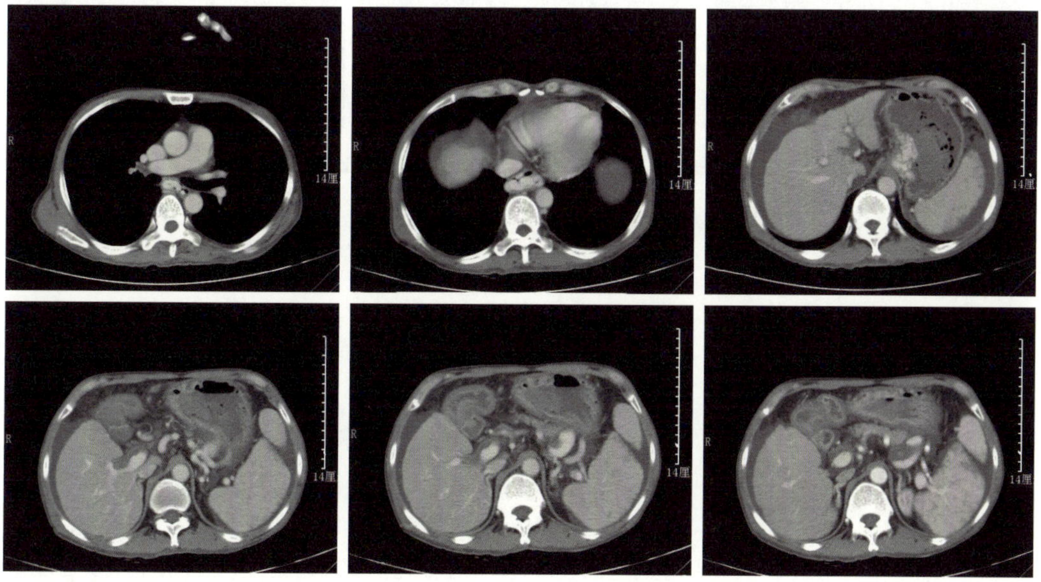

术前腹部CT示肝硬化，脾肿大局部梗死，门静脉多发血栓，食管胃底静脉曲张，存在胃肾分流道

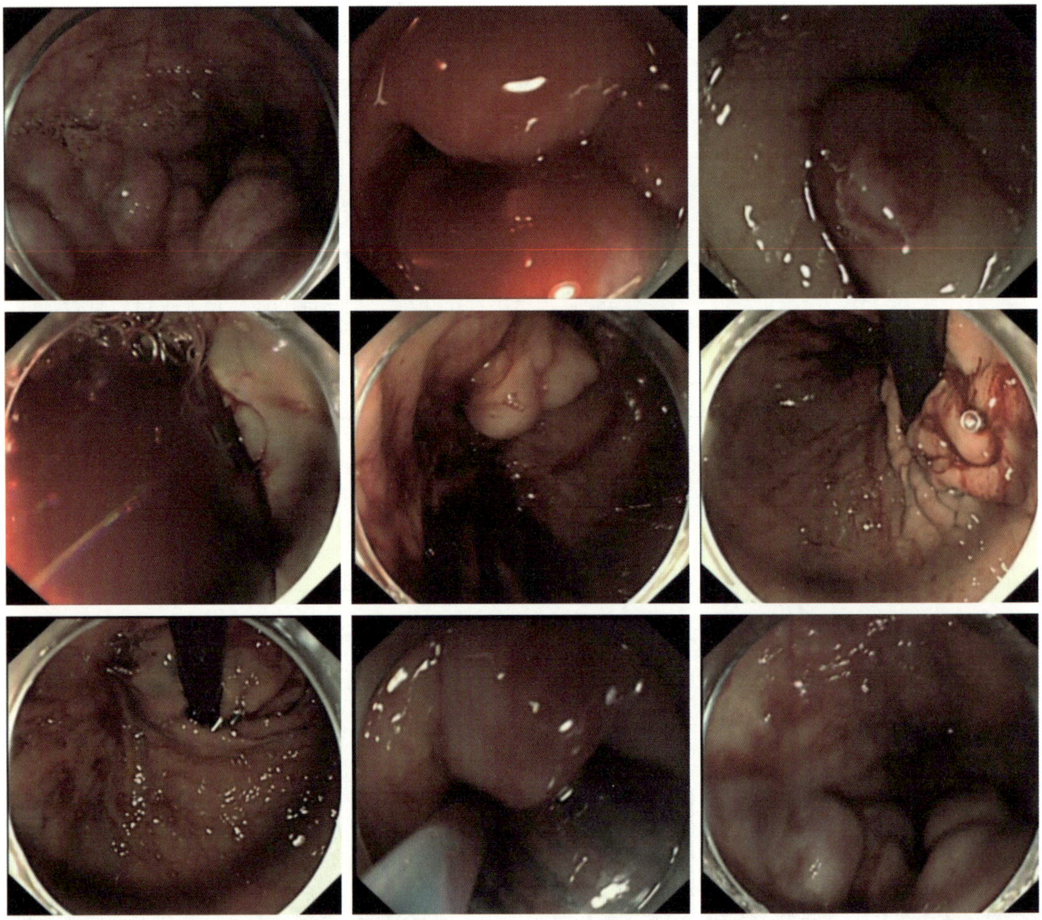

行急诊内镜手术治疗，可见食管静脉曲张显著，在贲门口附近可见 1 个出血血柱，冲洗后可见 1 个血栓头，血液填满胃腔，冲洗后暴露曲张的静脉团，予以多枚钛夹夹闭限流，使用聚桂醇+组织胶+生理盐水多点注射，食管静脉曲张塌陷并可见组织胶与聚桂醇栓塞治疗

讨论

患者通过术前腹部CT评估可见胃腔内有大量的积血，容易出现气道误吸的可能，出现吸入性肺炎，甚至窒息等严重的并发症。同时，患者的腹部CT提示存在胃肾分流道，需要及时进行限流处理；肝硬化患者的血液往往为高凝状态。该患者既往无脾栓塞手术史，存在大量的腹水、门静脉血栓、脾梗死，可能都与血栓有关。对于是否需要及时进行抗凝治疗，需要合理评估。

病例 4 多器官功能衰竭出血

患者，男性，48 岁，因呕血 2 小时收住。既往有乙肝病史。血常规：WBC 17.73×10^9/L，Hb 57g/L，PLT 28×10^9/L。生化：白蛋白 22.3g/L、胆红素（D/I）186.9/88.3μmol/L、ALT/AST 625.9/738.3IU/L、GGT/ALP 251.3/194.0。电解质K：6.43。凝血功能：PT 30.4s，PTA 32%，D-二聚体 4721μg/L。入院后患者的生命体征不平稳，使用去甲肾上腺素维持。床边彩超提示肝硬化、腹腔积液。无法外出行腹部CT检查。

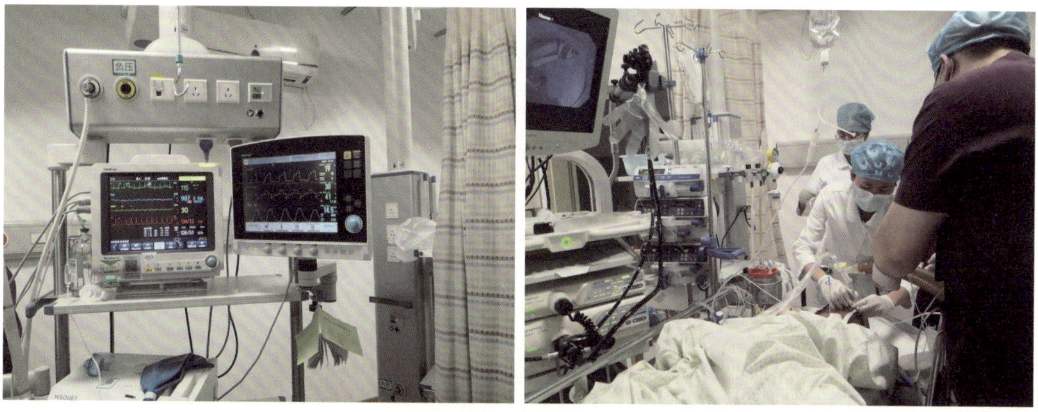

术前急诊科人员评估患者的生命体征不稳定，予气管插管

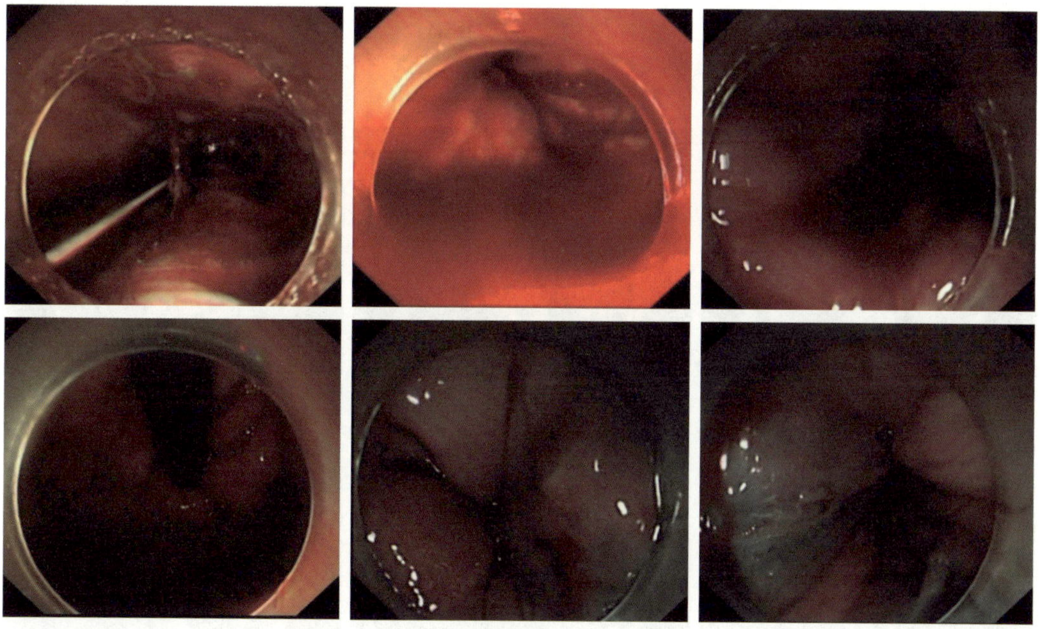

使用急诊胃镜探查，食管腔内有新鲜的血迹，为胃腔血迹。反复冲洗后暴露静脉曲张，后在食管下段曲张处可见糜烂，考虑出血的位置，予以组织胶灌注，出血停止

讨论

急性门静脉高压出血来势凶猛，可以迅速出现血容量不足，导致循环、呼吸功能衰竭。急诊救治很多时候因为患者的生命体征不稳定，根本就无法搬运患者。这种情况不适宜进行CT检查。如果药物让消化道出血无法控制，外科手术、介入手术都不是首选的方案。如果既往有明确的肝硬化病史，首先考虑食管胃静脉曲张破裂出血，医院没有内镜治疗的条件，三腔二囊管压迫止血可能是非常好的治疗方法。当然，如果有内镜治疗的条件，最好尽早行内镜干预：可以发现出血病灶，同时可以明确是否存在非门高压性出血的可能。对于食管静脉曲张破裂出血，选择组织胶栓塞还是套扎或者钛夹夹闭等治疗方法都可以，看术者对哪个方法熟练就使用哪个，等出血停止，待患者的生命体征稳定后再采取最佳的治疗方案。

病例 5 TIPS 术后出血

患者，男性，53 岁，因“呕血 9 小时”于 2019 年 10 月 2 日收住，有乙肝、肝硬化病史，既往曾行内镜下胃食管静脉曲张栓塞术及TIPS，合并肝癌，曾行经动脉化疗栓塞术。血常规：WBC 3.86×10^9/L，Hb 88g/L，PLT 46×10^9/L。生化：白蛋白 25.3g/L、胆红素（D/I）6.8/16.3μmol/L、ALT/AST 25.7/41.5IU/L、GGT/ALP 16.3/62.0。电解质正常。凝血功能：PT 14.5s，D-二聚体 4235μg/L。

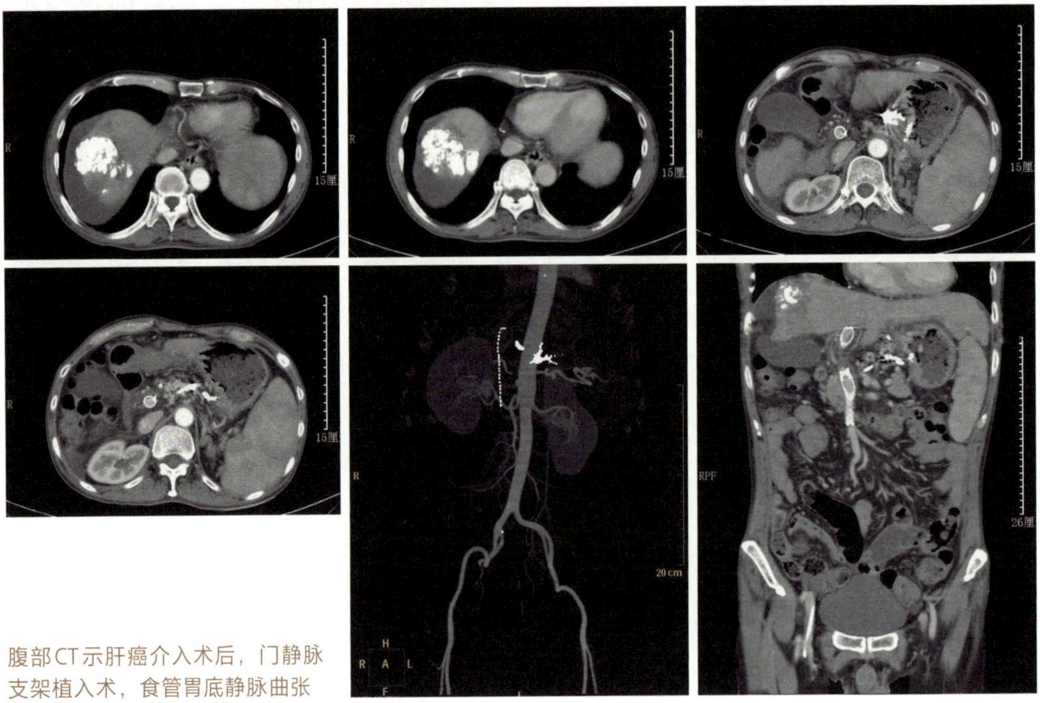

腹部CT示肝癌介入术后，门静脉支架植入术，食管胃底静脉曲张

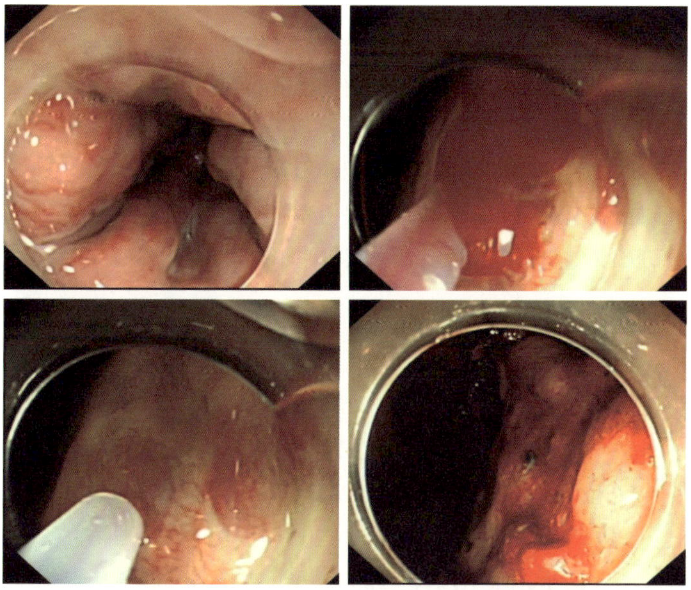

急诊手术见食管胃底静脉曲张，未见糜烂灶，胃底小弯侧弹簧圈留置处可见糜烂及出血，用钛夹无法夹闭，组织胶周围注射后用无水酒精喷洒

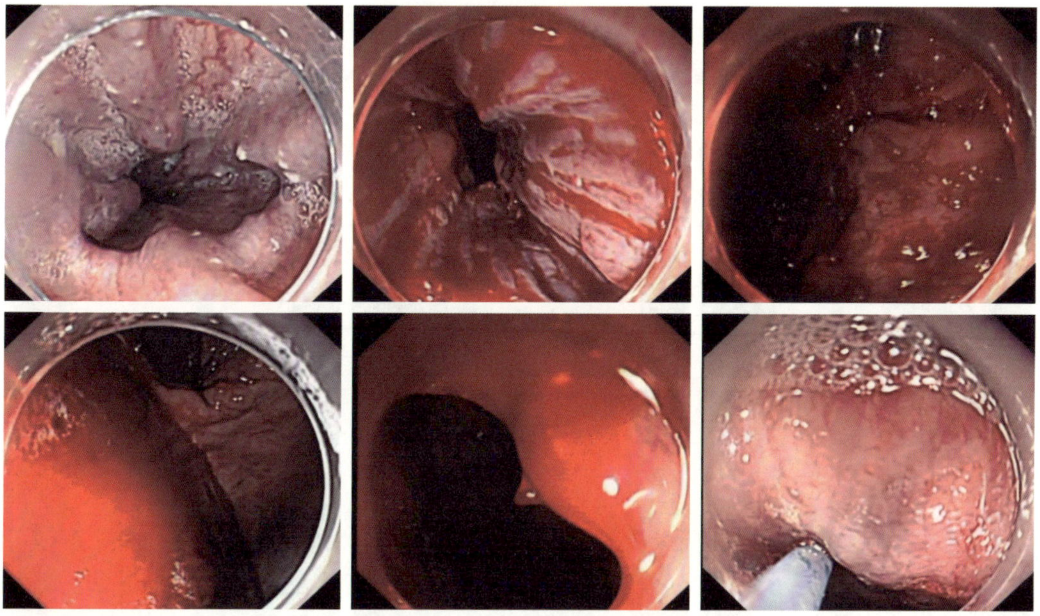

患者因再发呕血而再次入院检查。食管静脉曲张并可见新鲜的血液附着，反复观察在近贲门处可见一出血点并有出血，予以聚桂醇+组织胶+生理盐水注射

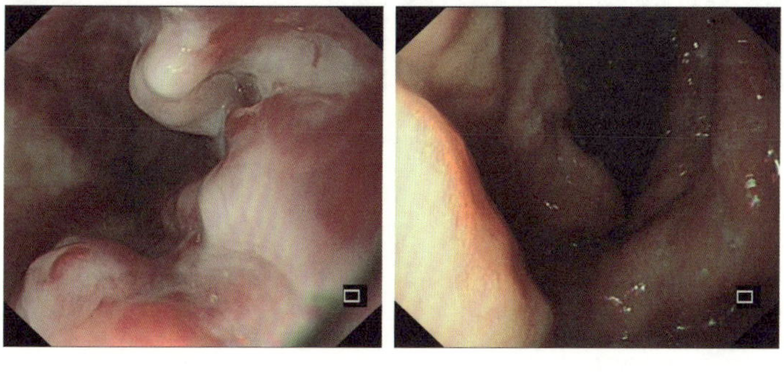

术后 2 周复查胃镜，可见组织胶注射后的改变，胃底仍可见静脉曲张

讨论

食管胃静脉曲张破裂出血是晚期肝脏肿瘤患者的特征。这位肿瘤患者多次进行经肝动脉化疗栓塞术治疗，由于存在反复消化道出血，曾给予TIPS治疗，术后仍然出现消化道出血，在超声内镜引导下将弹簧圈置入后使用组织胶栓塞治疗，仍出现呕血。最好是肝移植会诊评估是否有肝移植的指征，否则接下来的介入、内镜以及药物治疗的效果均不佳。

病例 6 脾肾分流，胃底曲张的静脉表面糜烂

患者，男性，73 岁，考虑自身免疫性肝炎肝硬化，既往有消化道出血病史，曾行胃镜检查提示食管胃底静脉曲张，因“黑便呕血 1 小时”于 2019 年 10 月 31 日收住。血常规：WBC 3.43×10^9/L，Hb 97g/L，PLT 61×10^9/L。生化：白蛋白 27.6g/L、胆红素（D/I）8.5/22.6μmol/L、ALT/AST 5.1/21.7IU/L、GGT/ALP 17.3/77.0。电解质K：3.44。凝血功能：PT 16.5s，D-二聚体 2328μg/L。

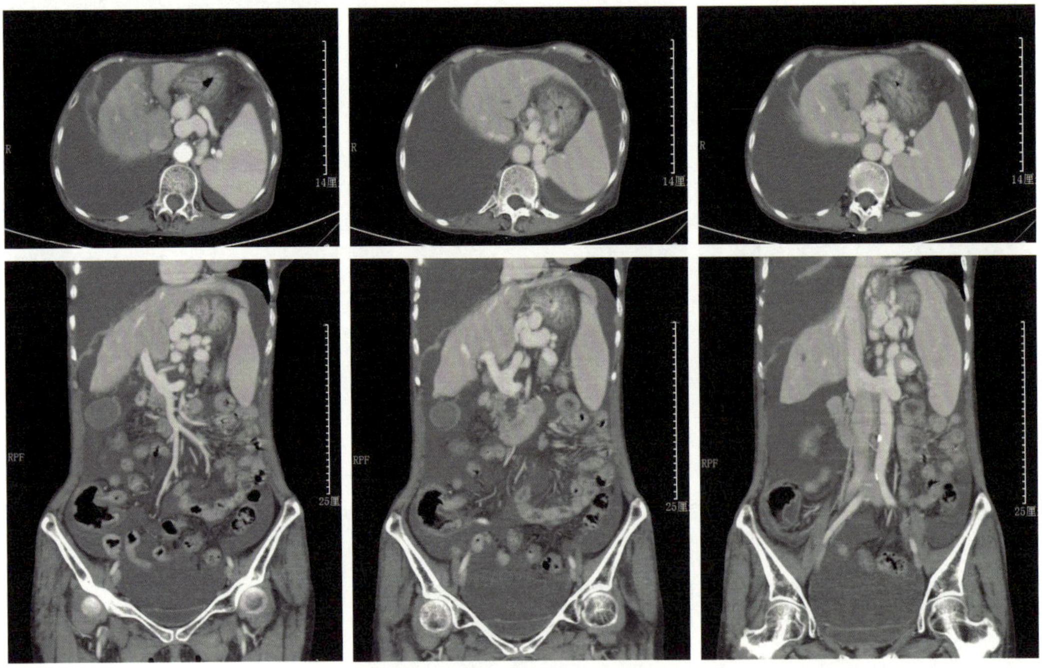

急诊腹部CT提示肝硬化伴门静脉高压，食管胃底静脉曲张，脾肾分流，腹腔、盆腔有积液

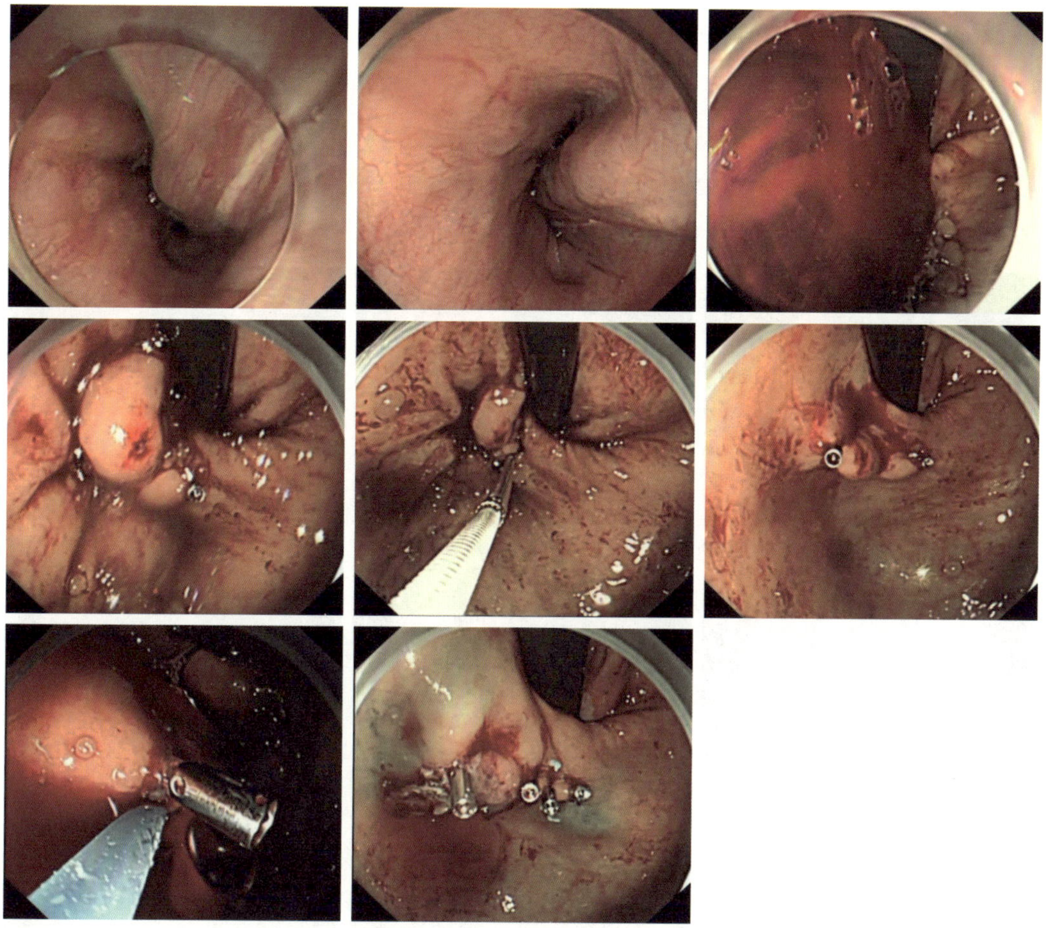

急诊胃镜示食管可见曲张的静脉，胃底血液附着，充分暴露胃底后可见一个裸露的血栓头，予钛夹分段夹闭限流后，在流入道、流出道分别注射组织胶

讨论

对于胃腔内有大量血液的患者，最好先术前看一下是否存在门体分流道。如果存在粗大的门体分流，直接使用组织胶栓塞治疗有发生异位栓塞的风险，需要适当限流后治疗为妥。所以，此类患者可以通过更换体位、吸引胃内血液等方法来暴露出血的位置；如果患者为空腹，也可以在超声胃镜下放置弹簧圈限流后使用组织胶治疗。此时就不需要充分把胃腔内的血液清理干净，前提是不能有残留的食物，否则有血液感染的风险。

病例 7 内镜止血术后再次出血

患者，男性，65 岁，因“黑便 5 天”收住。既往有肝血吸虫病史。血常规：WBC 2.75 × 10^9/L，Hb 81g/L，PLT 91 × 10^9/L。生化：白蛋白 37.4g/L，胆红素（D/I）23.8/23.5μmol/L，ALT/AST 24.0/25.0IU/L，GGT/ALP 48.3/87.0。电解质正常。凝血功能：PT 18.9s，D−二聚体 2183μg/L。

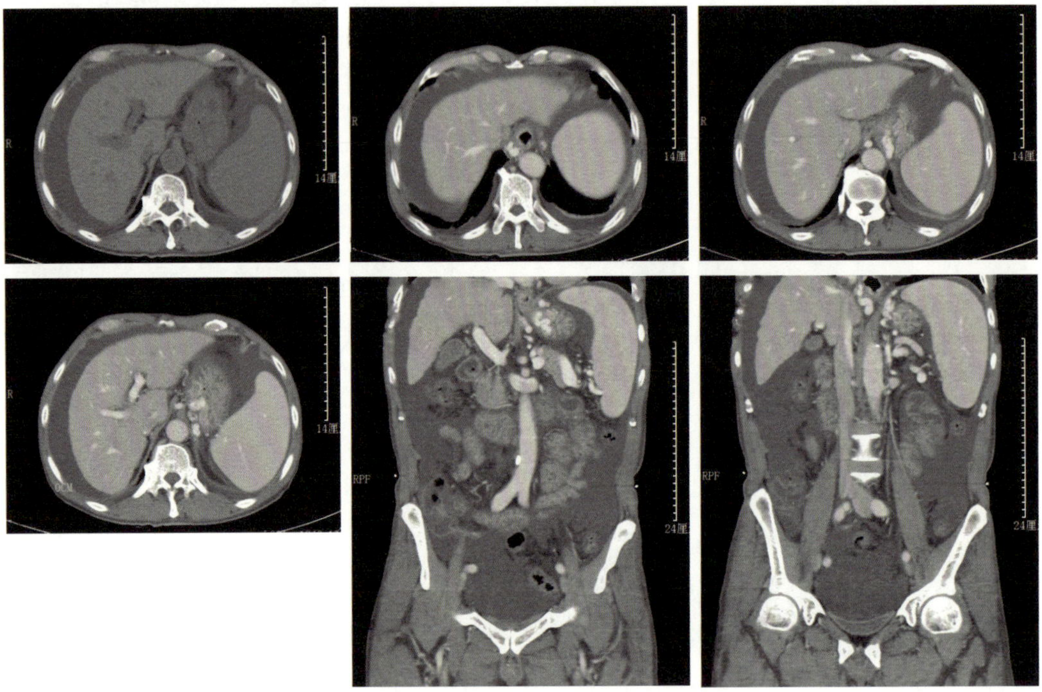

腹部 CT 示肝硬化，食管胃底静脉曲张，并存在胃肾分流

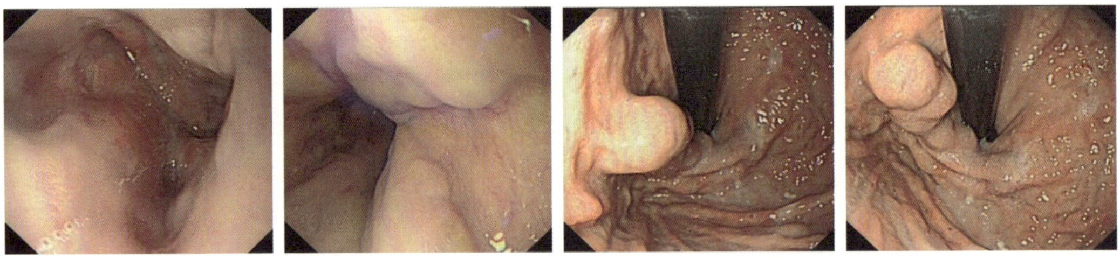

术前胃镜示食管胃底静脉曲张

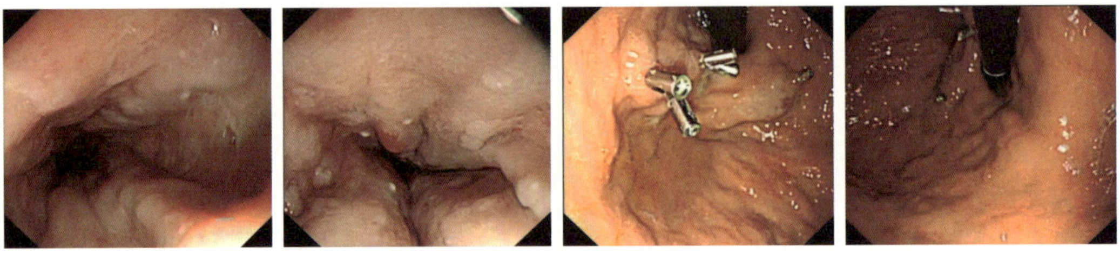

胃底夹闭钛夹限流后，胃底注射聚桂醇 + 组织胶 + 生理盐水进行栓塞治疗

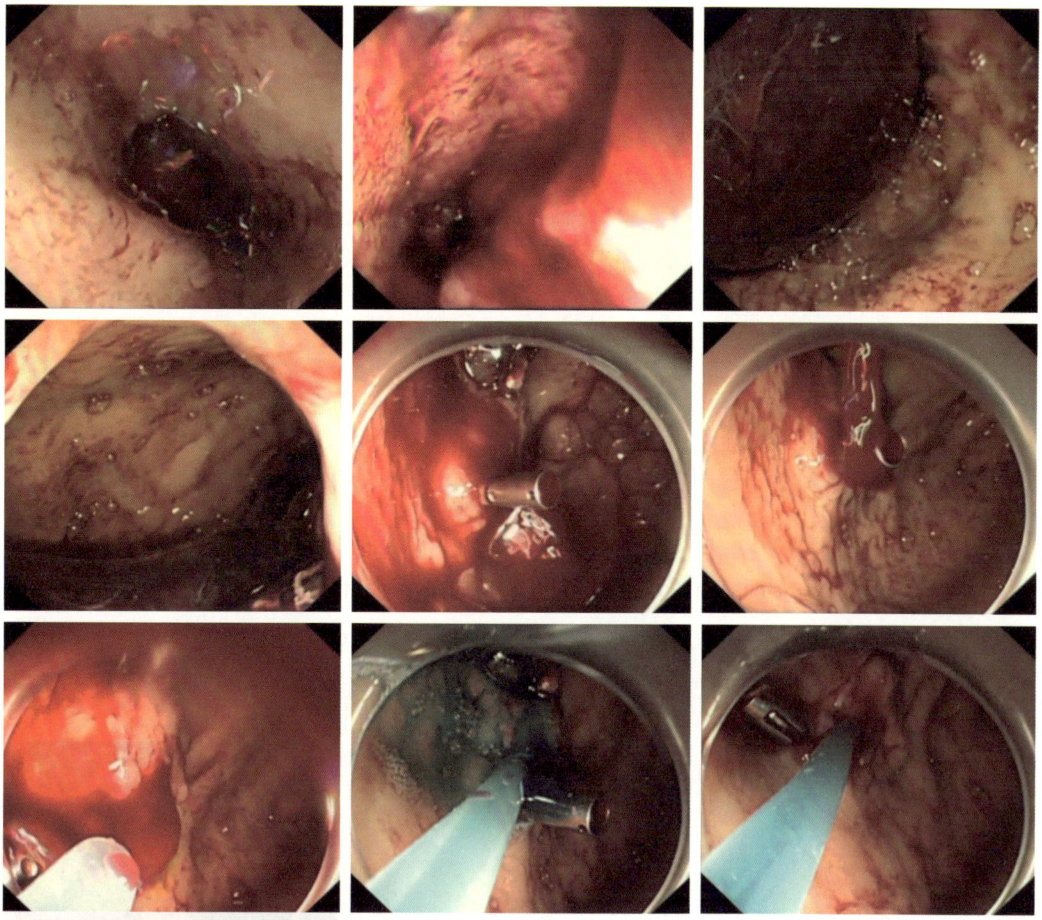

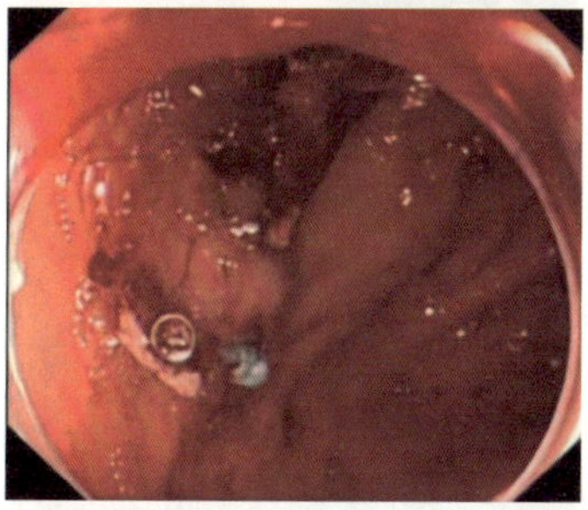

术后 2 个月，患者再次出现呕血，被收住入院，可见食管、胃腔内有大量的血凝块沉积。暴露胃底及充分冲洗后，在上次治疗时在钛夹的附近发现 1 个喷射血柱，立即予以 2mL 组织胶封堵，效果立竿见影

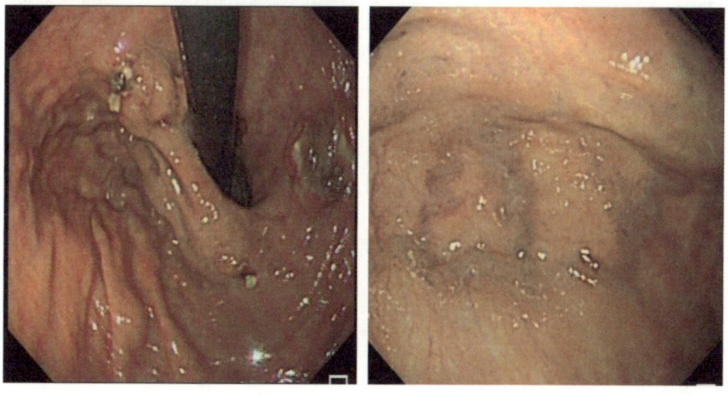

半年后患者复查胃镜。胃底可见排胶溃疡，曲张的静脉基本消失

讨论

曲张的静脉在内镜下的治疗属于断流术，本身并不能降低门静脉压力，所以再次出血是不可避免的事情。现在有许多中心采用序贯治疗的方法，什么时候复治值得探讨。同时，密切关注门静脉血栓、肝脏肿瘤以及门静脉压力的情况，必要时采用介入、外科患者肝移植的方法。对于没有门静脉血栓以及肿瘤性病变的孤立性胃底静脉曲张，通过内镜治疗，大部分可以获得很好的治疗效果。

病例 8 门静脉血栓，食管多点出血

患者，女性，75 岁，既往有乙肝肝硬化，有出血病史，2019 年 12 月 4 日突发呕血收住。血常规：WBC 19.96 × 10^9 /L，Hb 82g/L，PLT 104 × 10^9/L。生化：白蛋白 29.4g/L、胆红素（D/I）5.6/17.4μmol/L 、ALT/AST 12.9/20.2IU/L、GGT/ALP 22.7/50.0。电解质正常。凝血功能：PT 15.1s，D－二聚体 4650μg/L。

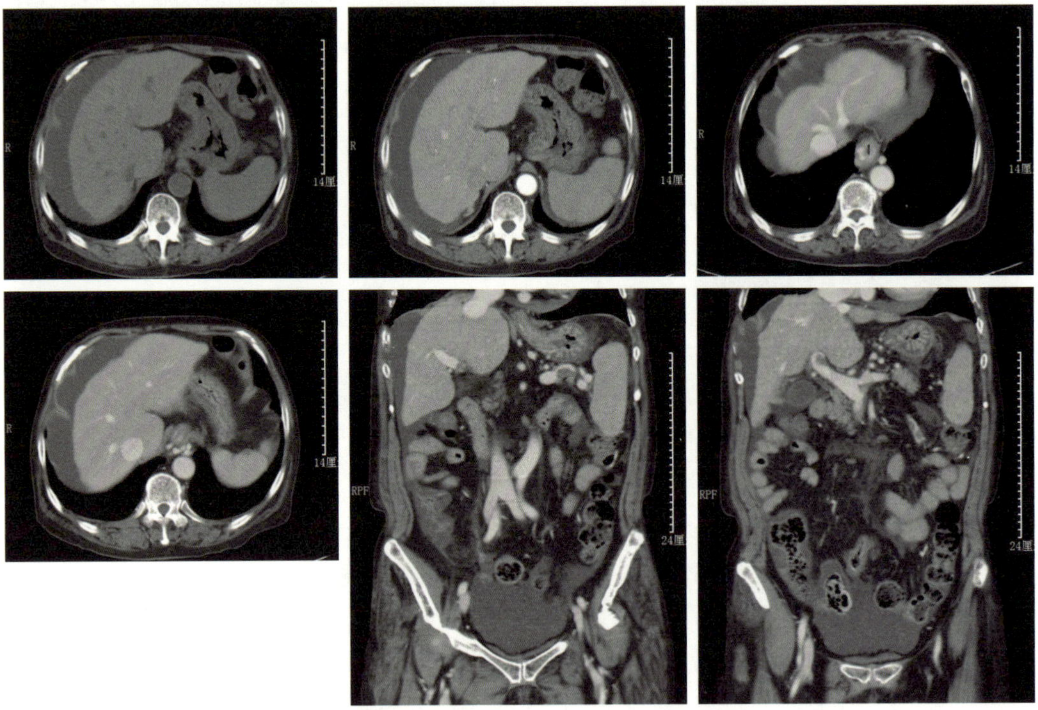

腹增强 CT 示门静脉、脾静脉、肠系膜上静脉多发血栓，门静脉高压性肠病

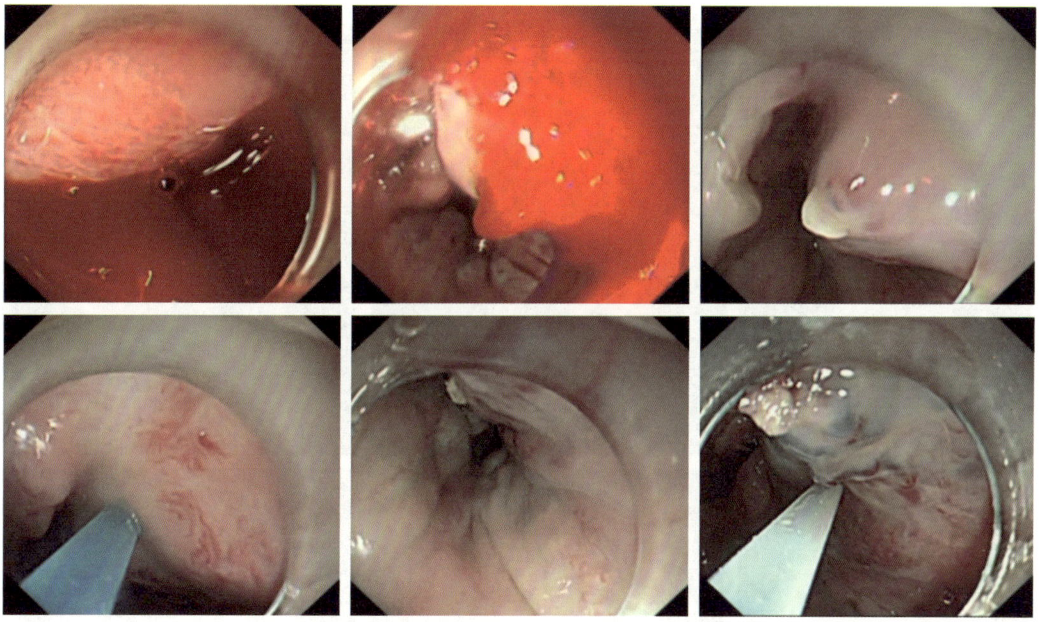

急诊手术见食管有 2 处血栓头伴飙血。予聚桂醇+组织胶+聚桂醇注射后出血停止，食管静脉曲张有明显的灌注

讨论

食管静脉曲张多点出血是非常常见的情况。如果胃腔内有大量的血液，此时，我们术前一定要认真看一下腹部CT的情况，是否存在胃底静脉曲张以及门体分流的情况。如果胃腔干净，就比较简单，建议对出血的位置进行精准止血的处理，见好就收。

病例 9 食管胃底静脉曲张，在十二指肠球部可见一溃疡

患者，女性，59 岁，既往有自身免疫性肝炎，有粪便隐血阳性史，未行胃镜检查，因“确诊肝硬化 2 年，呕血 1 天”于 2020 年 1 月 19 日收住。血常规：WBC 6.24×10^9/L，Hb 82g/L，PLT 65×10^9/L。生化：白蛋白 23.2g/L、胆红素（D/I）18.8/17.2μmol/L、ALT/AST 47.6/67.4IU/L、GGT/ALP 216.8/171.0。电解质正常。凝血功能：PT 18.0s，D-二聚体 7507μg/L。2020 年 1 月 19 日行急诊手术，见食管胃底静脉曲张，在十二指肠球部可见一溃疡。

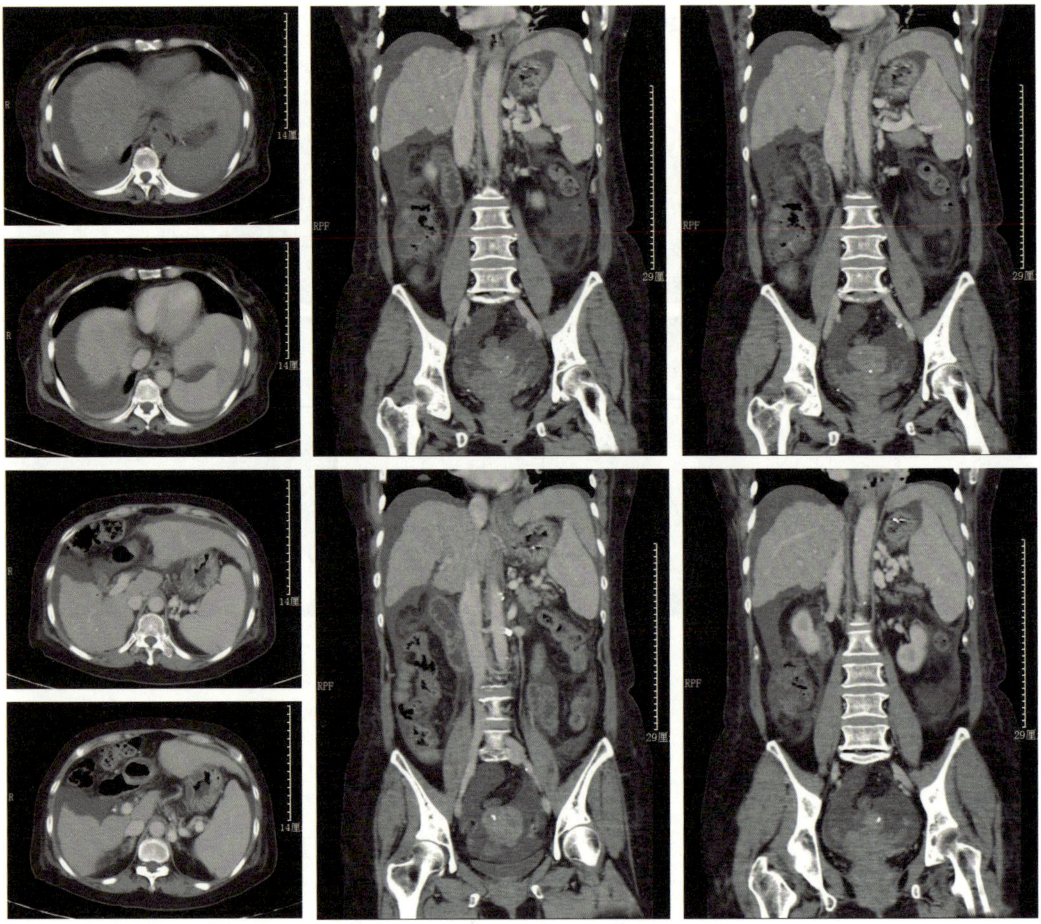

腹部CT示肝硬化，食管胃底静脉曲张

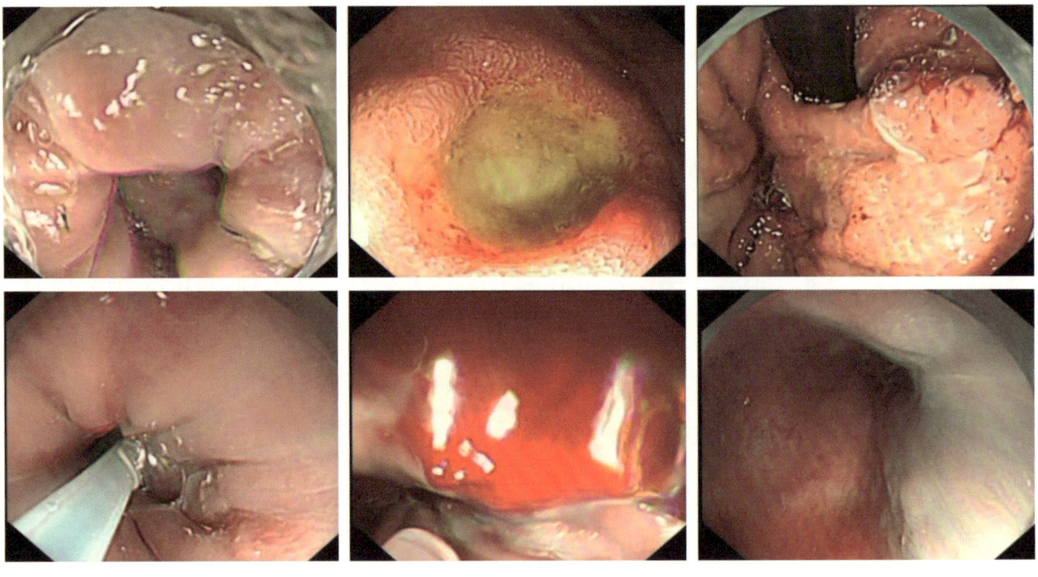

内镜示食管可见曲张的静脉，在十二指肠球部可见一深凹溃疡，无活动性出血。在胃底贲门口可疑处穿刺寻找静脉曲张，予以聚桂醇+组织胶+聚桂醇治疗

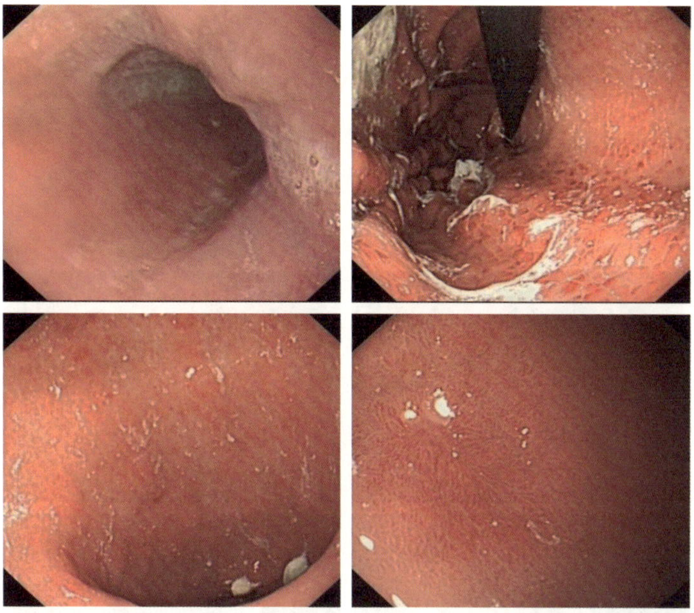

1 个月后复查胃镜，可见食管胃底曲张的静脉好转，球部溃疡瘢痕处于愈合期

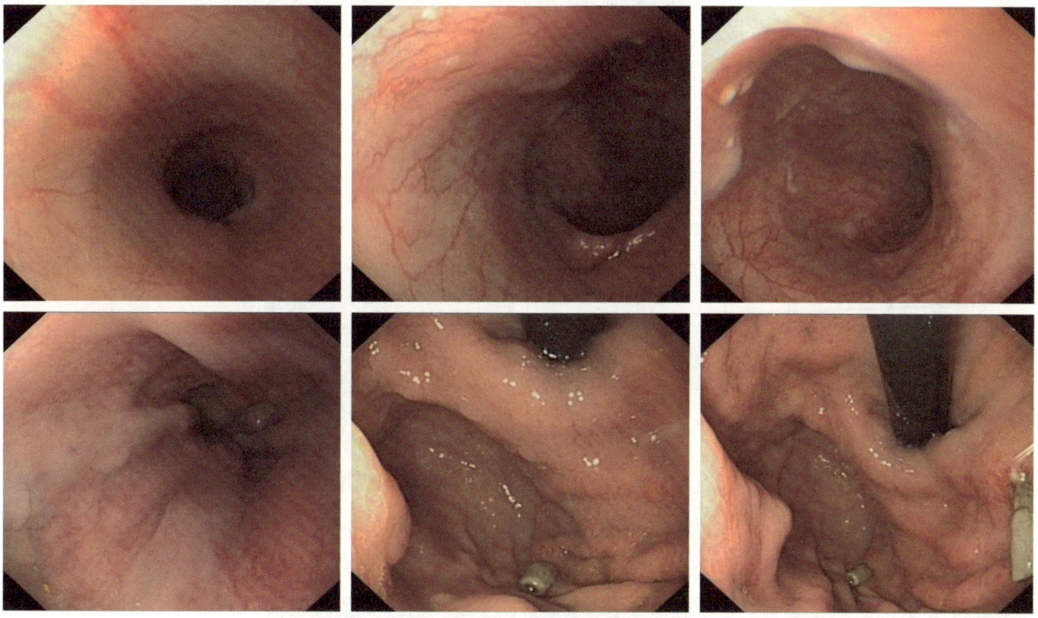

3 个月后复查胃镜，食管静脉曲张不明显。胃底未见明显的静脉曲张

讨论

有肝硬化史，腹部CT提示食管胃静脉曲张，急诊胃镜发现除了静脉曲张外还有十二指肠溃疡。首先需要明确这例患者出血在哪个位置。十二指肠溃疡可以根据Forrest分级来确定出血风险，如果此时溃疡无出血风险，曲张的静脉没有活动性出血迹象，还是建议把曲张的静脉按照二级预防进行相对彻底的断流。术后密切观察消化道的出血情况，监测生命体征。

病例 10 门静脉巨大血栓

患者，男性，62 岁，因“呕血 5 小时”收住。血常规：WBC 5.92×10^9/L，Hb 63g/L，PLT 87×10^9/L。生化：白蛋白 24.2g/L，胆红素（D/I）8.7/21.4μmol/L，ALT/AST 37.7/27.8IU/L、GGT/ALP 28.4/49.0。电解质正常。凝血功能：PT 17.6s，D-二聚体 4437μg/L。

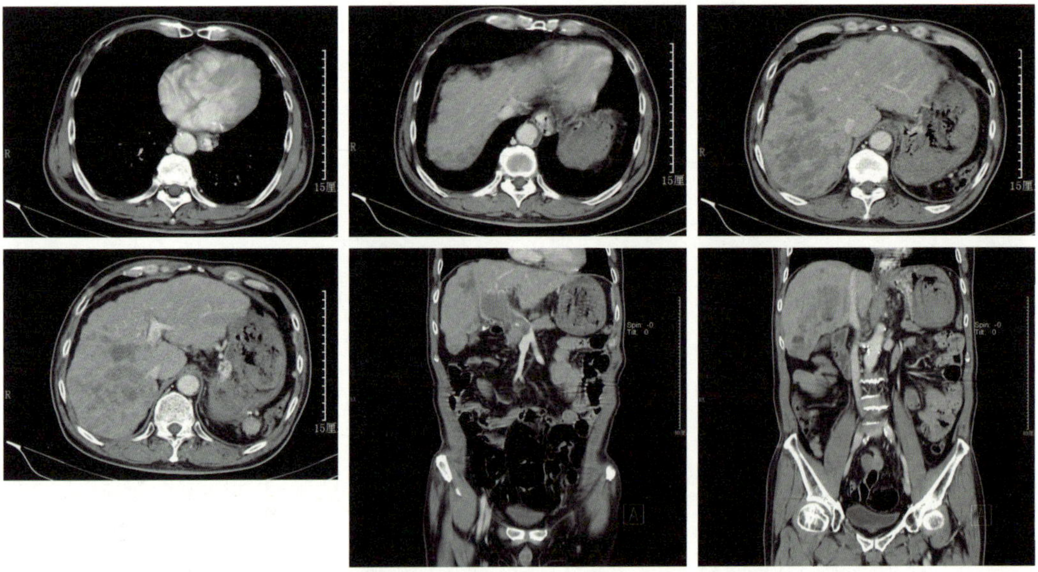

腹部CT示食管胃底静脉曲张明显，胃腔可见积血。门静脉可见巨大的血栓

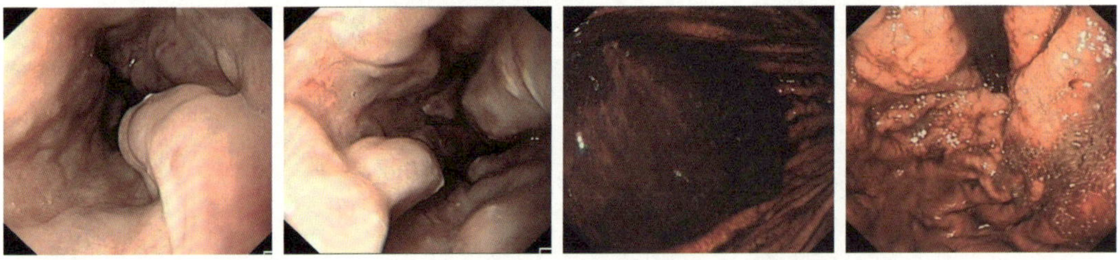

行手术治疗，在胃底静脉曲张予以聚桂醇+组织胶+生理盐水，可见静脉曲张内有灌注。食管静脉曲张塌陷明显

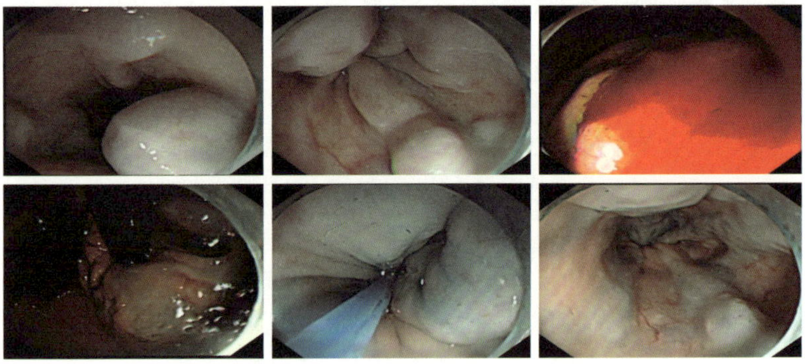

行急诊胃镜探查，食管静脉曲张明显，胃腔满是积血，胃底可见静脉曲张

讨论

门静脉血栓患者对于急诊出血的内镜治疗没有特殊性，主要是术后的处理有特殊性。对于这位患者存在巨大门静脉主干血栓，内镜下静脉曲张断流治疗的长期疗效不佳，建议进行TIPS治疗。

病例 11 脾肾分流，贲门口血栓头

患者，男性，46 岁，既往有乙肝病史，因“呕血、黑便 1 天”于 2019 年 10 月 8 日收住。血常规：WBC 8.93×10^9/L，Hb 67g/L，PLT 108×10^9/L。生化：白蛋白 28.5g/L、胆红素（D/I）5.2/12.8μmol/L、ALT/AST 17.8/37.7IU/L、GGT/ALP 32.1/53.0。电解质正常。凝血功能：PT 15.1s，D-二聚体 1463μg/L。2019 年 12 月 11 日行胃镜检查，提示食管胃底静脉曲张。2019 年 12 月 13 日行急诊手术，在贲门口可见血栓头。

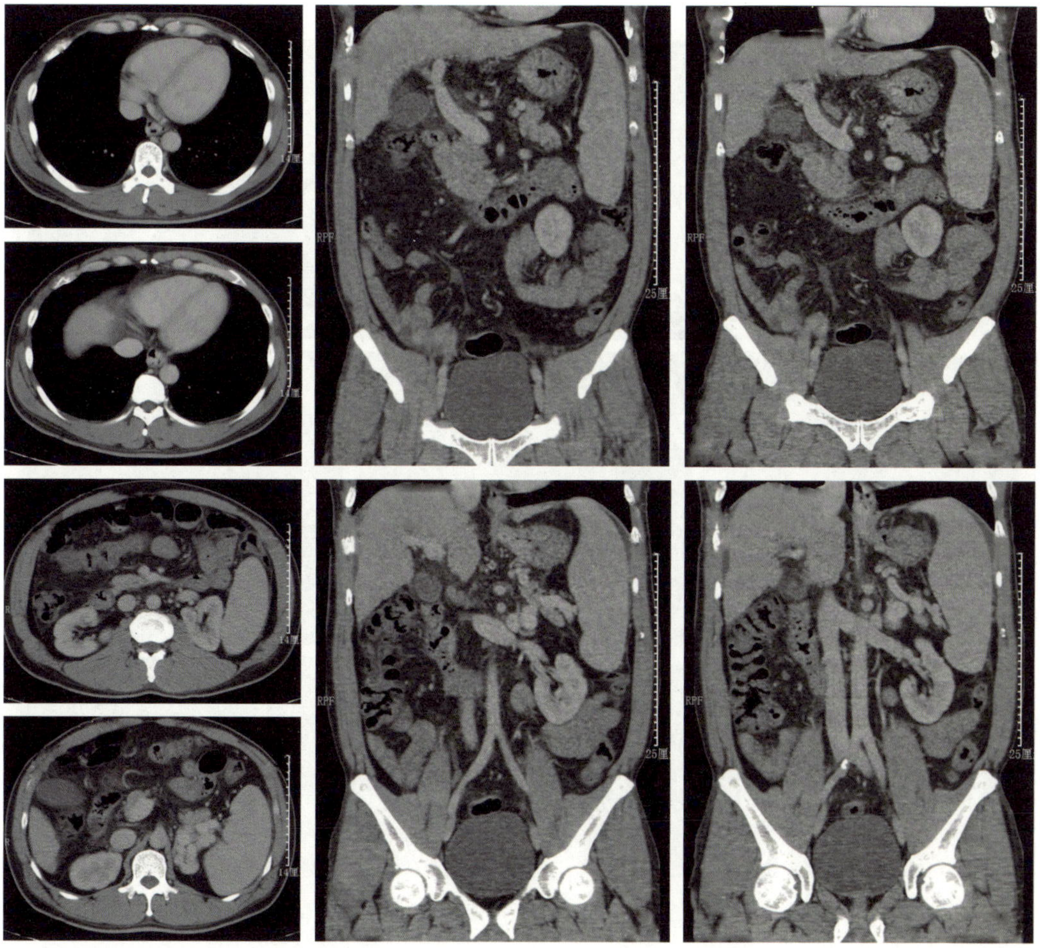

腹部CT示门静脉高压，伴有脾肾分流道形成

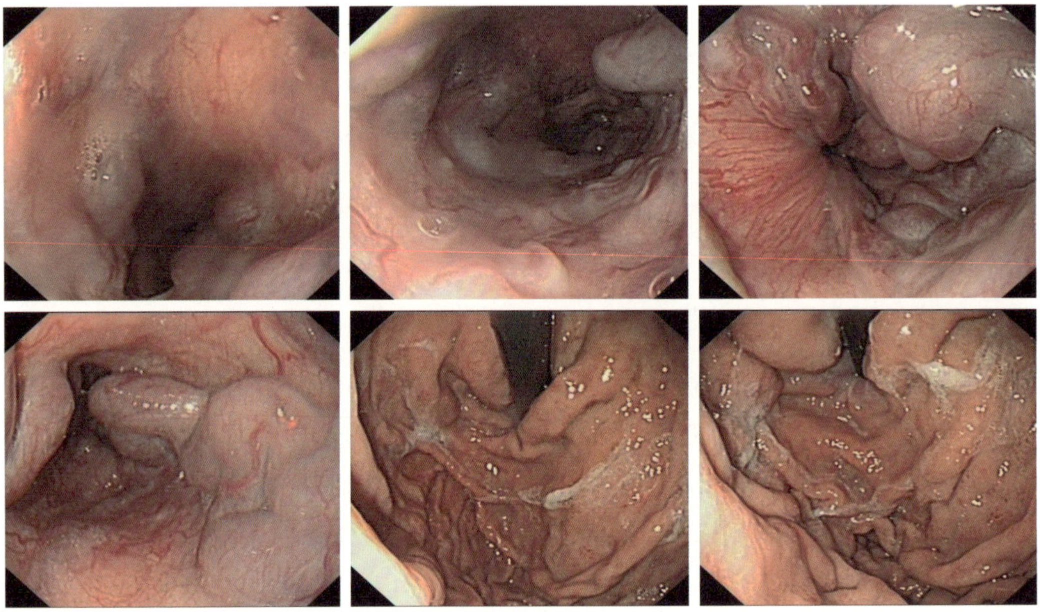

胃镜提示食管胃底静脉曲张，表面红色征明显

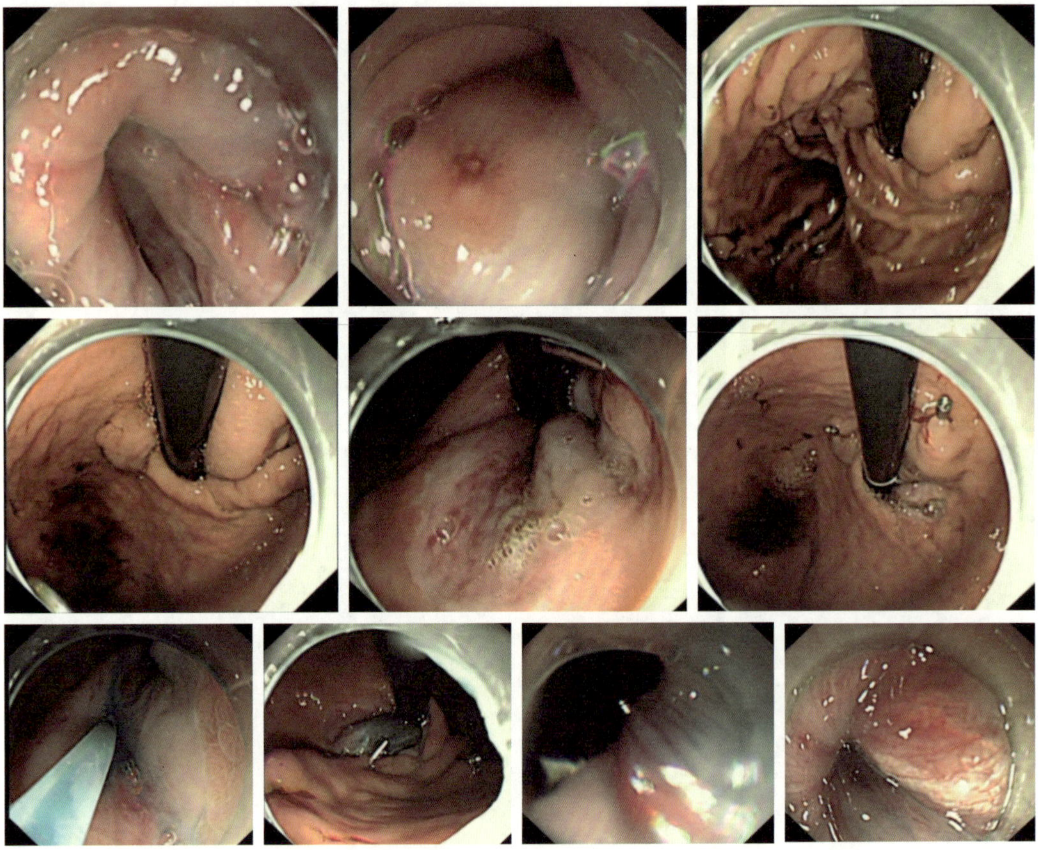

患者在住院期间突发呕血伴黑便，血红蛋白下降明显，考虑肝硬化伴食管胃底静脉曲张破裂出血，行急诊手术在食管下段近贲门口可见一糜烂灶，未见活动性出血。因腹部CT提示脾肾分流，在钛夹夹闭限流后，予以聚桂醇+组织胶+生理盐水多点注射止血

讨论

患者因消化道出血就诊，CT与胃镜检查均提示静脉曲张，但患者要求药物治疗，拒绝胃镜下处理。这类患者在临床工作中经常会遇见，我们需要与患者以及家属沟通出血的处理方案，同时密切注意出血情况，如有活动性出血，及时采取措施进行干预。

病例 12 胃底静脉曲张糜烂灶，急诊科用尼龙绳止血

患者，女性，81岁，既往有胃出血手术病史，于2019年12月3日突发呕血收住。血常规：WBC 14.08×10^9/L，Hb 58g/L，PLT 195×10^9/L。生化：白蛋白29.0g/L、胆红素（D/I）1.6/4.7μmol/L、ALT/AST 8.2/20.0IU/L、GGT/ALP 21.2/41.0。电解质正常。凝血功能：PT 13.8s，D-二聚体2312μg/L。

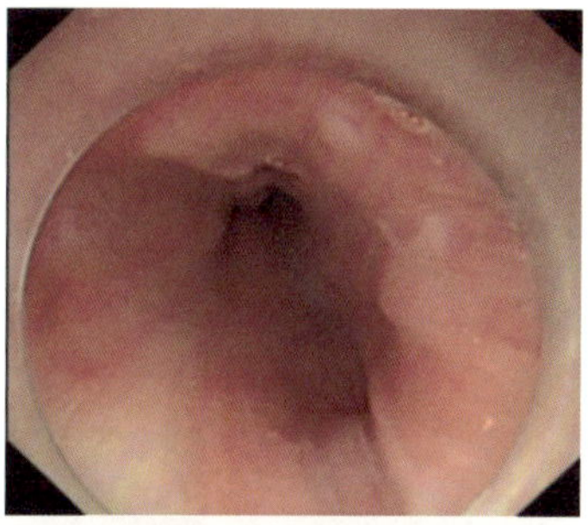

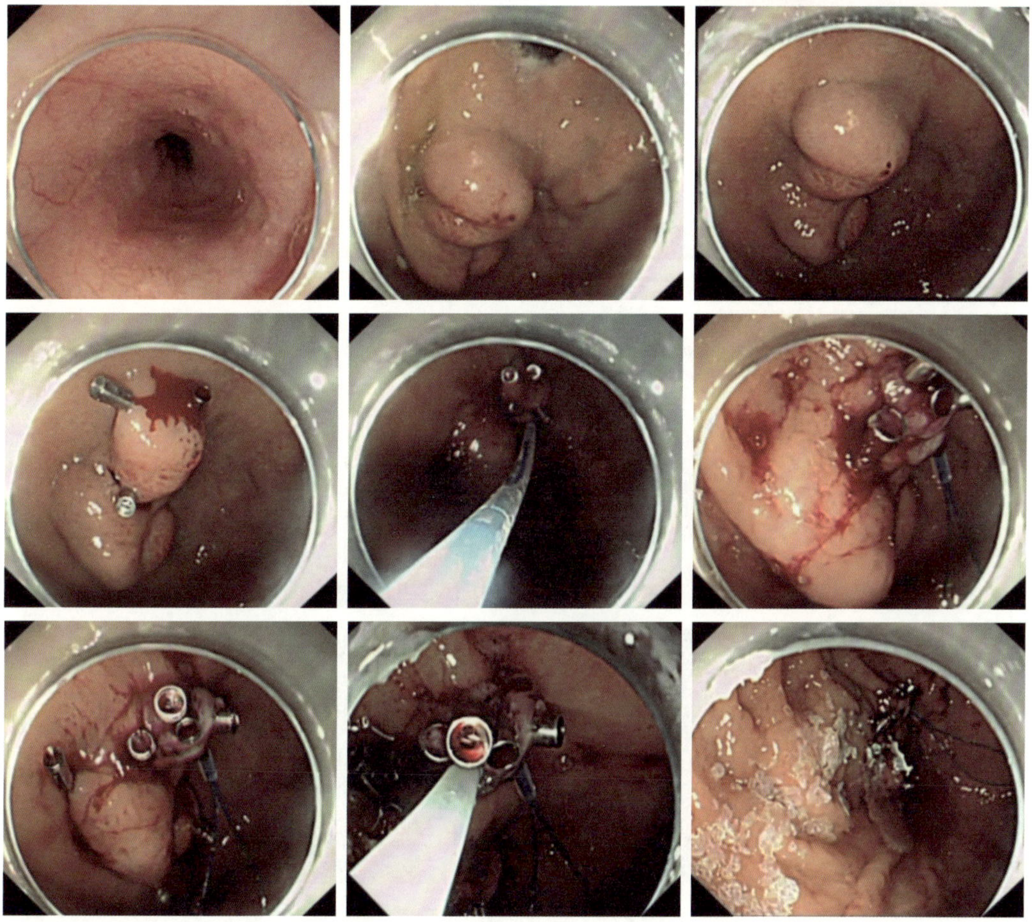

胃镜示胃底瘤状静脉曲张，结合术前腹部CT存在较粗的胃肾分流道，术中用尼龙绳结扎后进行组织胶栓塞治疗

讨论

处理存在门体分流的胃底静脉曲张，进行必要的限流措施是必要的，可以防止异位栓塞事件的发生。钛夹联合尼龙绳也是一种很好的限流方法。

病例13 胃肾分流，胃底静脉曲张破裂出血

患者，女性，73岁，2年前行消化道出血外科手术治疗。因“呕血2天”于2020年1月13日收住。入院前，患者的生命体征不平稳，急诊床边胃镜提示胃底静脉曲张，予以钛夹夹闭。血常规：WBC 4.77×10^9/L，Hb 83g/L，PLT 78×10^9/L。生化：白蛋白34.5g/L、胆红素（D/I）9.8/15.0μmol/L、ALT/AST 34.1/59.2IU/L、GGT/ALP 60.6/53.0。电解质K：5.43。凝血功能：PT 13.9s，D-二聚体917μg/L。

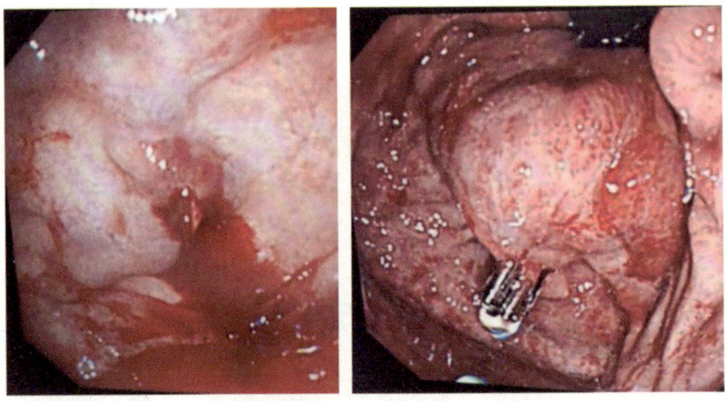

急诊胃镜见胃底瘤状静脉曲张，有一出血口。予以钛夹夹闭

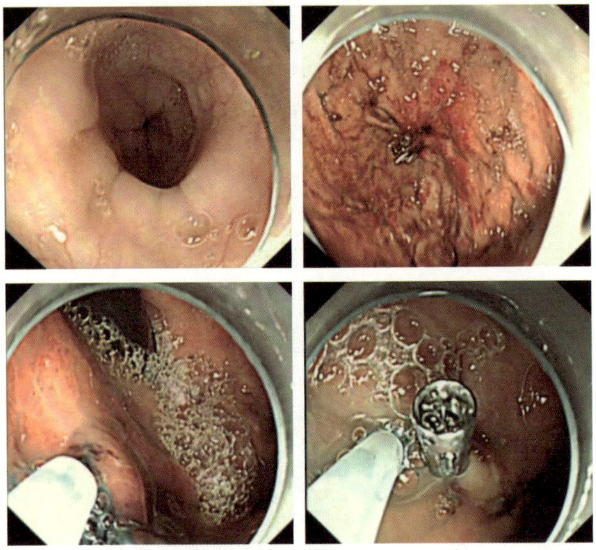

内镜下可见食管无明显的静脉曲张，使用胃底静脉曲张出血钛夹夹闭后，分段对静脉曲张进行组织胶注射

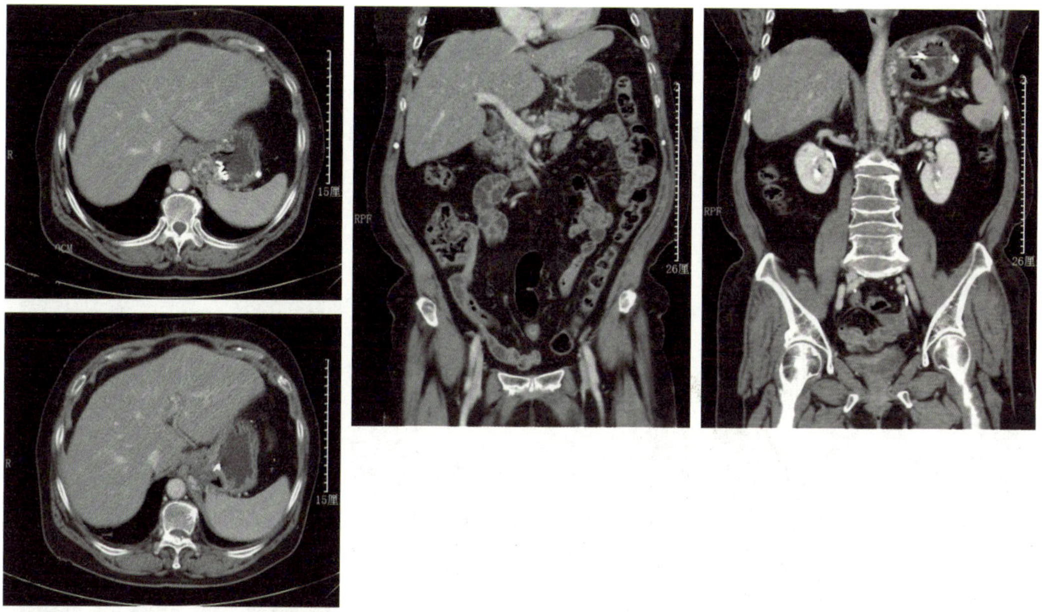

术后CT可见内镜止血的术后表现

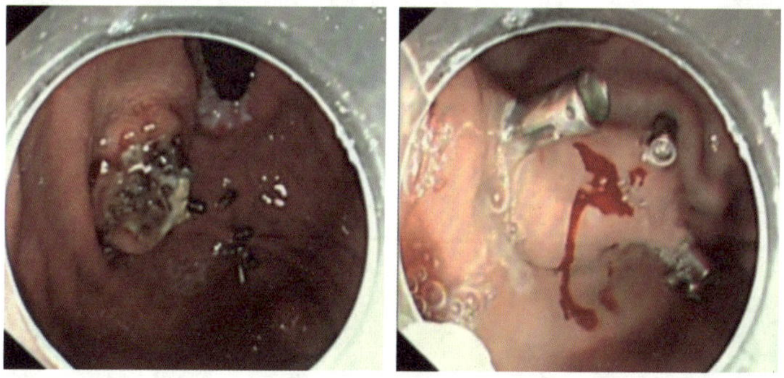

术后复查胃镜，胃底可见排胶溃疡及静脉曲张治疗后的改变。周边多点穿刺，无明显的残留的静脉曲张

讨论

对于生命体征不稳定的急性消化道出血患者，无法进行急诊CT评估，此时，及早进行内镜介入是非常关键的。此例患者的胃镜检查发现胃底孤立性静脉曲张，存在活动性出血。此时，钛夹夹闭有止血的效果，同时也可以防止异位栓塞事件的发生。

病例 14 胃肾粗大分流

患者，女性，64 岁，因“呕血 10 天”收住。血常规：WBC3.91 $\times 10^9$/L，Hb 61g/L，PLT 99 $\times 10^9$/L。生化：白蛋白 24.5g/L，胆红素（D/I）7.6/14.6μmol/L，ALT/AST 97.7/154.8IU/L，GGT/ALP 41.7/91.0。电解质正常。凝血功能：PT 15.9s，D-二聚体 1549μg/L。

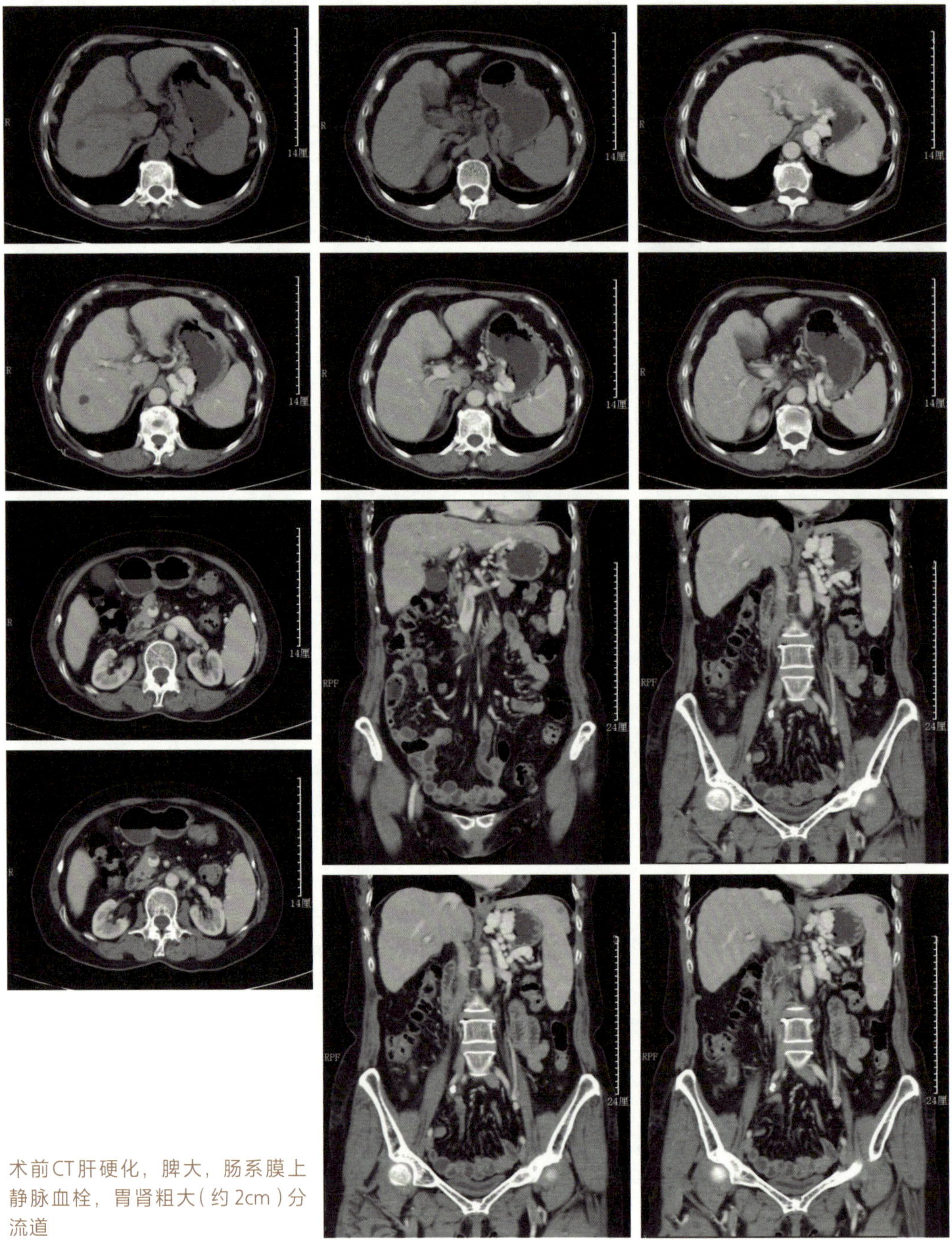

术前CT肝硬化，脾大，肠系膜上静脉血栓，胃肾粗大（约 2cm）分流道

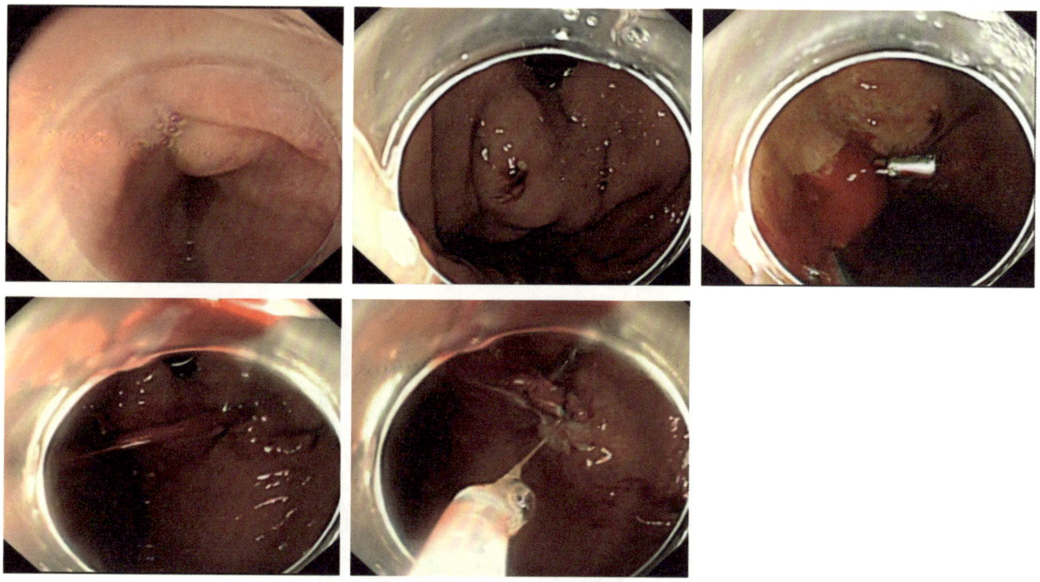

行内镜下诊疗，食管下段可见静脉曲张，胃底近贲门环绕式静脉曲张，限流后予组织胶封堵处理

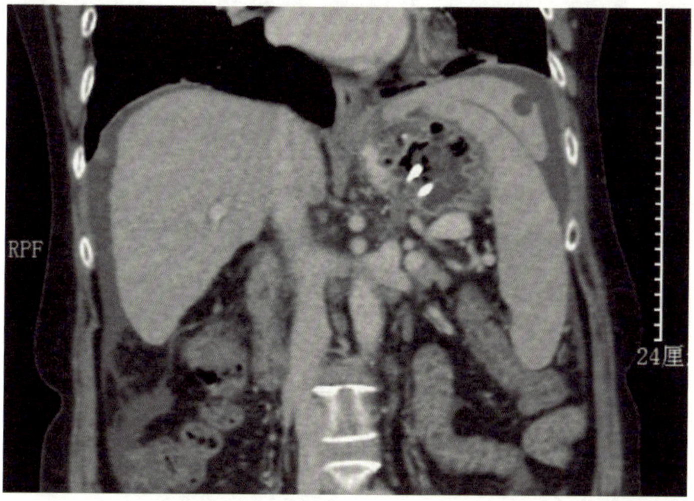

术后复查CT：胃食管静脉曲张治疗术后，胃腔内静脉曲张明显有改善

讨论

对于存在粗大门体分流道的患者，胃镜出现活动性出血的时候，操作者不要慌乱，不要急着使用组织胶栓塞治疗，容易出现意外事件，一定要进行限流后再使用组织胶栓塞。只有胆大心细，我们才能防范不必要的并发症。

病例 15 急诊套扎治疗

患者，男性，74 岁，既往有乙肝肝硬化、肝癌病史，2020 年 5 月 4 日突发呕血伴解黑便，在当地予以药物治疗及三腔二囊管压迫。血常规：WBC 2.15×10^9/L，Hb 71g/L，PLT 69×10^9/L。生化：白蛋白 24.1g/L、胆红素（D/I）30.2/21.5μmol/L、ALT/AST 36.7/60.4IU/L、GGT/ALP 77.2/30.5。电解质正常。凝血功能：PT 17.4s，D-二聚体 4103μg/L。

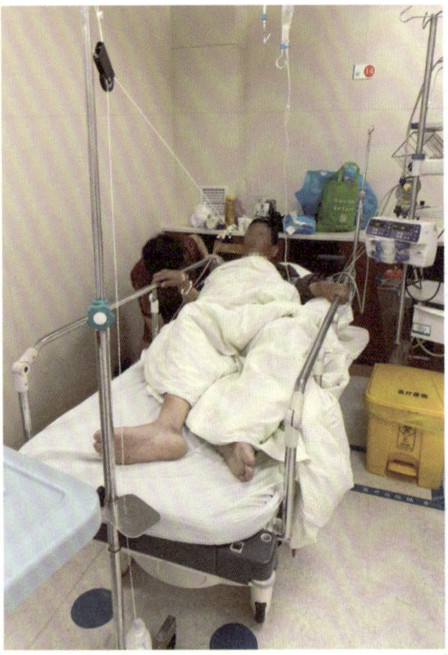

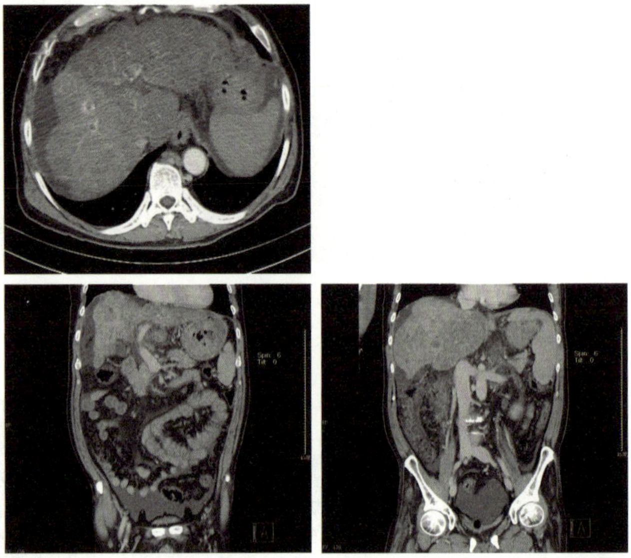

入院前在急诊科室的三腔二囊管压迫的状态　入院后，术前CT评估可见肝癌，食管胃底静脉曲张

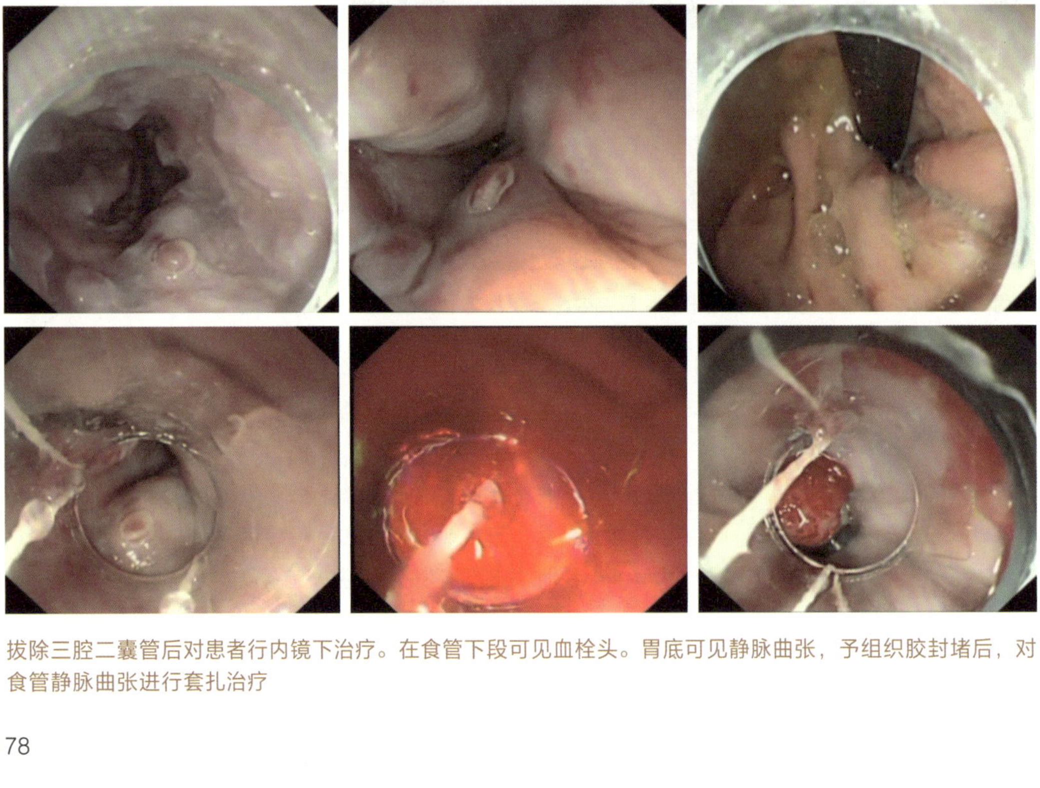

拔除三腔二囊管后对患者行内镜下治疗。在食管下段可见血栓头。胃底可见静脉曲张，予组织胶封堵后，对食管静脉曲张进行套扎治疗

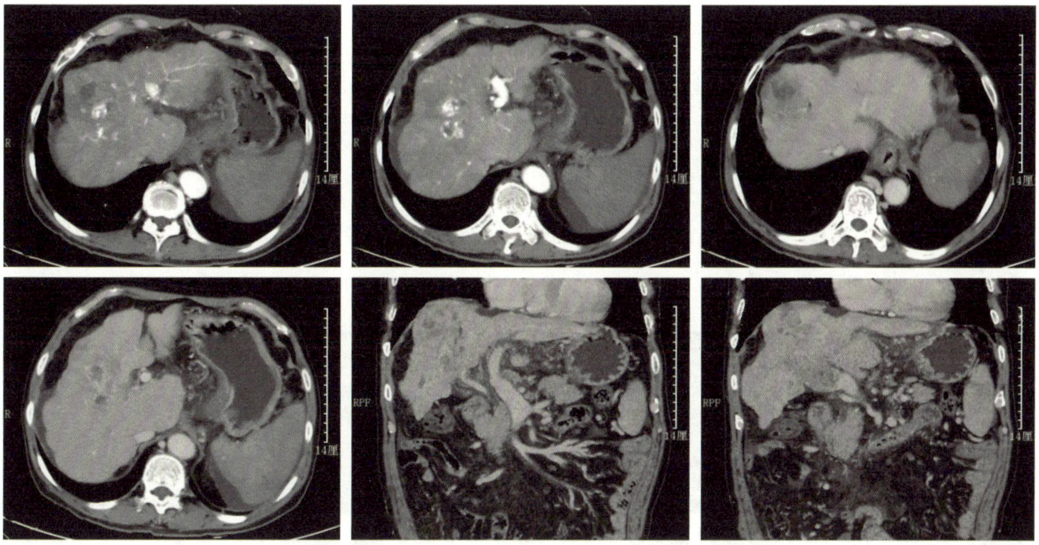

术后复查CT：静脉曲张较前好转

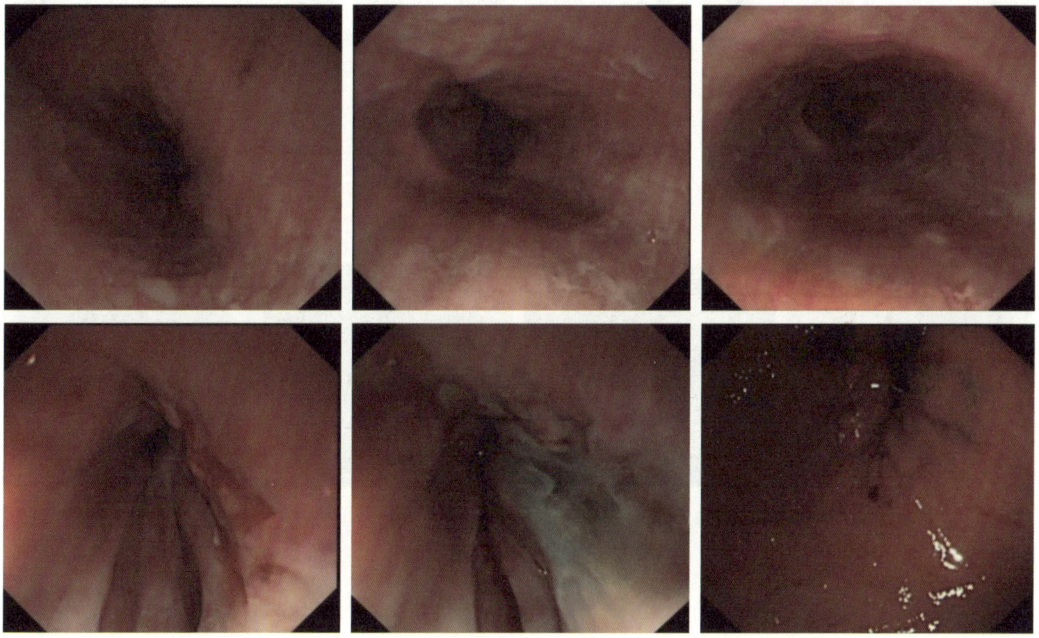

2 周后患者返院再次复查及治疗，可见食管静脉曲张消失明显。我们再次对静脉曲张进行聚桂醇硬化注射，在胃底可见静脉曲张显色，表示食管与胃底静脉曲张是相通的

讨论

对于急诊食管静脉曲张，套扎治疗是一种简单方便的操作方法，如果视野清楚，建议根据CT显示的血流动力学进行彻底治疗，效果会更好。

病例 16 消化道出血伴肝性脑病急诊止血

患者，男性，51 岁，既往有酒精肝病史，此次因呕血 6 小时入院。血常规：WBC 9.73×10^9/L，Hb47g/L，PLT56 $\times 10^9$/L。生化：白蛋白 22.3g/L、胆红素（D/I）236.3/128.1μmol/L 、ALT/AST 420.2/532.0IU/L、GGT/ALP 253.0/157.0。电解质 K：5.50。凝血功能：PT 28.5s，PTA34%，D-二聚体 4329μg/L。血氨升高，患者的神志模糊，对答不切题，同时烦躁不安。

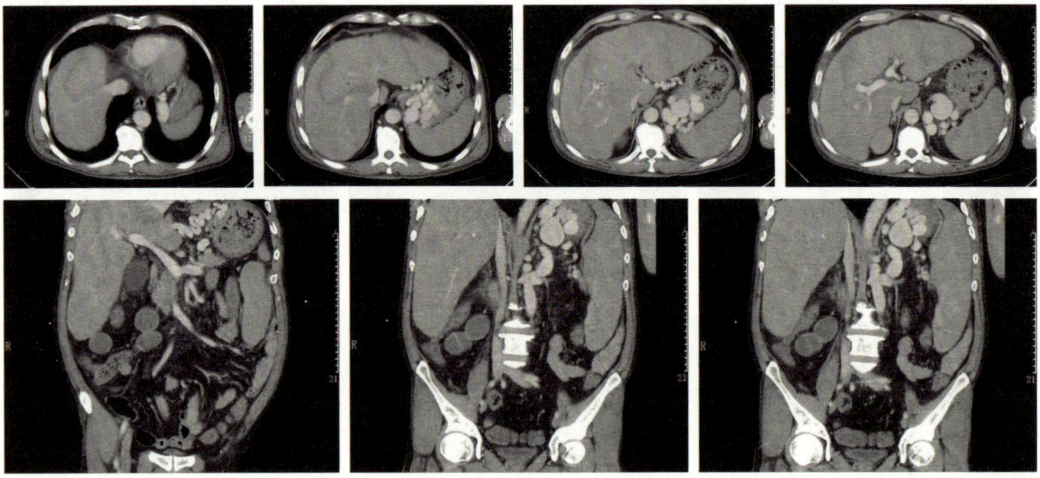

腹部CT示胃腔、肠道有大量的血液，食管胃底可见静脉曲张，胃底可见瘤状静脉曲张，同时形成宽大的胃肾分流道

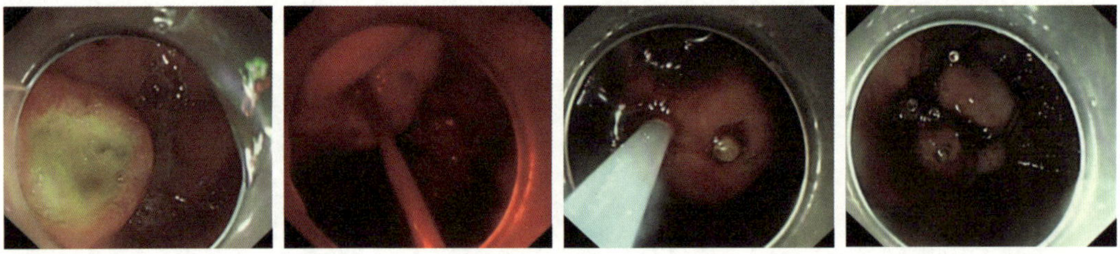

胃底瘤状静脉曲张表面糜烂并有红色出血灶，充气后出血，结合腹部CT检查存在门体分流道，予金属夹夹闭后使用组织胶栓塞治疗

讨论

肝硬化患者出现神志不清时可以有很多原因：消化道大出血时会出现低血容量性休克。检查肝硬化患者的凝血功能，可以出现颅内自发性出血，同时，肝硬化患者的血液又是处于高凝状态，其是脑梗死的易发人群。对于失代偿期患者，肝性脑病是其并发症。反复感染又会出现感染性休克，长期酗酒的患者突然停止喝酒往往出现酒精戒断综合征……不管什么原因，如果出现呕血症状，控制出血是当下最需要处理的事情。此时，我们要当机立断采取最有效的处理措施进行干预。

病例 17 血小板为 0 的肝硬化出血

患者，男性，72 岁，既往有肝硬化病史，肾功能不全，未行胃镜检查，因“乏力腹胀”于 2019 年 8 月 31 日收住。入院后完善相关的检查期间突发呕血伴黑便。血常规：WBC 34.32×10^9/L Hb 66g/L，PLT 0×10^9/L。生化：白蛋白 24.7g/L、胆红素（D/I）6.6/15.1μmol/L、ALT/AST 4.0/22.0IU/L、GGT/ALP 53.0/57.0。电解质：低钠低氯。凝血功能：PT 16.3s，D-二聚体 1488μg/L。2019 年 8 月 31 日全腹部平扫CT。

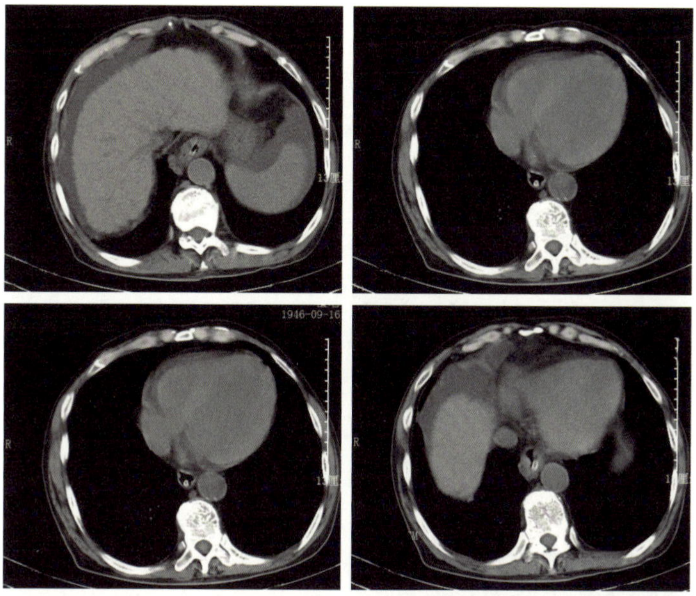

患者的肾功能不全，不适合增强CT检查。腹部平扫CT可见肝脏有萎缩，食管可见疑似静脉曲张

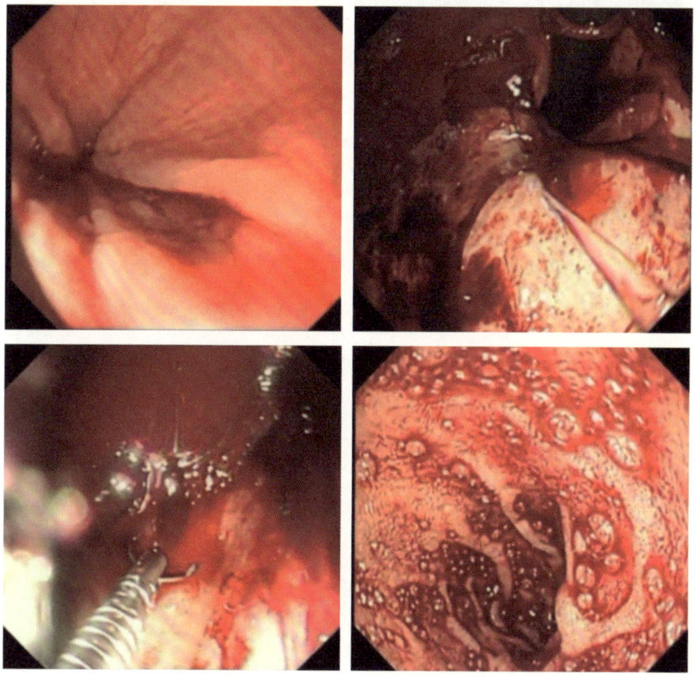

患者出现呕血、血便，生命体征不稳定，与家属沟通后行急诊手术。胃镜下发现食管未见明显的静脉曲张，胃腔有大量的血液附着，可见全胃弥漫性出血。在反复冲洗后，在胃底见到 1 处动脉活动性出血，予钛夹夹闭后出血停止。术后随访 2 周，无活动性出血

讨论

此例患者有肝硬化史，腹部CT证实存在肝脏萎缩，当地医院考虑食管胃静脉曲张破裂出血的可能性大，予三腔二囊管压迫止血处理后仍出现呕血。胃镜检查发现患者并没有食管胃静脉曲张，所以很多时候我们不能想当然，尽早进行胃镜检查还是非常重要的。

病例 18 以为门静脉高压出血，其实是贲门黏膜撕裂

患者，男性，65 岁，因“呕血 2 小时”收住。既往有酒精肝病史，持续性呕血收住，由于生命体征不稳定，不宜行腹部CT检查，床边急诊胃镜提示贲门黏膜撕裂，予以钛夹夹闭后出血停止。

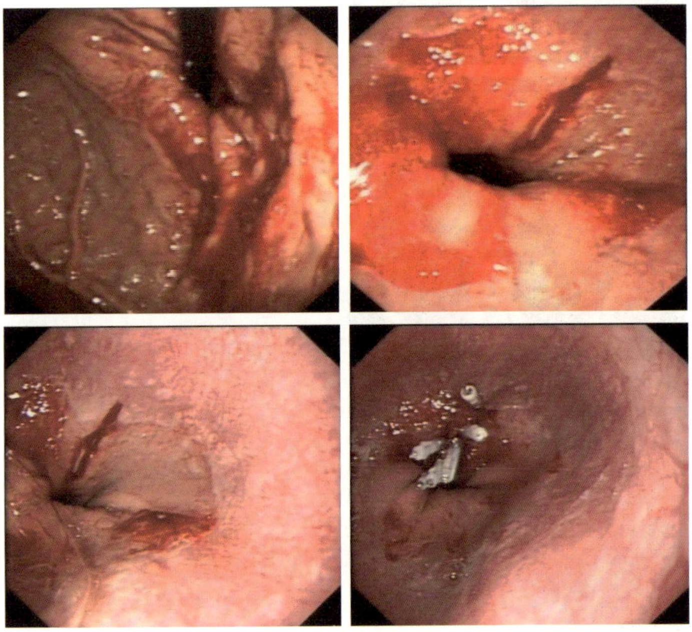

贲门黏膜撕裂出血胃镜下的处理过程

讨论

此例患者也是一样，肝硬化出血与静脉曲张出血是两个不同的概念，需要我们引起重视。

病例 19 以为是瘤状静脉曲张，其实是间质瘤出血

患者，男性，62 岁。2022 年因“呕血 1 小时”收住。血常规：WBC 4.29 × 10^9/L Hb 45g/L，PLT 118 × 10^9/L。生化：白蛋白 43.1g/L、胆红素（D/I）21.5/14.3μmol/L、ALT/AST 36/28IU/L。电解质正常。凝血功能：PT 12.1s。

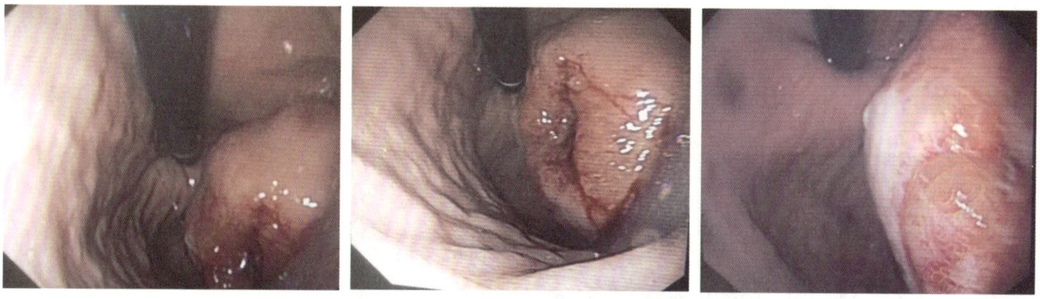

胃镜下间质瘤破裂的表现很容易被误诊为静脉曲张破裂，需要结合增强 CT 以及病理来明确诊断

讨论 这例患者也是一样，因消化道出血而先做胃镜检查，发现胃瘤状肿物表面出血，以为是静脉曲张。其实，如果术前进行 CT 检查，完全可以明确诊断。

病例 20 十二指肠降部出血

患者，女性，72 岁，反复呕血、黑便，在当地医院就诊，曾经历 2 次胃镜、结肠镜检查，未发现出血病灶。2024 年 3 月再次呕血，再次进行胃镜检查发现十二指肠水平部静脉曲张破裂，有活动性出血，予钛夹夹闭止血后，转我院就诊。腹部 CT 提示十二指肠降部静脉曲张与下腔静脉主干存在分流道，在胃镜下予钛夹限流后使用组织胶栓塞治疗。1 个月后复查腹部 CT，胃镜静脉曲张基本消失，随访至今一直无消化道出血。患者否认平时有药物使用以及保健品使用史，血清学检查肝炎系列、自身免疫性肝病抗体、铜蓝蛋白等均为阴性。为了明确病因，行肝脏组织穿刺，提示肝硬化。最后诊断：肝硬化（隐源性）伴十二指肠静脉曲张破裂出血。

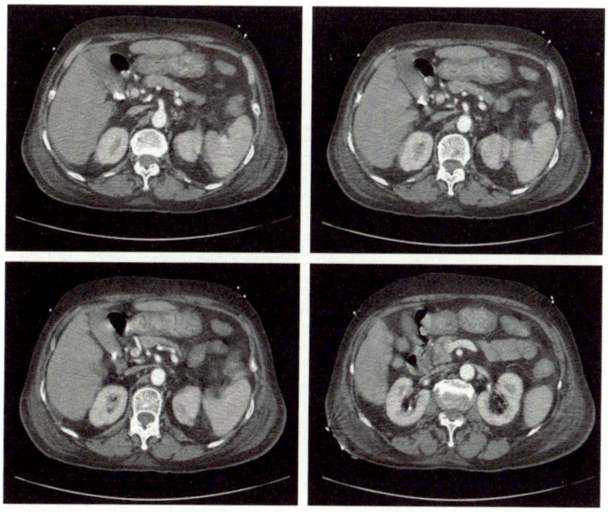

CT 示十二指肠降部静脉曲张与下腔静脉联通

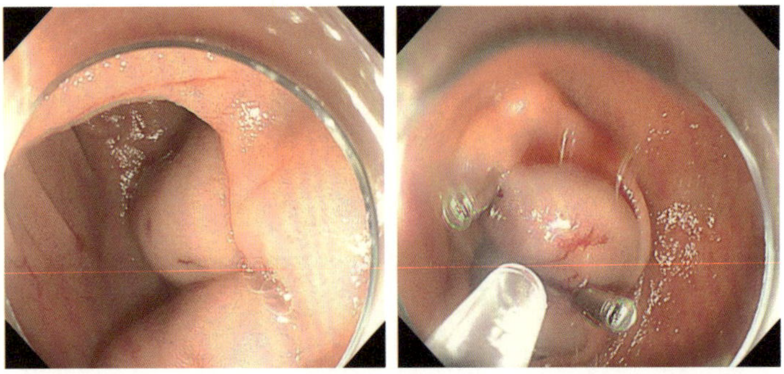

胃镜发现十二指肠降部静脉曲张，予钛夹限流后使用组织胶栓塞治疗

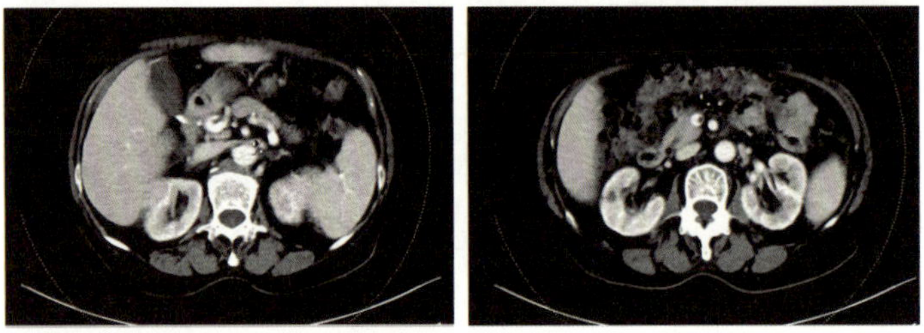

术后 1 个月复查CT，示十二指肠静脉曲张消失，未见血流

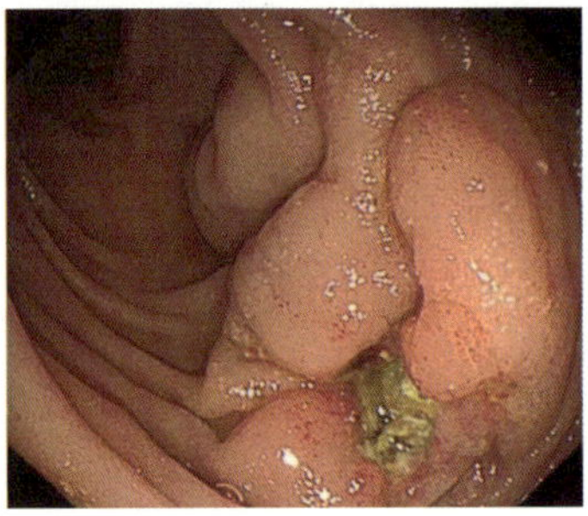

术后 1 个月复查胃镜，示十二指肠降部静脉曲张基本塌陷，穿刺未见出血

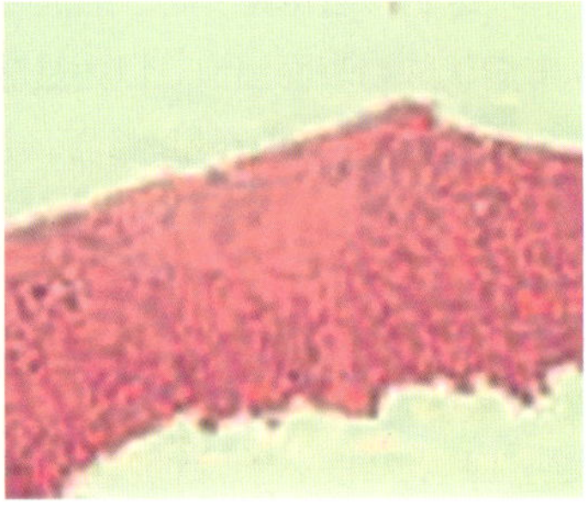

肝脏组织病理：肝脏组织，伴慢性炎症细胞浸润，纤维间隔形成，考虑肝硬化

讨论

IGV2 型静脉曲张特别是十二指肠，在临床上并不多见。此类患者的静脉曲张往往存在较粗大的门体分流道，需要我们在内镜治疗术前进行CT等影像学检查以明确是否存在门体分流。术中进行限流措施后进行栓塞治疗，往往能取得比较好的治疗效果。同时，病因治疗也是非常重要的，对所有的静脉曲张患者都需要完善相关的检查，尽可能明确病因。我们平时在进行胃镜检查的时候往往到达十二指肠乳头一下即可，对于不明原因的消化道出血患者的影像学检查非常重要，可以弥补内镜检查的不足。有的时候，我们可以尽可能进“境”深一些，或许会有意想不到的收获。比如对于这例患者，如果第一次就到达十二指肠水平部，就不会出现多次漏诊的现象；同时，患者一直否认有肝硬化史，所以进行了肝脏组织穿刺给予明确诊断也是非常有必要的。

病例 21 贲门黏膜撕裂伴牙龈出血

患者，男性，62 岁，既往胃癌伴肝转移术后及靶向药物治疗。2020 年 2 月 13 日突发“呕血”收住入院。血常规：WBC 2.79 × 10^9/L，Hb 115g/L，PLT 73 × 10^9/L。生化：白蛋白 34.6g/L、胆红素（D/I）5.3/15.6μmol/L、ALT/AST 20.3/28.0IU/L、GGT/ALP 41.3/48.0。电解质正常。凝血功能：PT 12.0s，D- 二聚体 1390μg/L。2020 年 2 月 14 日行全腹部平扫 CT 血管造影（CT angiography，CTA），提示胃癌伴肝转移。

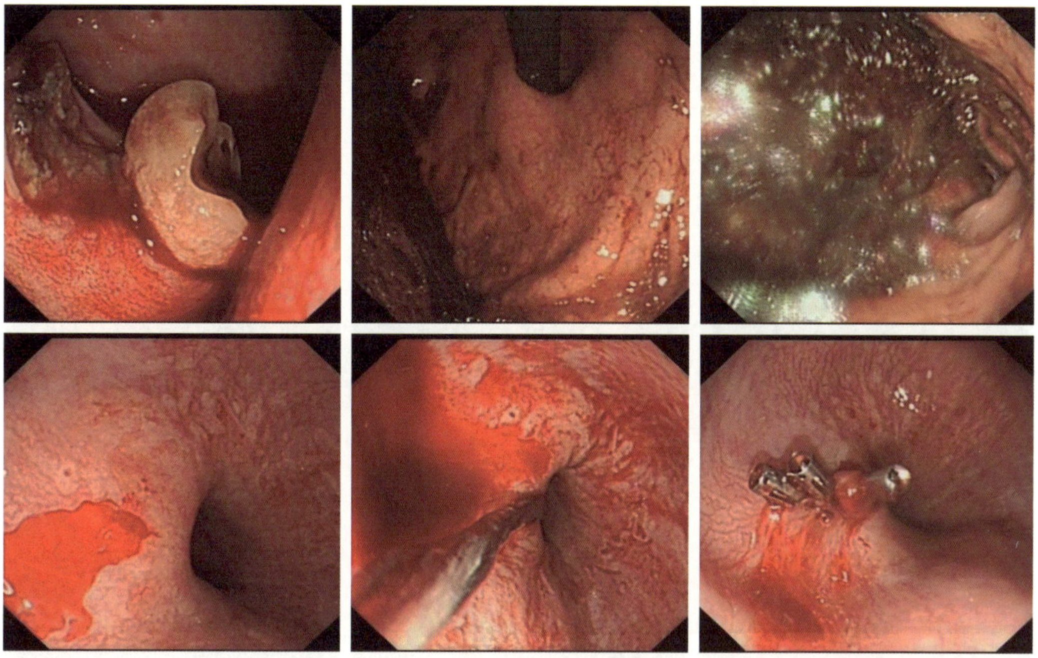

胃镜检查示口腔内的新鲜血液，贲门处有活动性出血，用钛夹夹闭，残胃吻合口可见溃疡

讨论

肝硬化合并食管胃静脉曲张破裂出血后出现呕血症状的时候，往往出血量比较大。此例患者出现频繁呕血，当血红蛋白下降不明显，此时一定要警惕患者的鼻咽部、口腔出血的可能，所以在胃镜检查的时候一定要看清楚患者的口腔以及咽喉部，以防漏诊。

病例 22 食管胃静脉曲张，多点出血

患者，男性，46 岁，反复呕血 1 年余，再次呕血 1 次来院就诊，既往有肝硬化史，具体不详。

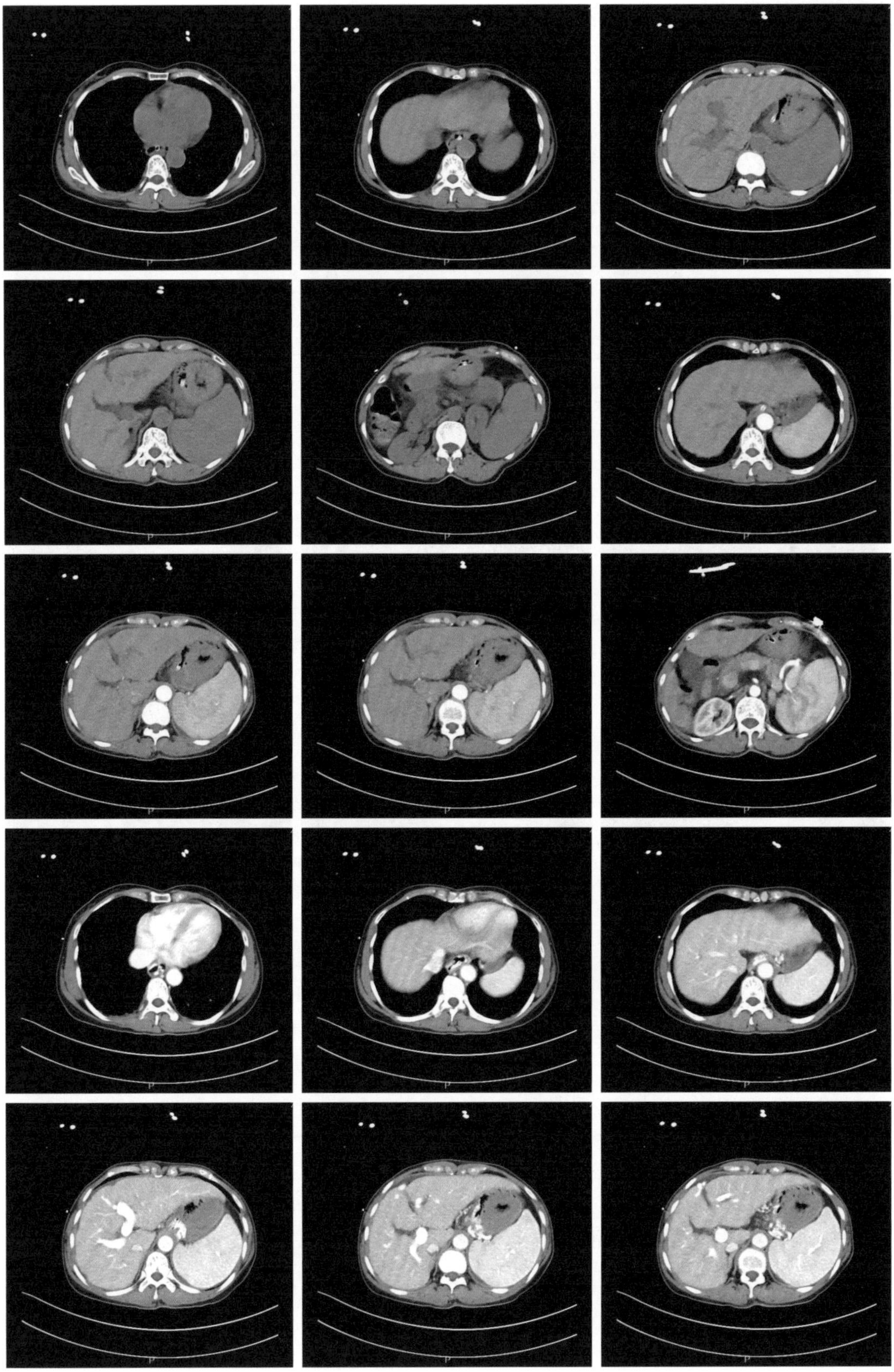

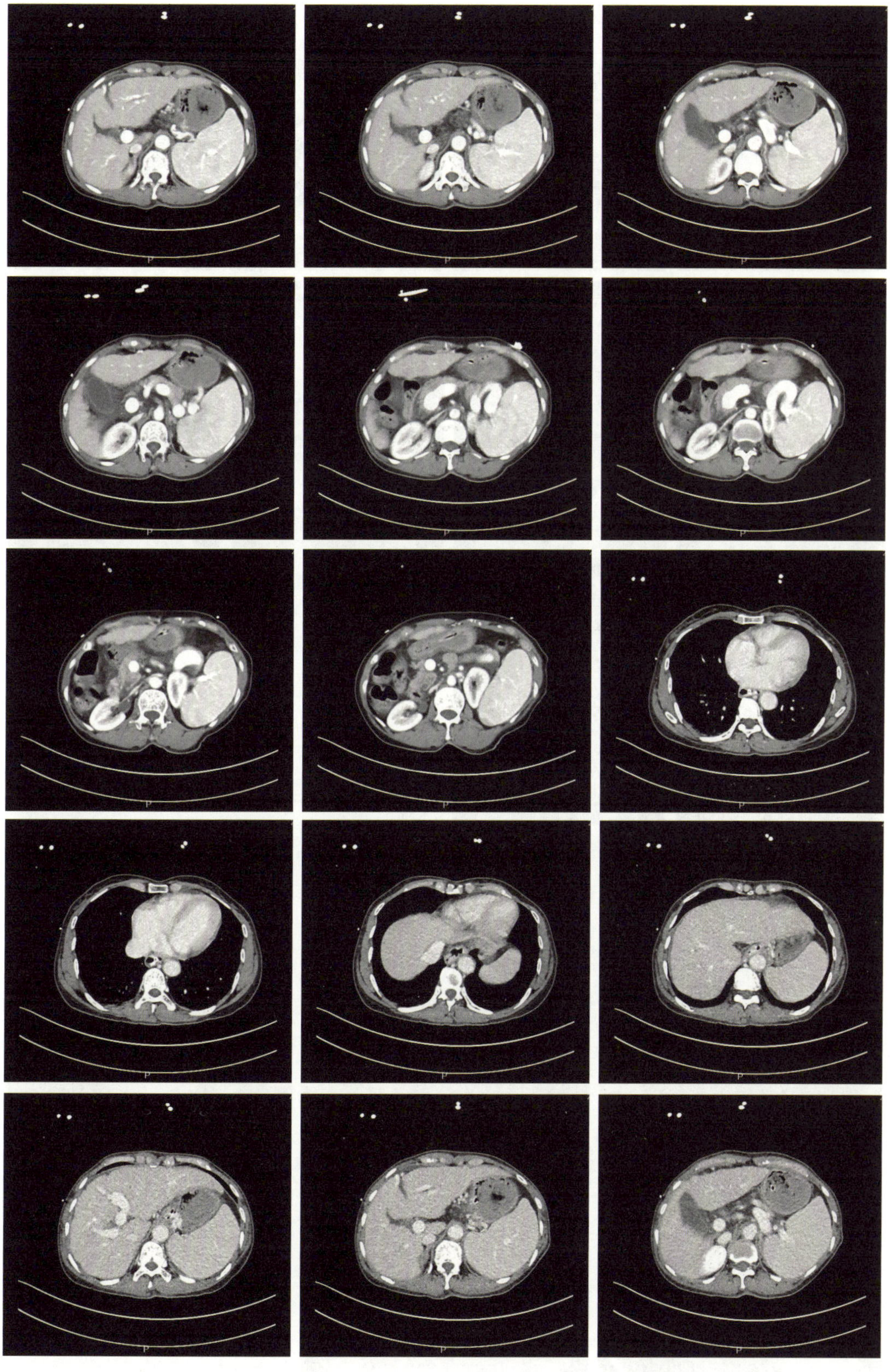

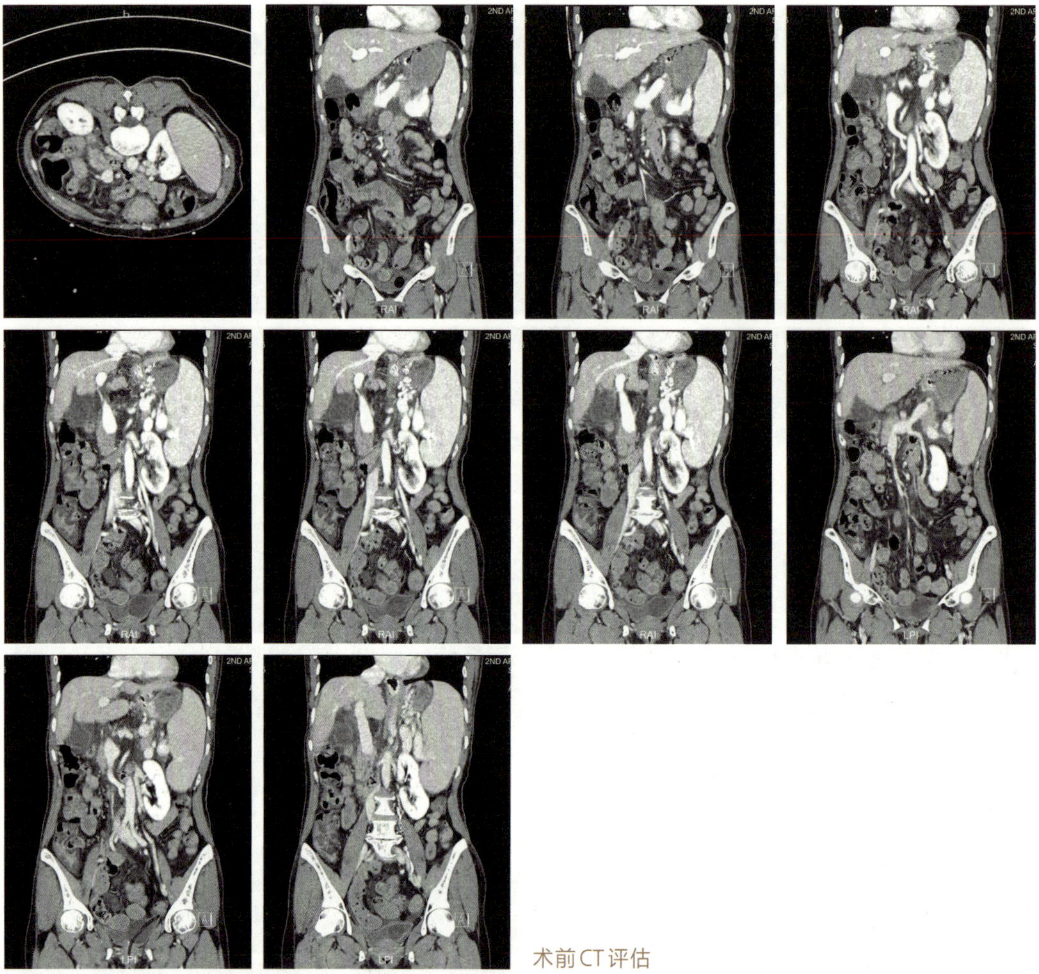

术前CT评估

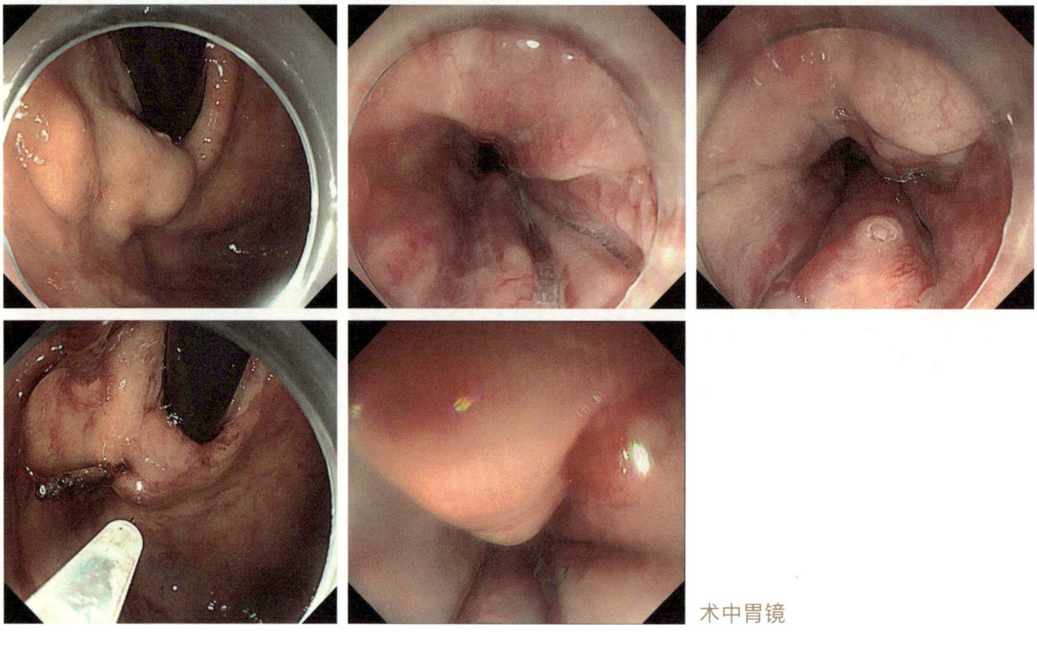

术中胃镜

讨论

肝硬化伴食管胃静脉曲张破裂出血、多点出血经常发生。前面，我们看到了食管多点出血。这例患者还存在胃底出血点。对于这样的患者，先通过CT检查明确是否存在门体分流道后，再进行胃镜检查是最好的。我们可以由上而下对每个点进行栓塞治疗或者套扎治疗。在胃底，必须把残留的血液与食物清理干净后，接下来的处理才能做到彻底止血。

病例23 食管胃静脉曲张在内镜下治疗后再次出血，不要执着于原部位

患者，男性，65岁，发现肝硬化数年，原发性肝癌5个月，反复黑便就诊，短期内2次胃镜检查发现胃静脉曲张破裂出血，予内镜下止血治疗后术后第2天出现鲜红色血便，胃镜检查示胃腔、十二指肠均未见出血情况，予肠镜检查。

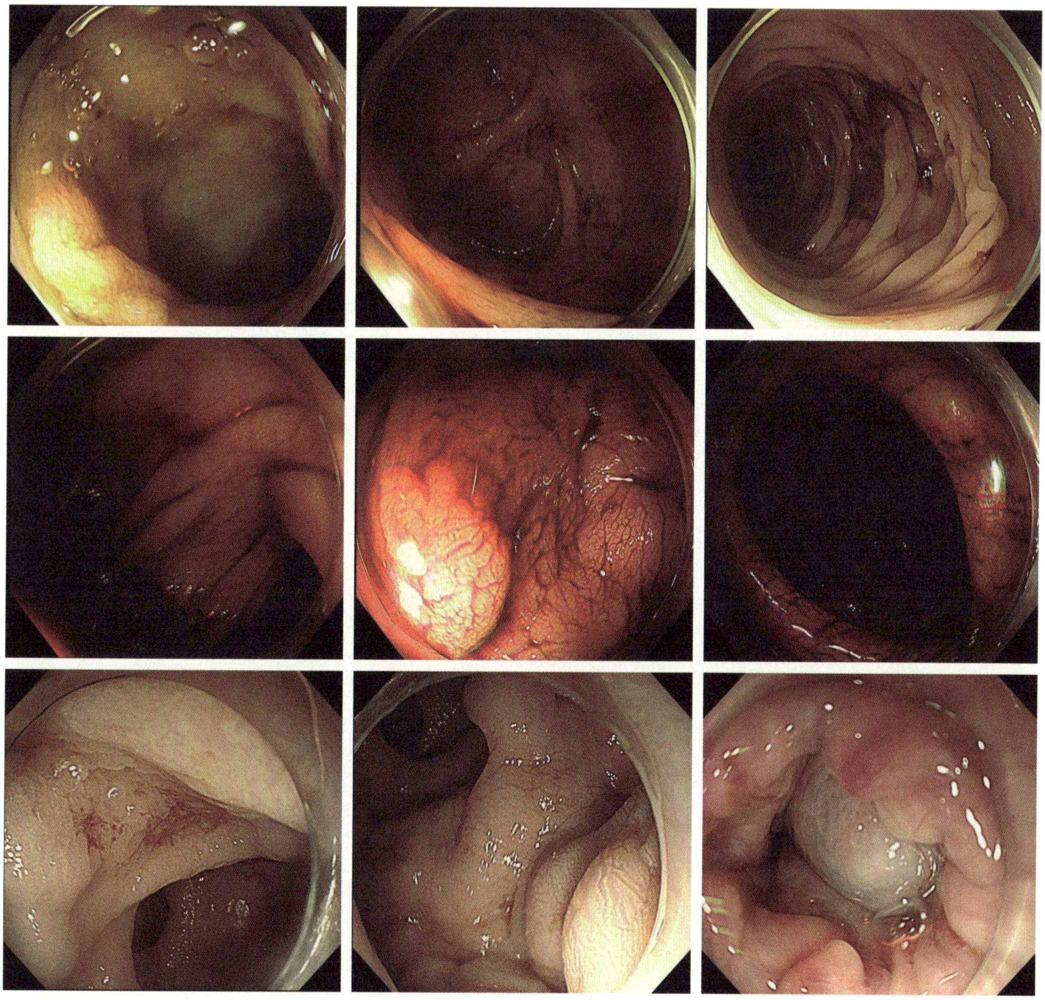

术中肠镜检查发现直肠静脉曲张破裂出血

讨论

原发性肝癌门静脉高压的内镜治疗的效果差，容易复发。该例患者为肝癌广泛转移，消化道出血的药物治疗的效果不佳，内镜下止血是最好的选择。此类患者需要与家属沟通病情。患者第一次的呕血部位在胃底，可见一血栓头，予组织胶栓塞治疗后出血被控制，2 周后再次呕血。腹部CT检查发现在原静脉曲张治疗部位已经发生栓塞，周围可见复发，内镜检查发现在原来治疗的旁边见一红色血栓头，继续组织胶栓塞治疗。术后第 2 天中午，开放饮食。当天下午出现解血便 2 次，为暗红色，每次为 200mL左右，考虑存在活动性出血。胃镜检查至十二指肠水平部，食管、胃与十二指肠均未见出血，随即进行结肠镜检查，同时准备小肠镜检查。全结肠可见暗红色血迹伴有血凝块，进入回盲瓣到回肠后未见血迹，考虑为结直肠出血。再继续认真阅片，发现直肠有明显的静脉曲张，反复冲洗结肠肠腔后，在横结肠可见肠壁局部充血，考虑门高压性肠病，未见活动性出血，退至直肠，可见粗大的静脉曲张，表面糜烂。此次出血，考虑直肠静脉曲张破裂出血，予栓塞治疗后出血停止。直肠出血时可以倒灌至回盲部，甚至可以到达小肠。我们在进行结肠镜检查的时候需要耐心仔细地寻找病灶。同时，对于静脉曲张出血的患者，不要想当然认为是食管胃静脉曲张破裂出血。如果没有发现出血病灶，最好立即进行结肠镜检查，必要时行小肠镜或者数字减影血管造影检查来明确诊断。

内镜预防性处理：病例分享 10

病例 1　一级预防：食管胃底静脉曲张

患者，男性，65 岁，因“腹胀半个月”收住。既往有乙肝病史，无消化道出血史。血常规：WBC 3.55×10^9/L，Hb 102g/L，PLT 3150×10^9/L。生化：白蛋白 34.4g/L，胆红素（D/I）21.8/23.5μmol/L，ALT/AST 28.7/25.8IU/L，GGT/ALP 38.3/77.0。电解质正常。凝血功能：PT 15.9s，D-二聚体 183μg/L。

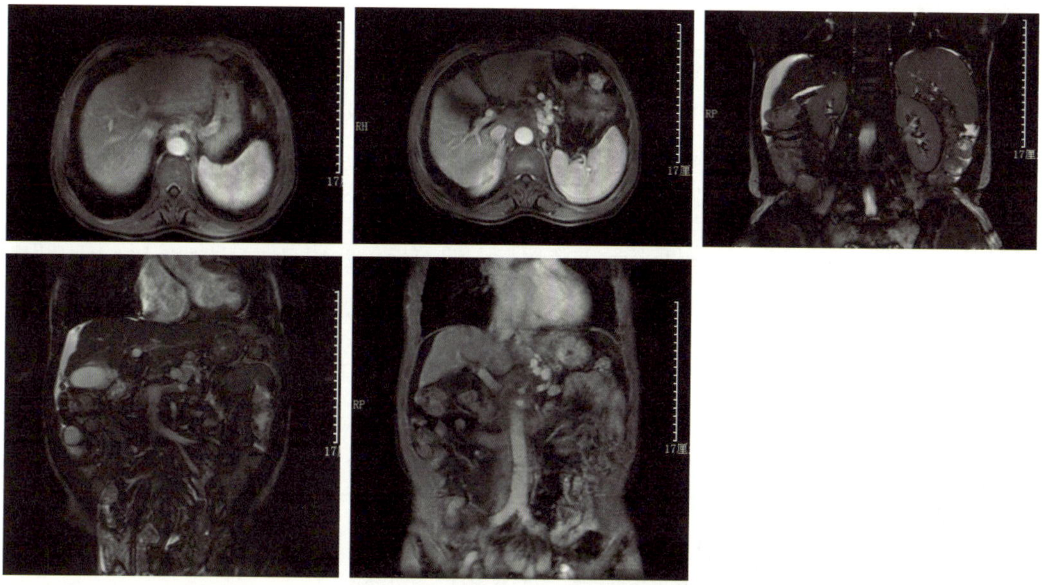

术前 MR 提示食管胃底静脉曲张

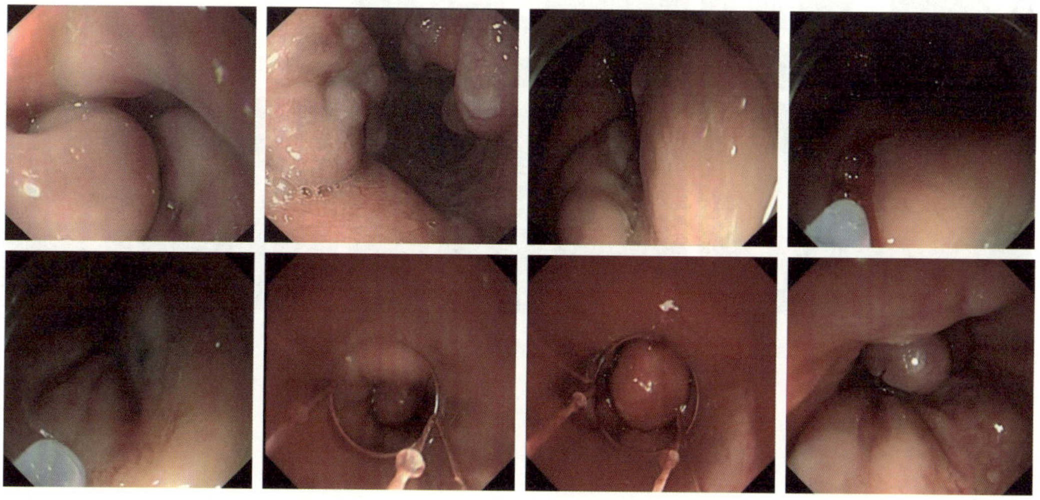

内镜发现食管静脉曲张重度，对胃底静脉曲张予以组织胶封堵，对食管静脉曲张予以多环套扎治疗

讨论

食管胃静脉曲张的一级预防需要与患者一级家属进行充分沟通，权衡利弊。很多时候不是疾病本身不需要治疗，主要是患者以及家属对疾病的认识不足，术后出现消化道出血以及相关的并发症后无法理解，导致医生对此非常慎重。

操作本身没有特别之处，关键是对疾病的评估与家属的沟通。

病例 2 GOV1 型序贯治疗

患者，男性，65 岁，既往有乙肝肝硬化病史。2019 年 11 月 3 日因“腹胀腹痛”收住感染科。住院期间查血常规：WBC 1.99×10^9/L，Hb139g/L，PLT 53×10^9/L。生化：白蛋白 38.8g/L、胆红素（D/I）4.4/15.3μmol/L、ALT/AST 24.3/30.4IU/L、GGT/ALP 55.1/78.0。电解质正常。凝血功能：PT 13.6s，D-二聚体 87μg/L。2019 年 11 月 7 日行胃镜检查，提示食管胃底静脉曲张，门静脉高压性胃病。2019 年 11 月 11 日行上腹部增强 CT 检查。2019 年 10 月 13 日行胃镜下胃底静脉曲张栓塞术，胃底静脉曲张、食管静脉曲张组织胶注射。2019 年 12 月 9 日复查胃镜。2019 年 12 月 11 日再次治疗。

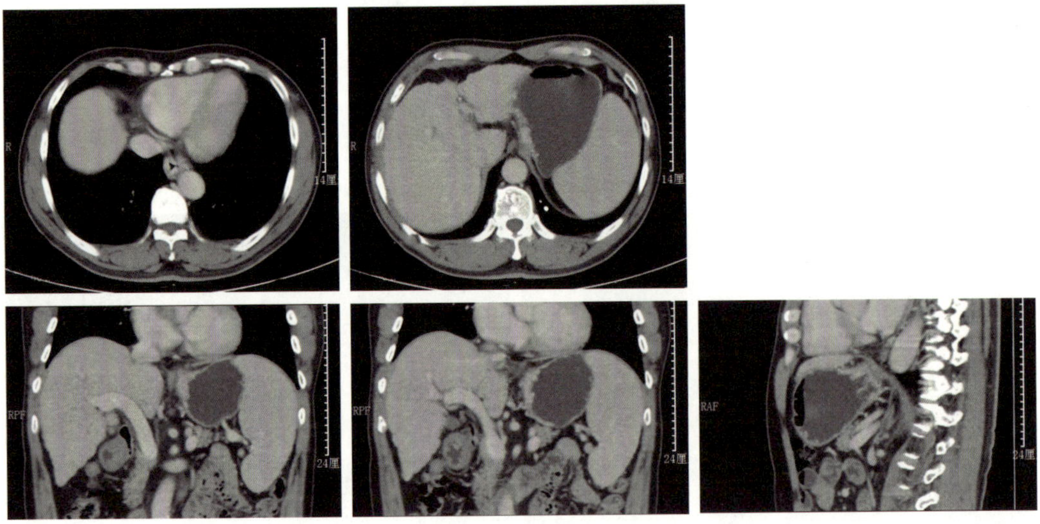

CT 示肝硬化，食管胃底静脉曲张，结合 CT 考虑联通型

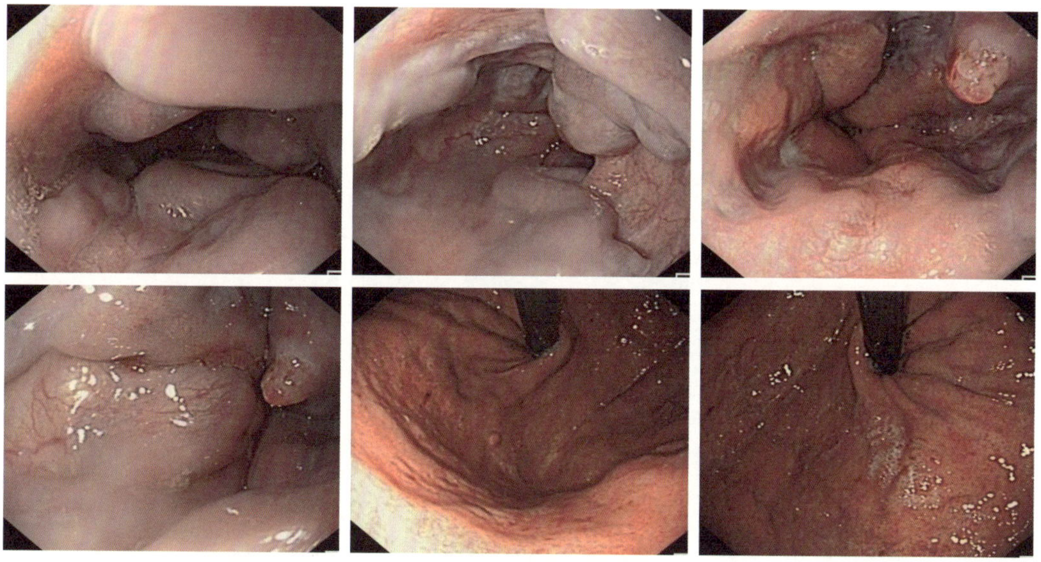

术前胃镜可见食管静脉曲张明显，在近齿状线可见 1 个血栓头裸露，出血风险极高。同时，在胃底小弯侧可见静脉曲张

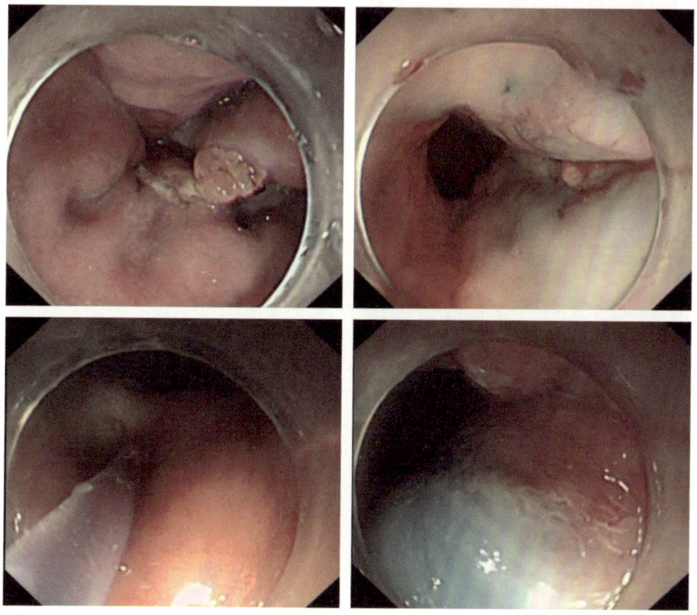

术中在贲门口血栓头上方予聚桂醇+组织胶+生理盐水注射后，结合腹部CT提示的食管胃底静脉曲张相通，在胃底寻找来源支血管，穿刺可见出血，予聚桂醇+组织胶水+生理盐水灌注。返回看食管血管，可见灌注，这点也与腹部CT相符合

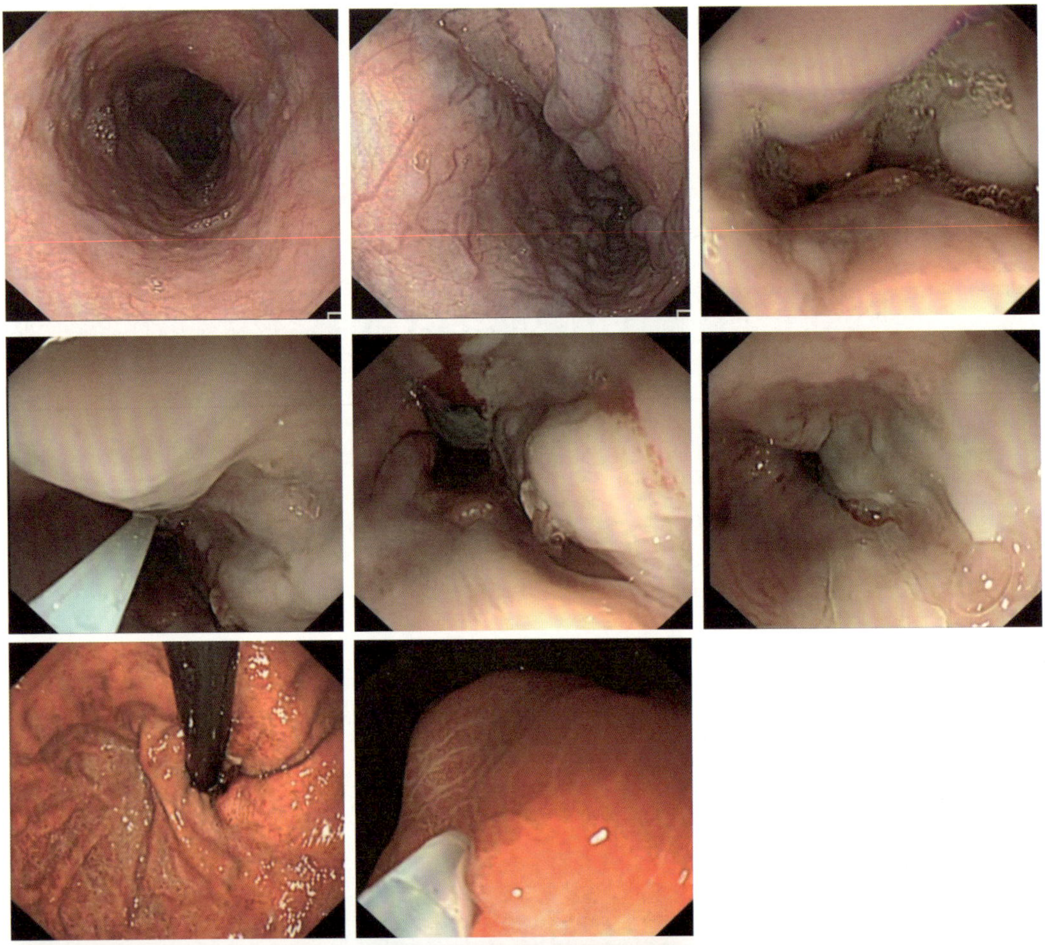

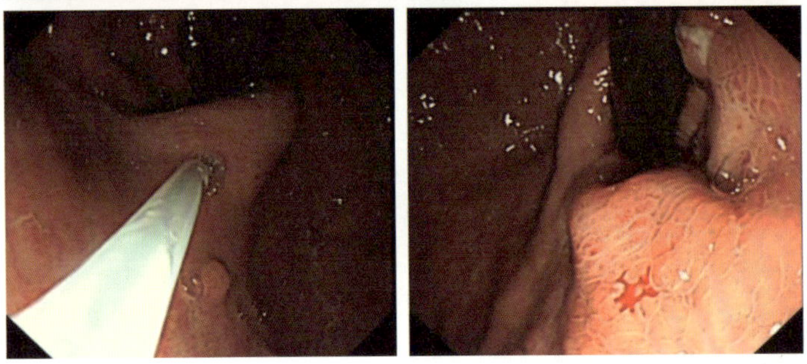

2 周后患者回院进行第二次治疗，食管静脉曲张可见治疗后的改变，部分静脉曲张实变，颜色发白。在胃底多点穿刺，未见静脉曲张出血，在食管静脉曲张补充灌注硬化剂聚桂醇

讨论

GOV1 型食管胃静脉曲张是临床上最常见的静脉曲张，往往没有粗大的门体分流道，对胃底静脉曲张进行彻底处理后能够阻断食管静脉曲张血流，取得很好的治疗效果。

在临床上，肝硬化患者的静脉曲张的来源丰富，容易有静脉曲张复发、再通，从而反复有消化道出血发作，所以建议内镜下进行序贯二级预防治疗，能够取得很好的疗效。

病例 3 TIPS 术后出血

患者，男性，56 岁，既往有酒精性肝硬化史 5 年，于 2019 年 9 月 28 日呕血 1 天收住。血常规：WBC 13.55×10^9/L，Hb 71g/L，PLT 114×10^9/L。生化：白蛋白 23.5g/L、胆红素（D/I）14.9/20.4μmol/L、ALT/AST 677.5/278.0IU/L、GGT/ALP 95.9/74.0。电解质正常。凝血功能：PT 18.5s，D-二聚体 2896μg/L。2019 年 9 月 28 日行TIPS，术后再发出血，急诊床边行胃镜下止血。2019 年 10 月 23 日再次行胃镜食管胃底静脉曲张栓塞术。

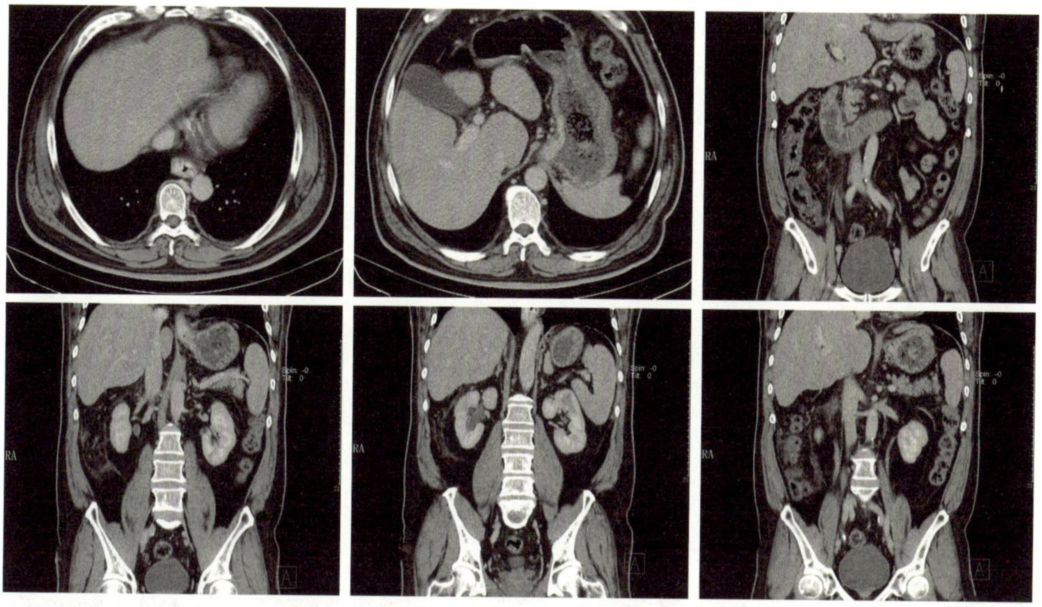

术前腹部CT示GOV1 型静脉曲张

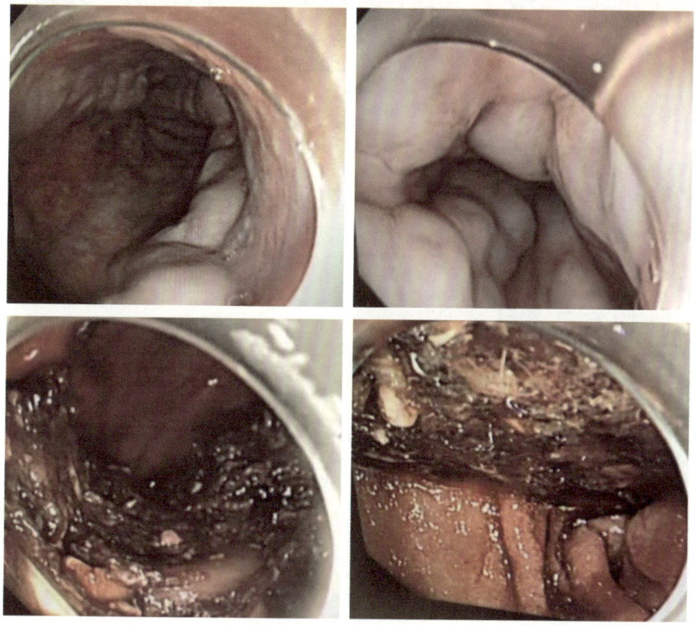

术前胃镜提示食管胃底静脉曲张，食管未见明显的出血灶，胃腔里都是血液和食物残渣，无法观察

患者经多学科会诊，选择TIPS治疗。手术过程：使用微穿刺系统穿刺右侧颈内静脉，交换0.035导丝进入下腔静脉内，使用扩张器扩张穿刺道后送入10FRUPS-100穿刺系统外鞘管而进入下腔静脉内。调整RUPS-100穿刺系统角度后送入肝中静脉内，旋转穿刺系统以顺利穿刺门静脉，经造影证实穿刺B点位于门静脉左支近分叉部，将PT导管送入脾静脉造影确认后，测得压力为46cmH_2O，可见广泛食管胃侧支循环形成。交换加硬导丝，交换6mm×100mm球囊于分流道处以8ATM扩张，记录球囊压迹并交换外鞘管进入门静脉主干内，经标记PT导管造影明确后，选择8mm×60mm-2cmVIATORR支架进入门静脉内，反复定位后释放支架。交换4FCOBRA导管进入胃食管侧支循环内，超选微导管进入主要的侧支循环，分别植入直径为10mm、8mm的NESTER弹簧圈栓塞至冠状静脉血流完全停滞，再次造影显示侧支循环栓塞完全。交换7mm×1000mm球囊，再次扩张分流道，改善支架贴壁的情况后，测得门静脉主干的压力为32cmH_2O，压力下降理想。再次造影显示：分流道构建理想侧支栓塞完全。手术过程顺利，术中患者的生命体征平稳。

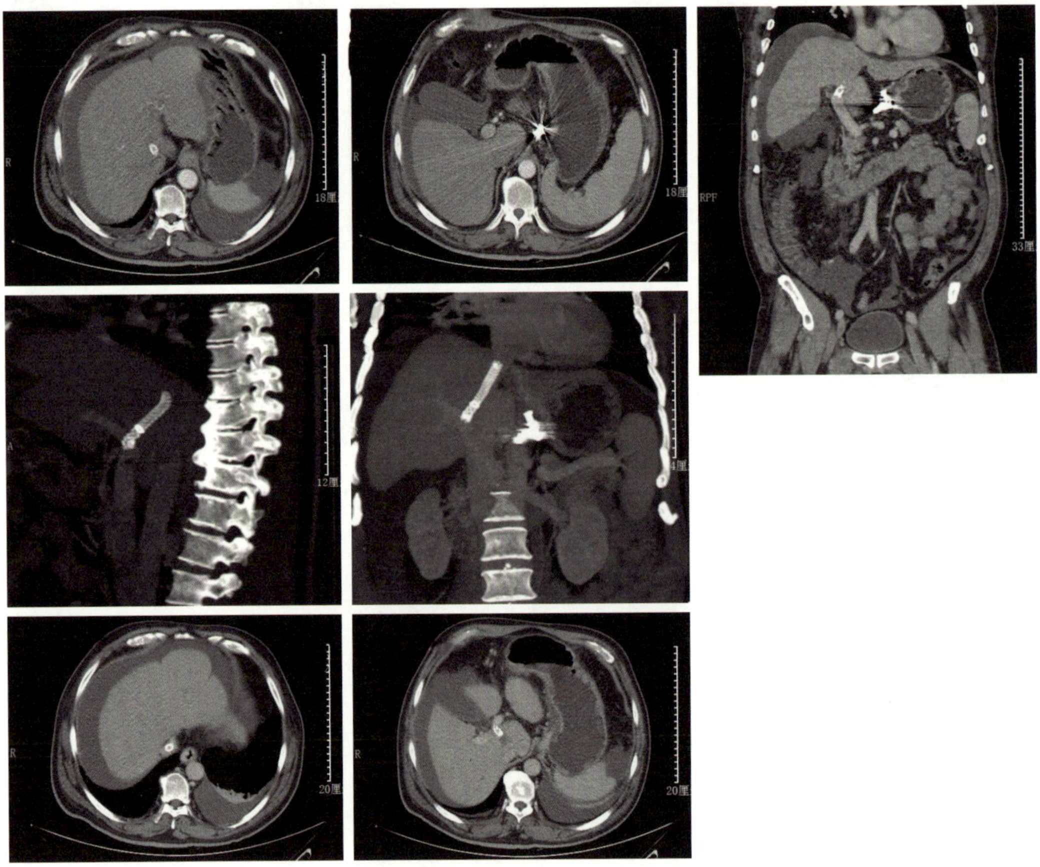

TIPS术后复查CT患者出现腹水，胃底仍可见静脉曲张存在

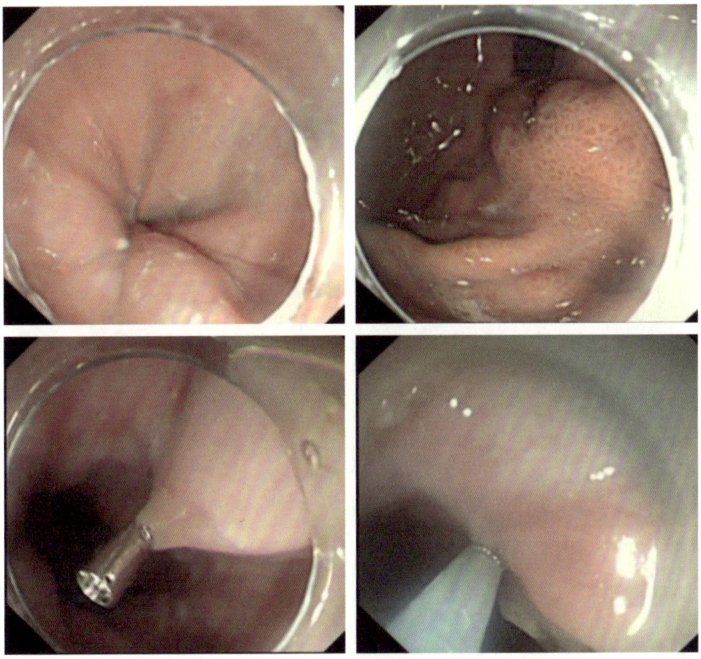

急诊内镜下止血术后 4 周复查及行二次治疗，在食管下端予以钛夹限流，上端使用硬化剂聚桂醇灌注。多点穿刺时无明显的出血，结束治疗

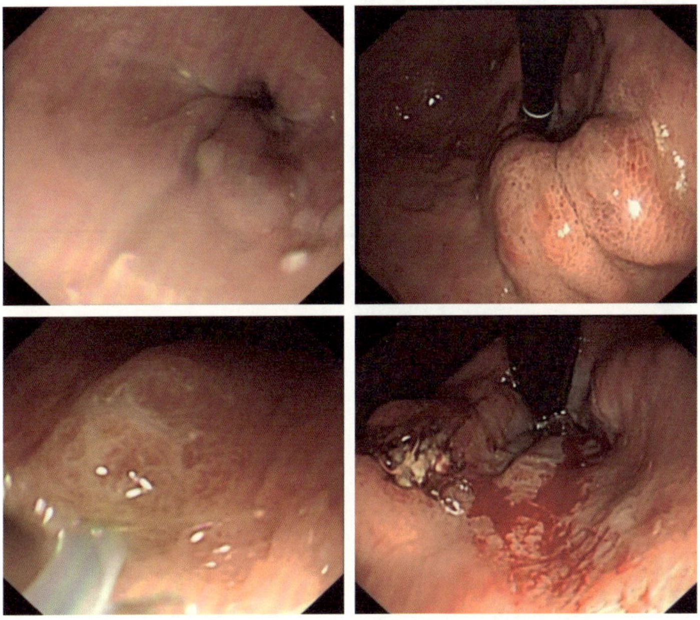

术后 3 个月回院复查，第三次复查，食管静脉曲张明显有塌陷，胃底可见排胶溃疡形成，胃底穿刺 1 处可见出血，但压力不高，用钛夹夹闭后从食管进行硬化剂灌注

讨论

急性食管胃静脉曲张可行内镜下处理，也可以行TIPS处理。现在提出“early TIPS”的概念，就是治疗时机提前，不再是既往内镜治疗效果不佳后再进行TIPS治疗。但是，TIPS术后也会出现再出血的风险，这与原发病、门静脉血栓、门静脉压力过高以及手术方法等因素有关，需要术前与家属说清楚。

病例 4 食管静脉曲张

患者，男性，82 岁，既往有甲肝病史，有肝功能异常。2019 年 11 月 1 日因“腹胀 2 周”收住入院。住院期间查血常规：WBC 3.89×10^9/L，Hb 72g/L，PLT 56×10^9/L。生化：白蛋白 38.7g/L、胆红素（D/I）3.6/13.3μmol/L、ALT/AST 96.3/92.4IU/L、GGT/ALP 209.5/213.0。电解质正常。凝血功能：PT 10.9s，D-二聚体 344μg/L。

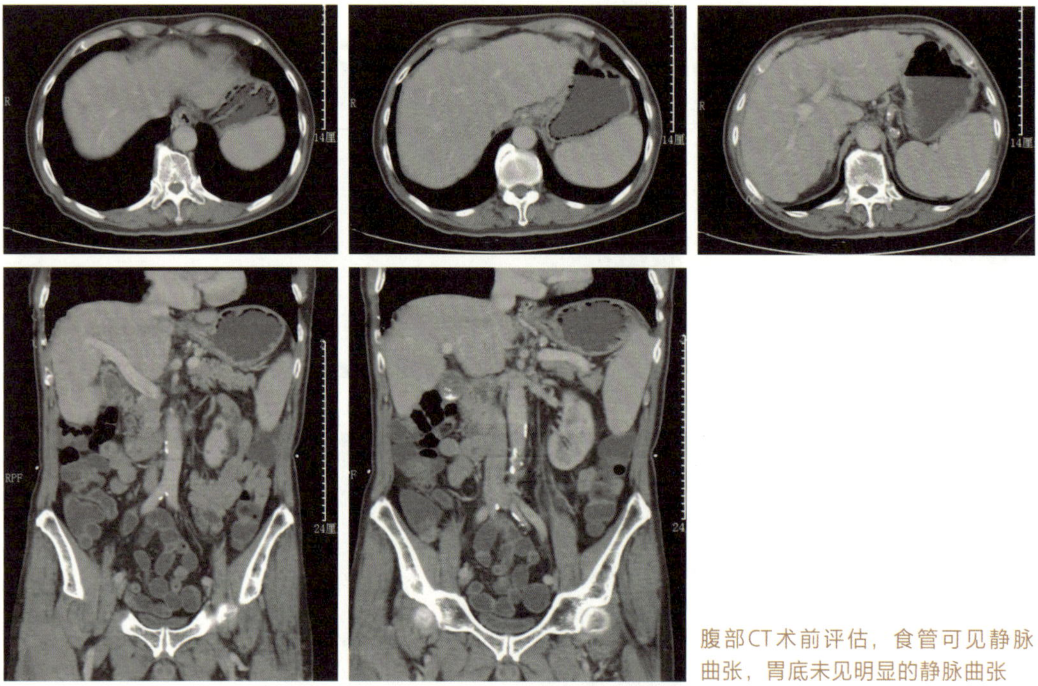

腹部CT术前评估，食管可见静脉曲张，胃底未见明显的静脉曲张

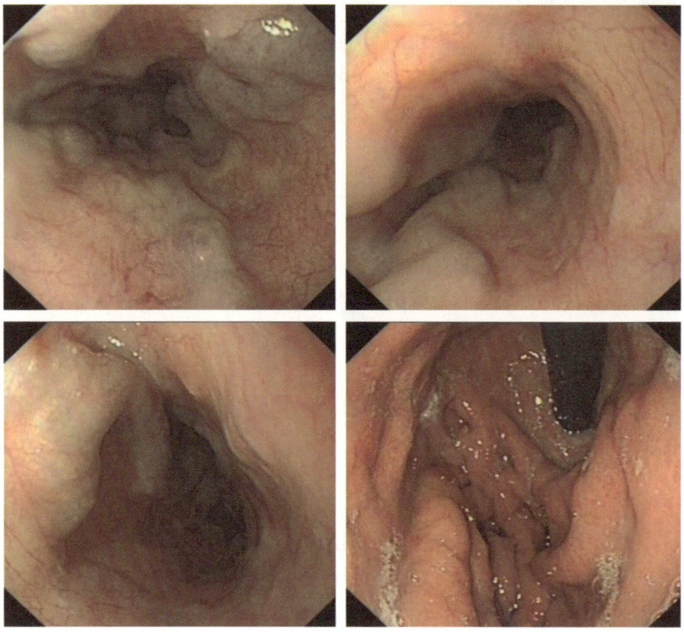

胃镜提示食管静脉曲张，胃底未见明显的静脉曲张

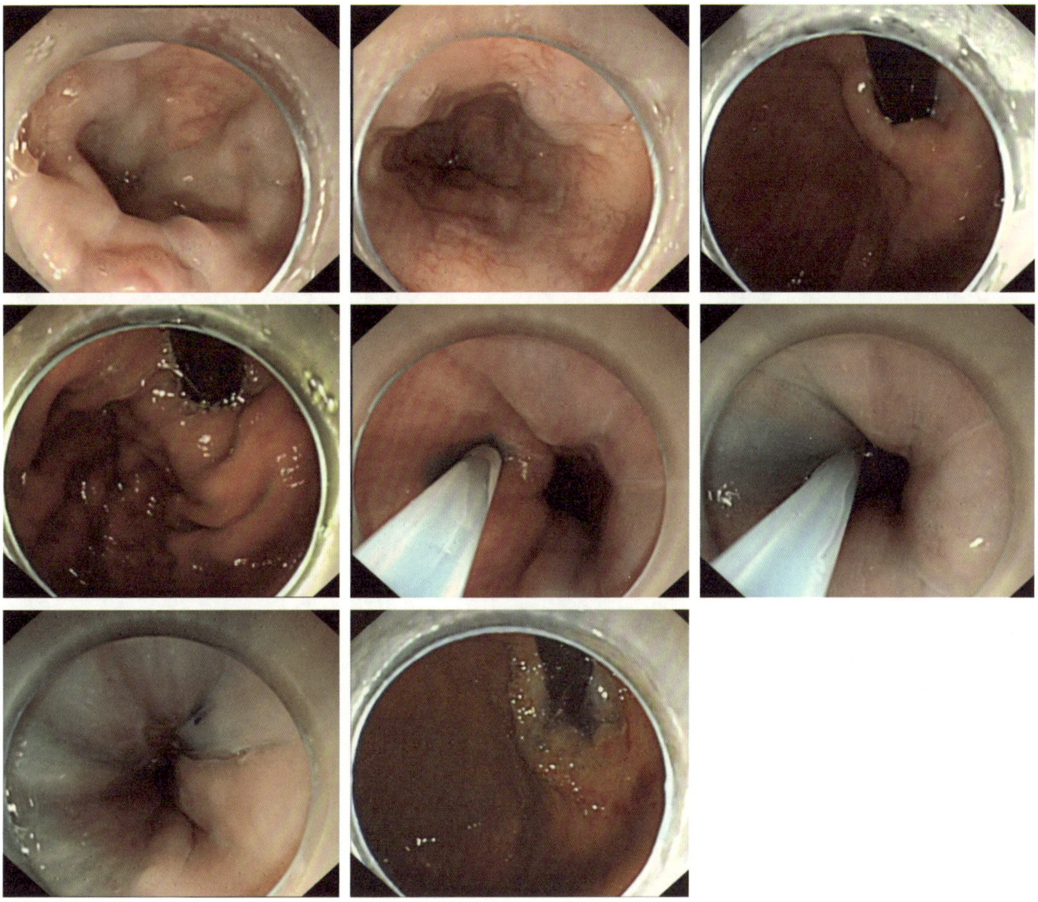

胃镜下食管静脉曲张栓塞术，手术过程中可见食管静脉曲张，在下段予聚桂醇灌注

讨论

真正意义上的单纯食管静脉曲张还是不多见的，很多时候是胃镜检查显示食管静脉曲张，然而，CT提示是食管胃静脉曲张。这例患者有胃左静脉食管支开放，胃左静脉胃支没有开放，所以是单纯的食管静脉曲张。在食管下段进行栓塞治疗或者套扎治疗都可以取得很好的效果。

病例 5 胃左静脉食管支、胃支同时开放

患者，女性，55 岁，因“呕血黑便 1 个月余”于 2020 年 5 月 10 日收住。既往有乙肝肝硬化 7 年，平时服用“恩替卡韦”。血常规：WBC 3.48 × 10^9/L，Hb 85g/L，PLT 69 × 10^9/L，乙肝表面抗原阳性。PT 13.4s，Alb 30.7g/L。粪便 OB（++）。

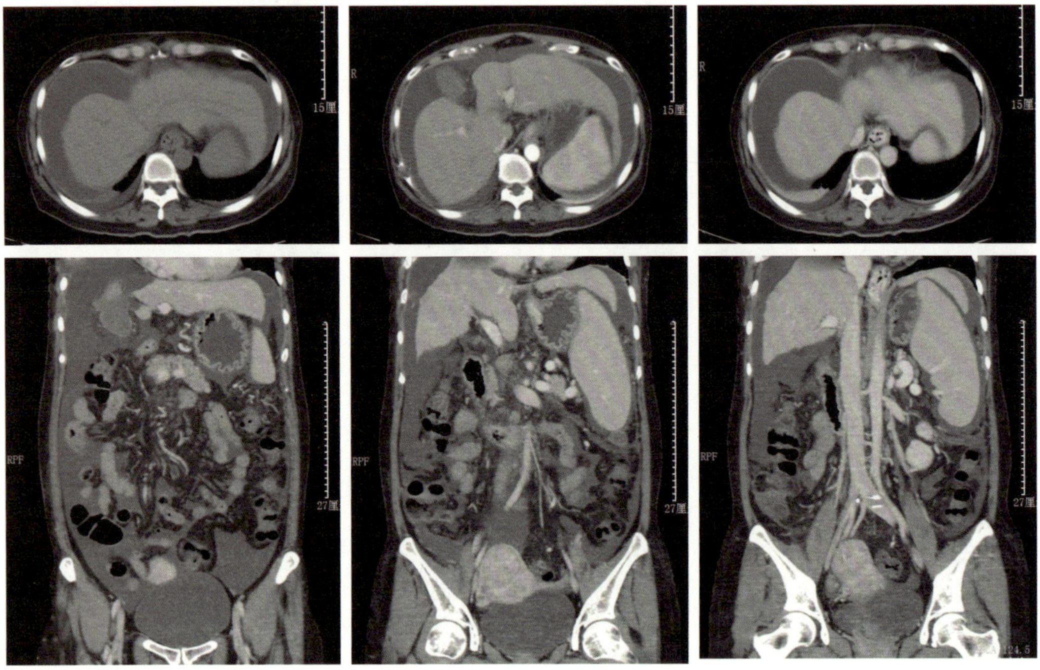

2020 年 3 月 28 日的腹部 CT 示肝硬化、门静脉高压，脾大，腹、盆腔积液，脾动脉增粗迂曲，食管下段—胃底静脉曲张

2020 年 5 月 12 日行胃食管静脉曲张内镜治疗，食管可见静脉曲张明显，表面红色征阳性。胃底可见静脉曲张。在胃底行聚桂醇 + 组织胶 + 生理盐水灌注，返回看食管可见一支血管被胶块填充。但其余的静脉曲张无塌陷的变化。结合腹部 CT，考虑食管高位支，在食管下段予聚桂醇 + 组织胶 + 聚桂醇灌注，但是所见的剩余的静脉曲张都有灌注。

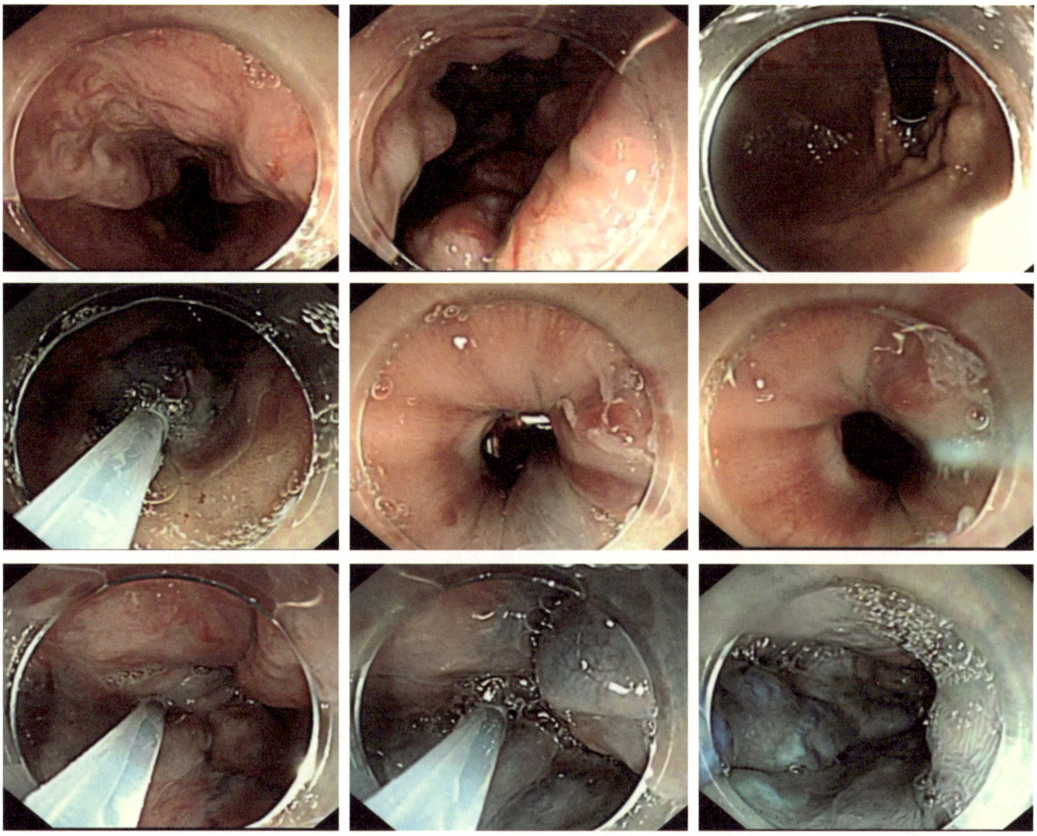

术后患者未按时来院复诊，6 周后因呕血再次入急诊科，再发出血，急诊胃镜可见胃腔内有大量的新鲜血液，在贲门口可见 1 处活动性出血静脉曲张，予以组织胶封堵后出血停止

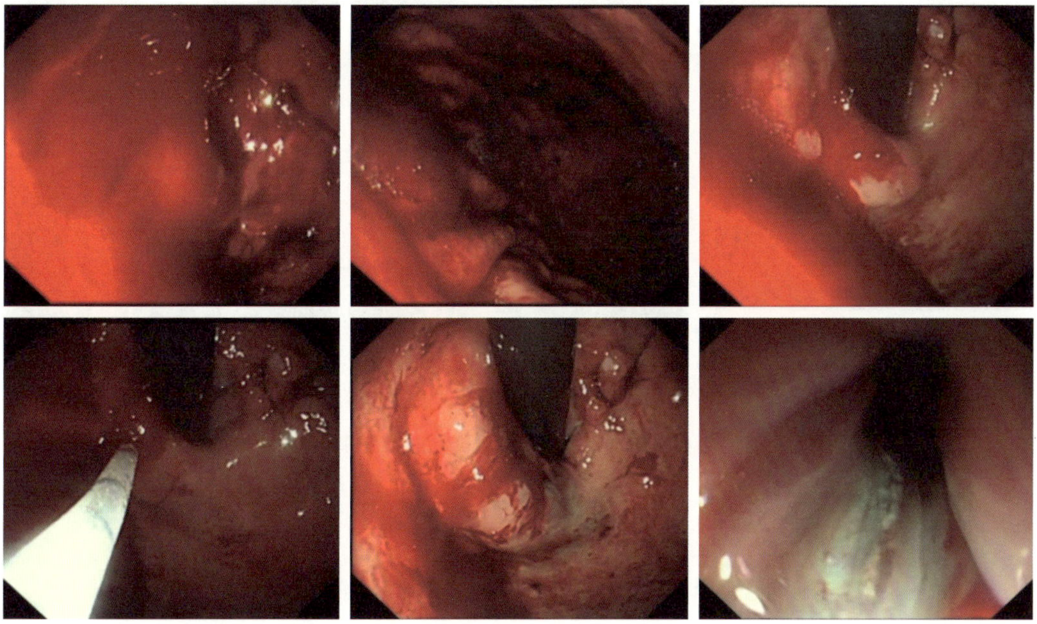

胃镜下对残余的血管进行内镜下的栓塞治疗后不再有活动性出血

讨论

胃左静脉开放是食管胃静脉曲张最常见的侧支开放途径。这例患者的食管支与胃支同时开放，需要分开处理。可以在直视下对可疑的血管进行穿刺。在超声胃镜引导下观察是否存在残留的静脉曲张。内镜下规范的序贯治疗可以减少再出血的概率。

病例 6 急诊止血后食管狭窄

患者，女性，既往有乙肝肝硬化病史，因“呕吐 1 天”于 2020 年 1 月 29 日收住。血常规：WBC 1.03 × 10^9/L，Hb 81g/L，PLT 54 × 10^9/L。生化：白蛋白 40.5g/L、胆红素（D/I）3.2/11.8μmol/L、ALT/AST 13.5/23.4IU/L、GGT/ALP 14.4/77.0。电解质正常。凝血功能：PT 14.7s，D- 二聚体 489μg/L。2019 年 6 月 17 日（血栓头）、2019 年 7 月 17 日、2019 年 11 月 29 日，内镜下行静脉曲张栓塞治疗。2019 年 12 月 18 日、2020 年 1 月 30 日，术后狭窄。2020 年 1 月 31 日，上腹部 CT 提示脾肾分流。

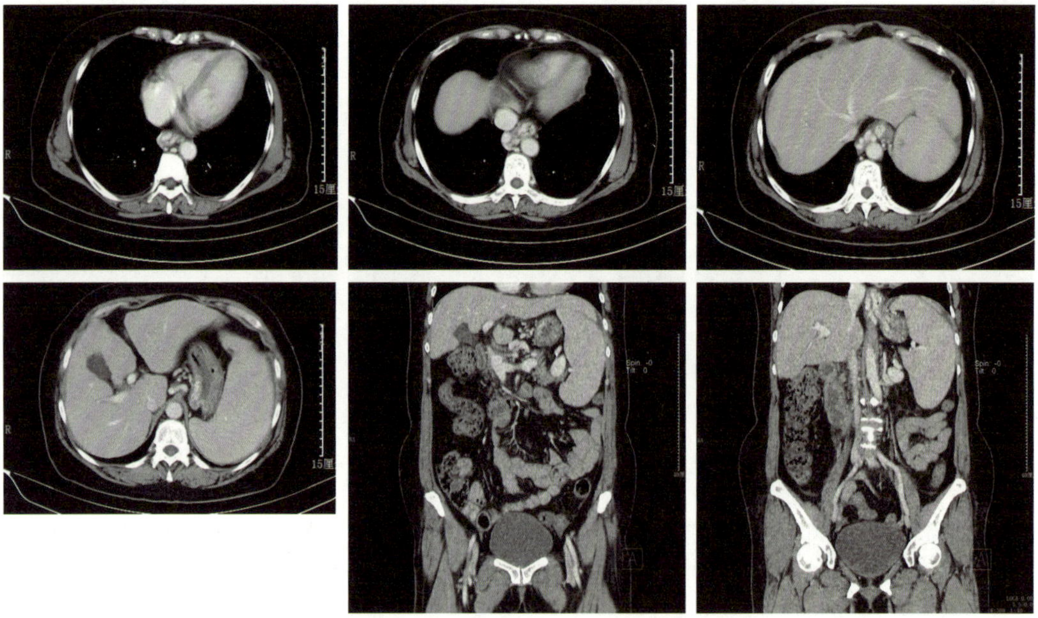

CT 可见食管静脉曲张明显，在 CT 冠状位可见明显的脾脏和肾脏的血管分流道

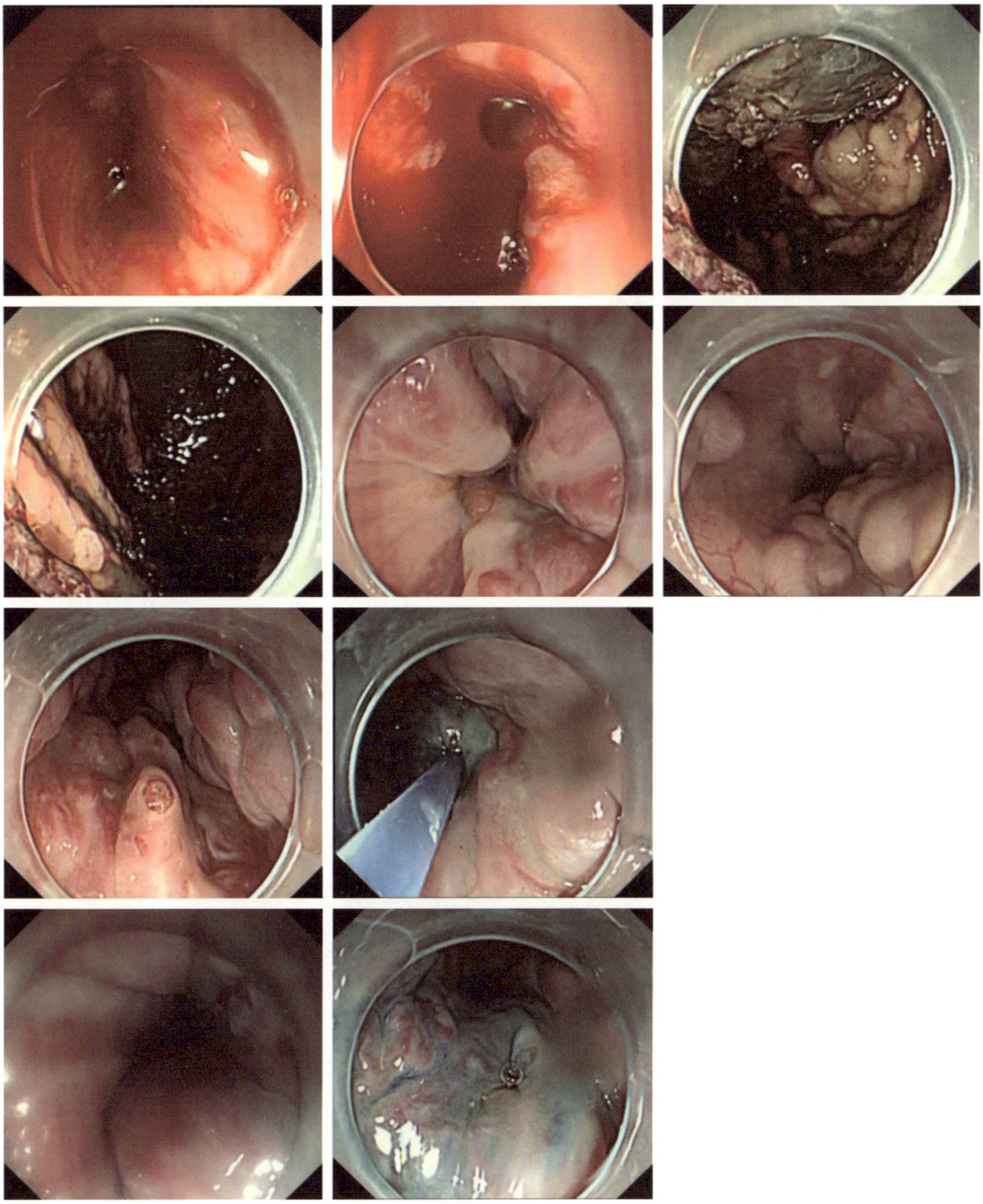

急诊手术，食管腔内有新鲜的血液，怀疑食管有血栓头。进入胃腔看到大量的血凝块，无法充分暴露胃底，在所见的小弯侧予以组织胶封堵。再次观察食管距门齿 35cm 处可见 1 个血栓头，予以组织胶注射。另有明显的静脉曲张，予聚桂醇+组织胶+生理盐水注射。结束急诊手术

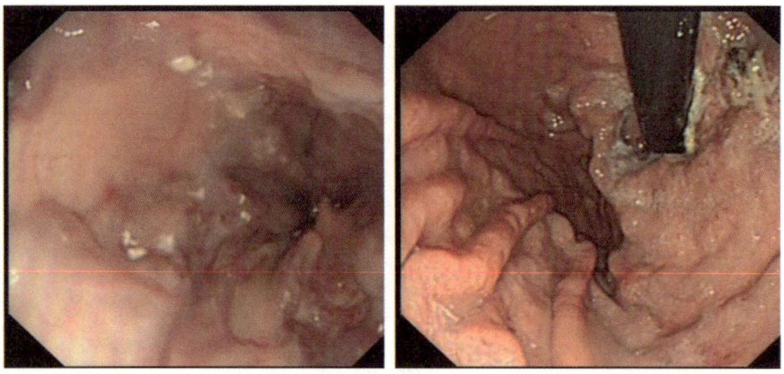

2019 年 12 月 8 日术后复查胃镜，食管静脉曲张较前稍好转，食管、胃底可见上次手术的排胶溃疡。此次对胃底排胶溃疡周边穿刺，补充组织胶水注射，单纯使用聚桂醇注射

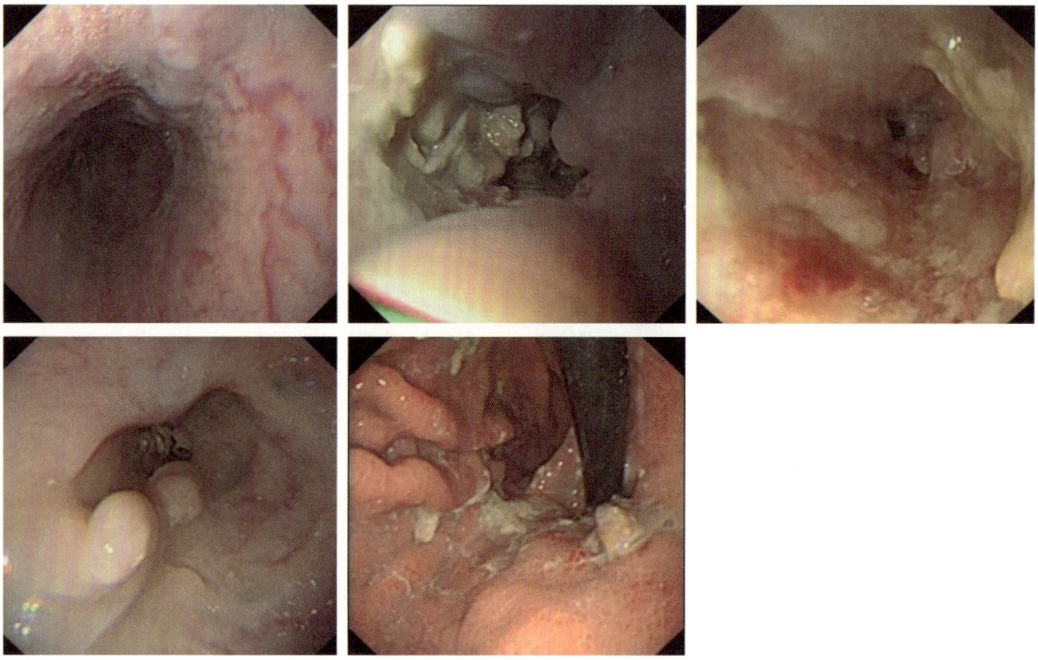

2020 年 1 月 13 日的狭窄

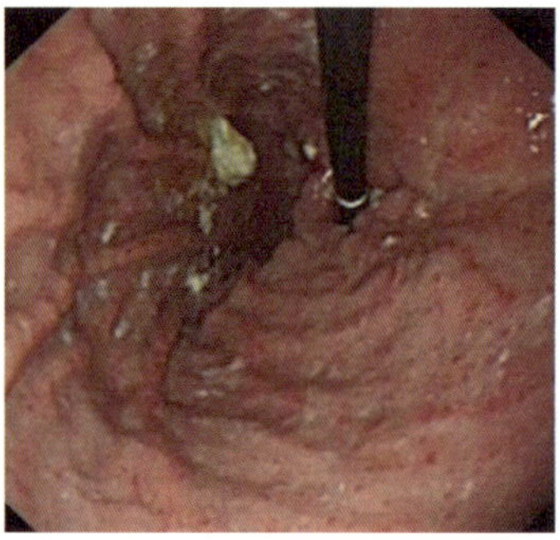

在 2019 年 12 月 18 日再次行胃镜检查，食管静脉曲张较上次明显有好转，但第一次手术残留的排胶溃疡也较深且伴明显的狭窄，普通的胃镜不能通过，更换鼻胃镜（直径 6mm）尚能通过，观察胃底未见静脉曲张，此次未行特殊处理

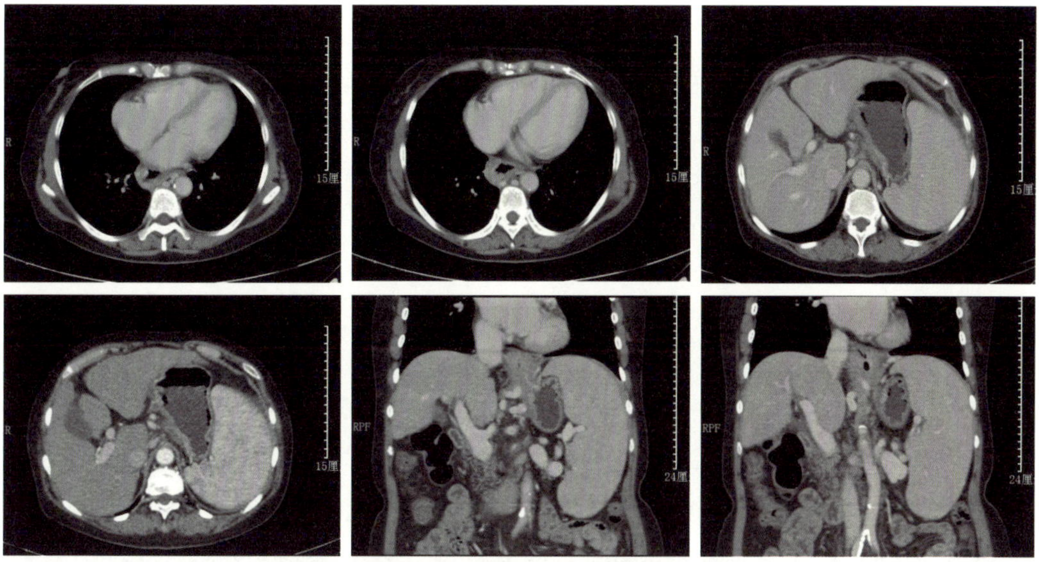

2020 年 1 月 30 日复查 CT，食管管腔尚可，静脉曲张不明显

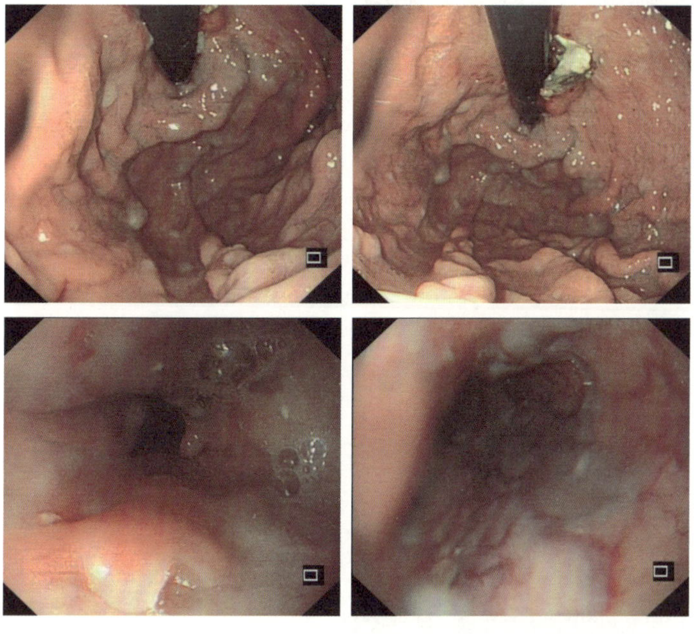

1 年后复查胃镜，食管胃底可见治疗后的改变。此次，普通胃镜能通过

讨论

食管静脉曲张组织胶栓塞治疗容易出现食管狭窄的并发症，大部分不需要扩张、切开等处理。也有部分患者出现完全堵塞的情况，所以对食管静脉曲张患者尽可能不用组织胶栓塞，需要栓塞治疗的时候尽可能精准注入血管内，尽可能减少聚桂醇硬化治疗的量，防止食管狭窄的发生。必要时，可以用狭窄切开、支架置入等方法处理。

病例 7 食管静脉曲张，选择硬化还是套扎？

患者，男性，57 岁，既往有乙肝肝硬化，2020 年 6 月 4 日以“黑便”收住。血常规：WBC 3.16×10^9/L，Hb 82g/L，PLT 114×10^9/L。生化：白蛋白 30.4g/L、胆红素（D/I）7.6/17.4μmol/L、ALT/AST 20.9/22.2IU/L、GGT/ALP 22.7/35.0。电解质正常。凝血功能：PT 15.1s，D- 二聚体 1650μg/L。

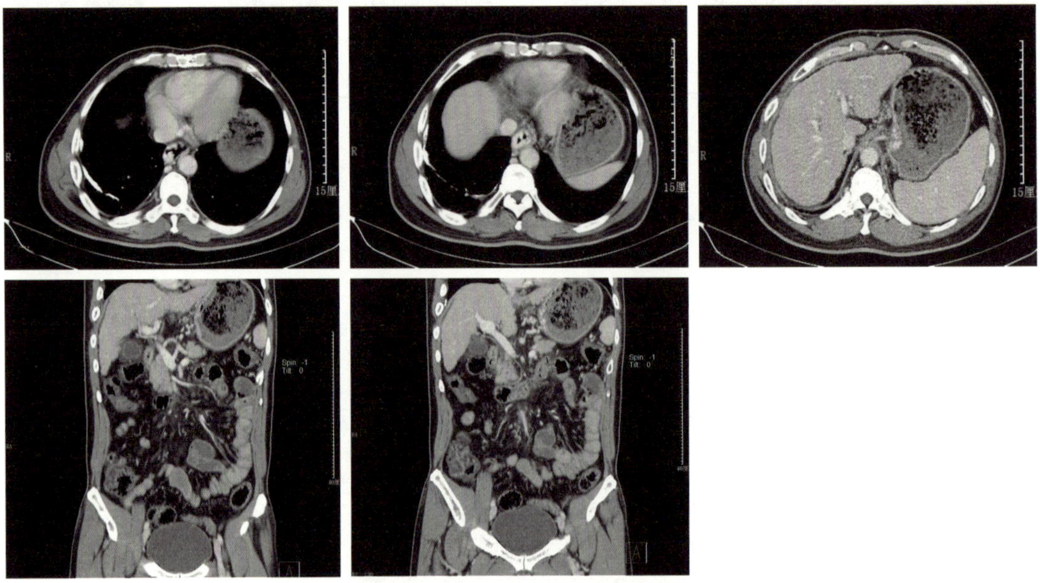

腹部CT检查：食管静脉曲张显露明显，胃腔内有内容物。胃底也可见静脉曲张，考虑食管胃底静脉曲张破裂出血，并可见一脾肾分流道

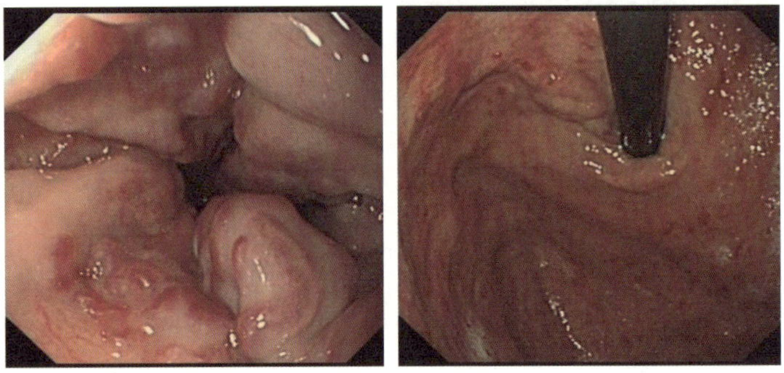

入院后解黑便，量不多，出血稳定后行胃镜检查，可见食管静脉曲张明显，表面红色征阳性。胃底可见静脉曲张

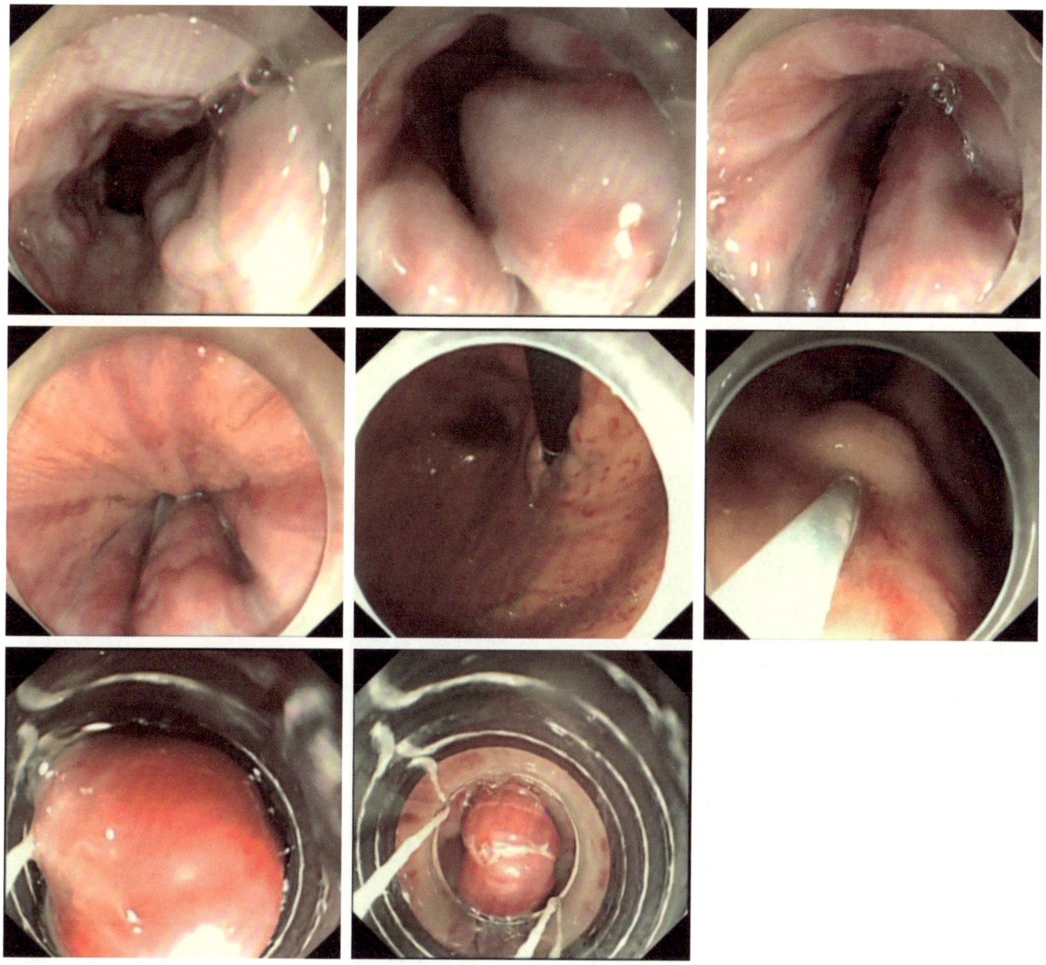

内镜下在胃底静脉曲张穿刺，可见明显的出血，予聚桂醇+组织胶+生理盐水封堵，对食管静脉曲张予套扎治疗。套扎后可见静脉曲张明显有塌陷，在塌陷上方予聚桂醇补充灌注

讨论

对胃底静脉曲张进行组织胶栓塞治疗，对食管静脉曲张进行套扎处理是经典的处理方法。通过这样的方法，大部分的患者可以有很好的效果。关于食管静脉曲张处理套扎，在国内，硬化治疗也是一种值得推广的方法，到底是套扎好还是硬化好，需要高质量的多中心、前瞻性、随机的对照试验研究来得出结论。

病例 8 门静脉海绵样变性

患者，男性，61 岁，既往有肝硬化行脾切除手术，2018 年 10 月 31 日以“黑便 3 天”收住。血常规：WBC 3.04×10^9/L，Hb 73g/L，PLT 168×10^9/L。生化：白蛋白 30.3g/L、胆红素（D/I）3.1/13.4μmol/L、ALT/AST 26.0/42.0IU/L、GGT/ALP 47.0/65.0。电解质正常。凝血功能：PT 11.9s，D-二聚体 6467μg/L。2018 年 11 月 2 日，胃镜提示食管胃底静脉曲张。2018 年 11 月 3 日，上腹部 CT 提示门静脉海绵样变性，食管胃底静脉曲张。2018 年 11 月 6 日，行胃食管静脉曲张栓塞术。2019 年 10 月 26 日，再次行内镜治疗，效果显著。2019 年 10 月 22 日，复查腹部 CT，静脉曲张好转。

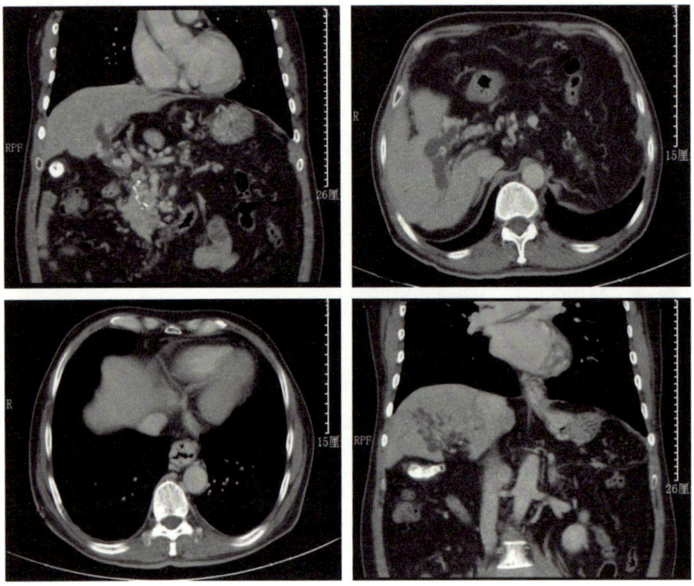

腹部 CT 示门静脉海绵样变性，食管胃底静脉曲张明显

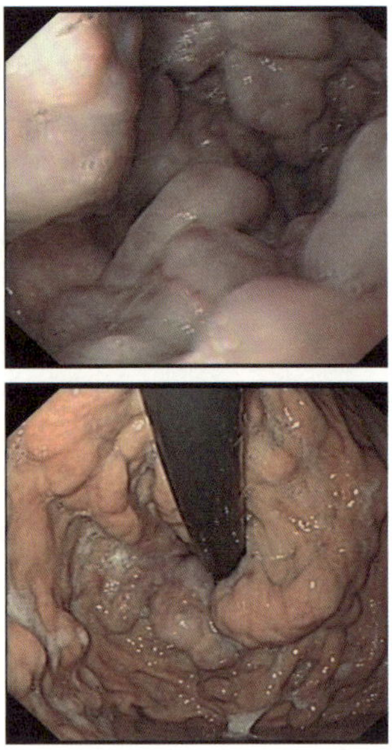

胃镜检查可见严重的食管胃底静脉曲张

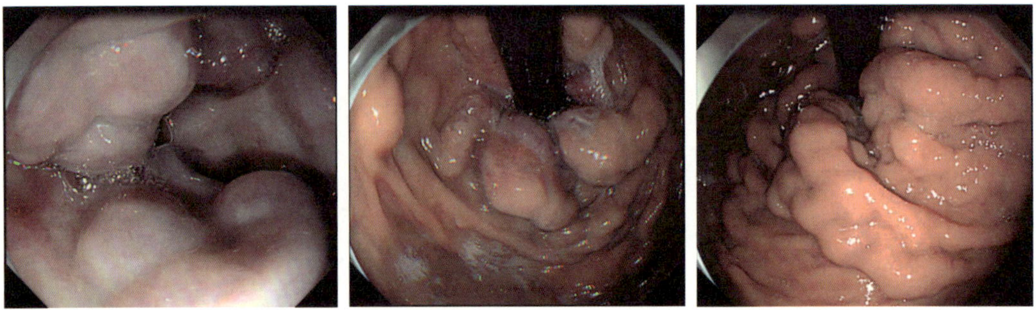

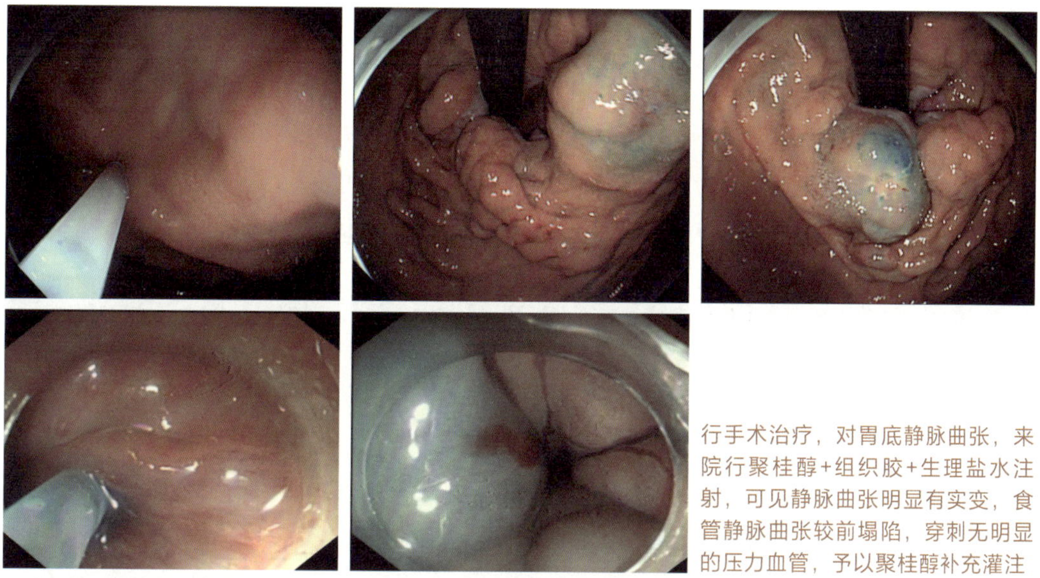

行手术治疗，对胃底静脉曲张，来院行聚桂醇+组织胶+生理盐水注射，可见静脉曲张明显有实变，食管静脉曲张较前塌陷，穿刺无明显的压力血管，予以聚桂醇补充灌注

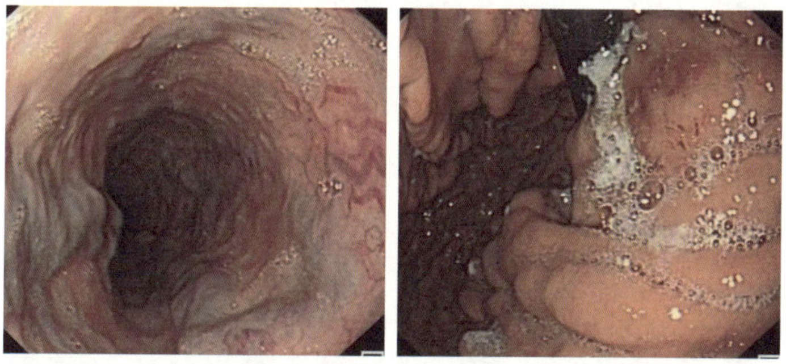

4 周后患者术后复查胃镜，食管静脉曲张较前明显有好转，胃底可见排胶溃疡

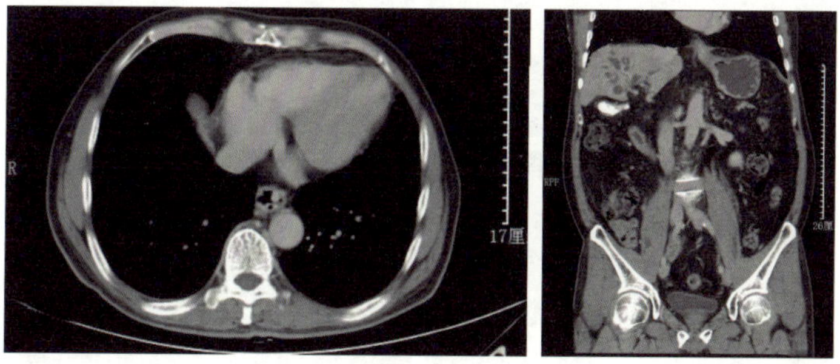

1 年后复查腹部CT，提示食管静脉曲张较前明显有好转，仍有部分残留

讨论

海绵样变性患者在静脉曲张内镜下的治疗效果往往不是非常理想，容易复发。但是，这类患者的TIPS进行得比较困难，也增加了肝移植手术的难度。对于这类患者，内镜下治疗很多时候也会取得意想不到的效果。

病例 9　区域性门静脉高压

患者，男性，47 岁，既往有胰腺外伤术，因“黑便 9 天”于 2019 年 8 月 5 日收住，当地医院使用钛夹止血。血常规：WBC 3.73×10^9/L，Hb 67g/L，PLT 58×10^9/L。生化：白蛋白 34.3g/L、胆红素（D/I）3.2/11.1μmol/L、ALT/AST 21.6/18.8IU/L、GGT/ALP 10.7/41.0。电解质K：3.34。凝血功能：PT 11.2s，D- 二聚体 342μg/L。

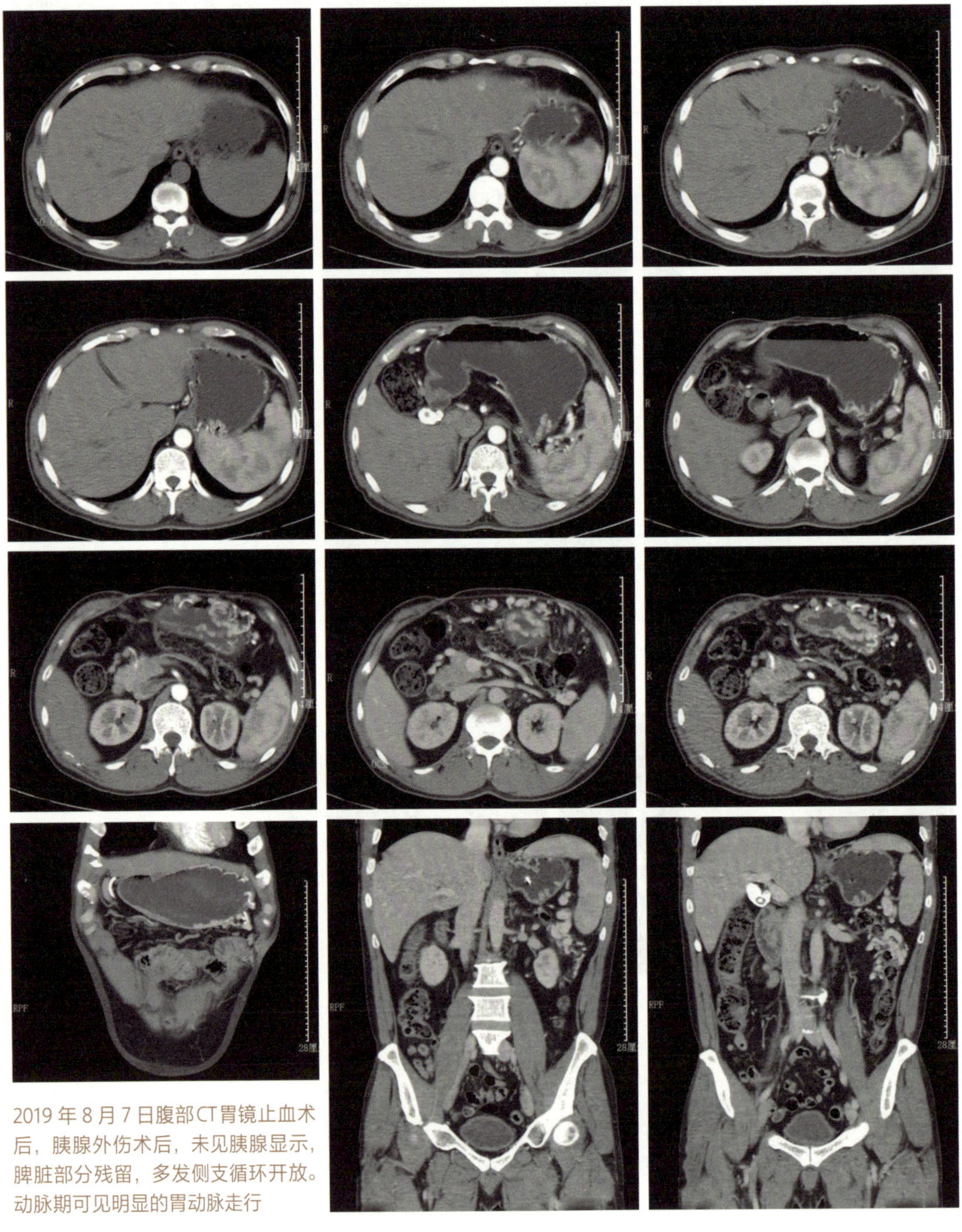

2019 年 8 月 7 日腹部CT胃镜止血术后，胰腺外伤术后，未见胰腺显示，脾脏部分残留，多发侧支循环开放。动脉期可见明显的胃动脉走行

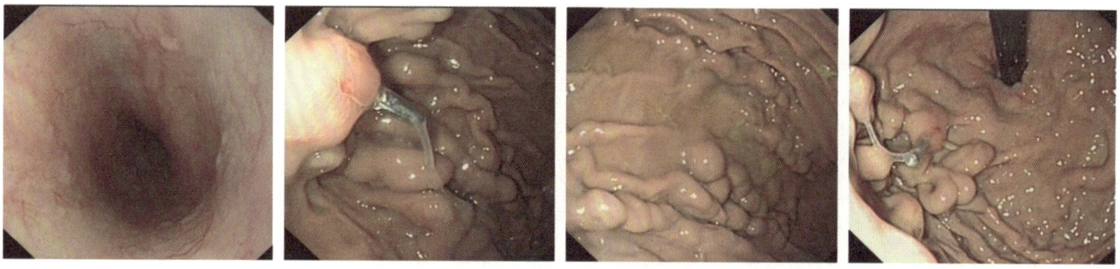

2019 年 8 月 8 日胃镜检查提示胃底、胃体静脉曲张。胃底可见钛夹止血术后

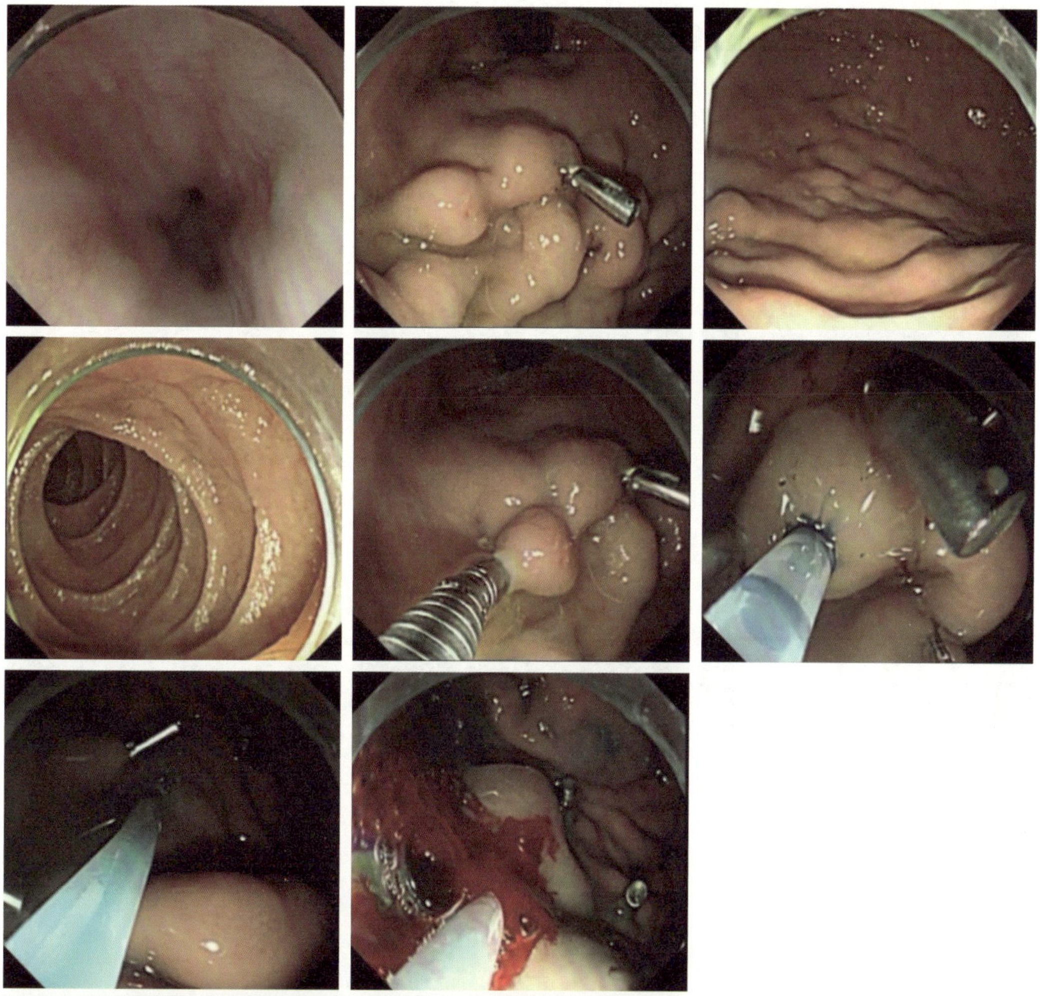

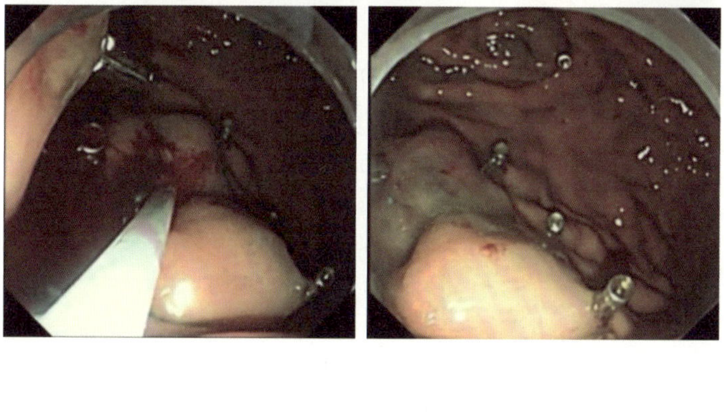

2019 年 8 月 14 日行手术，食管未见静脉曲张，胃底、胃体可见静脉曲张，十二指肠球部、降部未见异位的静脉曲张。考虑胰腺外伤术后引起的胰源性静脉曲张。予钛夹分段夹闭后，流入道、流出道穿刺后，予以聚桂醇+组织胶注射。封堵后多点穿刺，无静脉曲张压力性出血

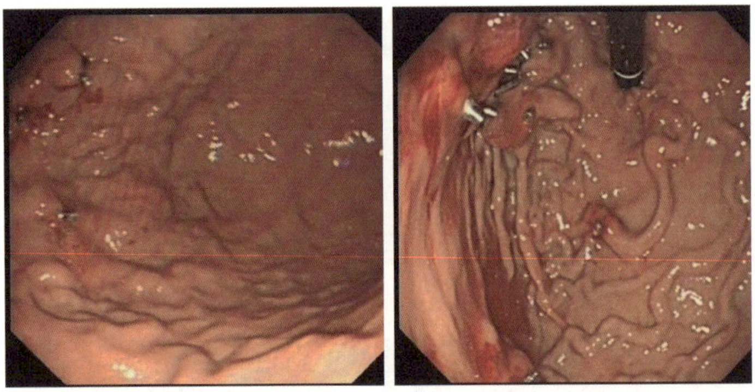

术后 1 个月复查胃镜，胃底静脉曲张较前塌陷，多处穿刺的实变明显，残留 1 处静脉曲张，再次进行组织胶治疗

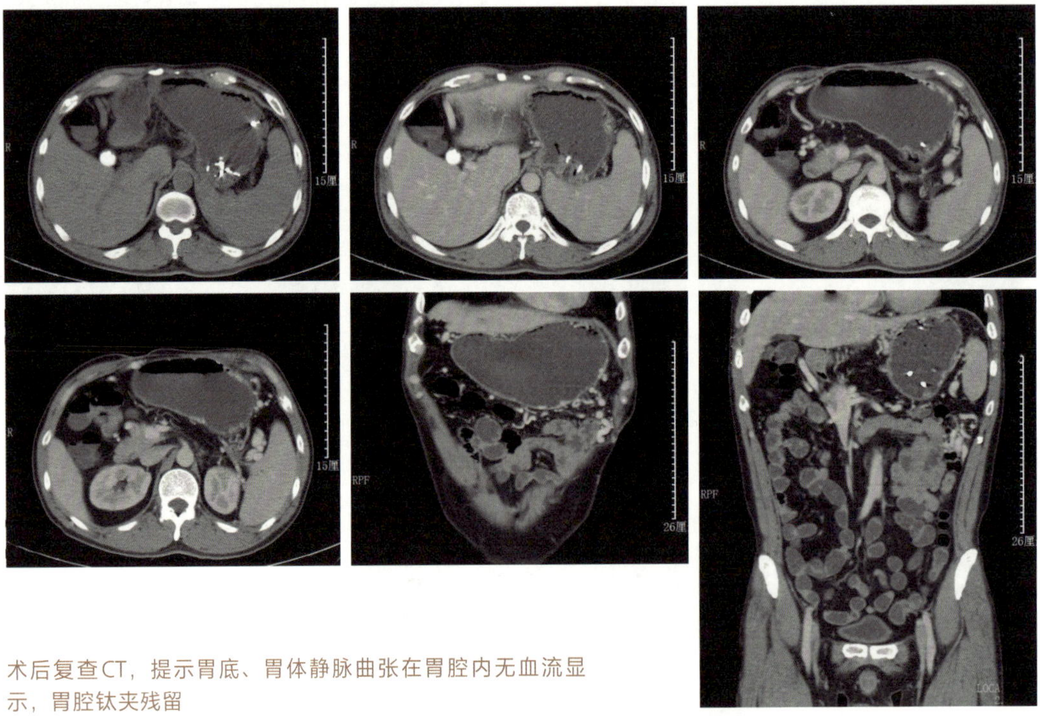

术后复查 CT，提示胃底、胃体静脉曲张在胃腔内无血流显示，胃腔钛夹残留

讨论

区域性门静脉高压首选的治疗方法不是内镜下治疗。对于急性出血的患者，可以行内镜下止血。如果患者拒绝外科手术，也可以行内镜下治疗，但是容易复发，最好采用以脾切除为基础的外科手术。

病例 10 食管静脉曲张伴胃角溃疡

患者，女性，72 岁，否认肝炎病史，因“呕血 1 天”于 2020 年 2 月 4 日收住。2020 年 2 月 10 日胃镜检查，提示食管静脉曲张，胃角溃疡，有淋巴瘤的可能，胃角黏膜病理考虑炎性溃疡，3 个月后复查胃镜示溃疡愈合。

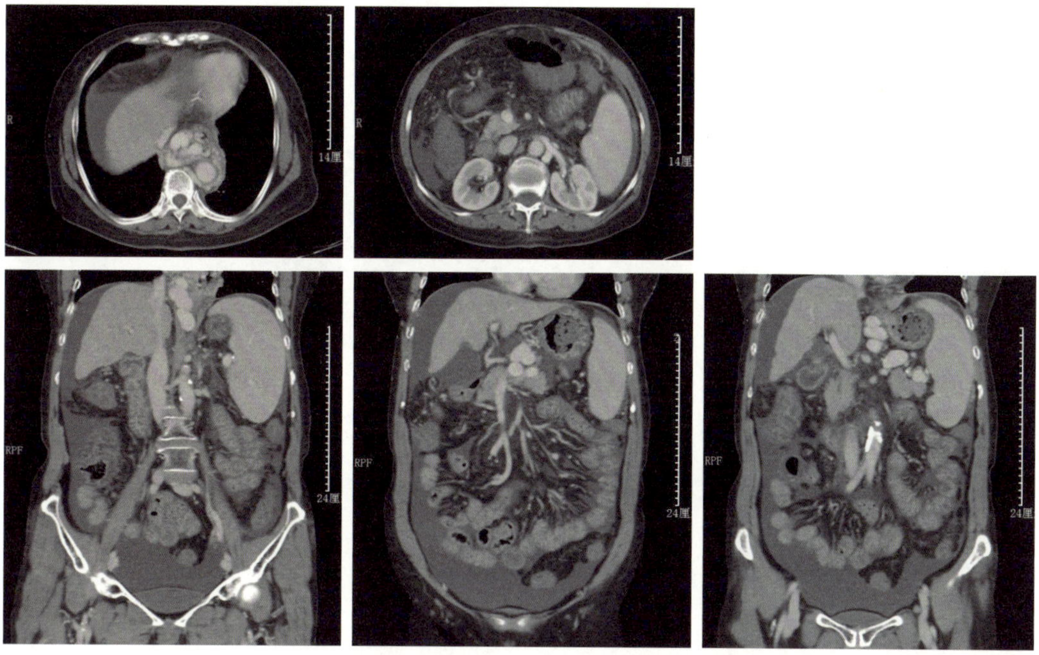

腹部 CT 示食管旁可见粗大的静脉曲张，腹腔有大量的腹水，胃底未见明显的静脉曲张穿入，脾静脉迂曲明显

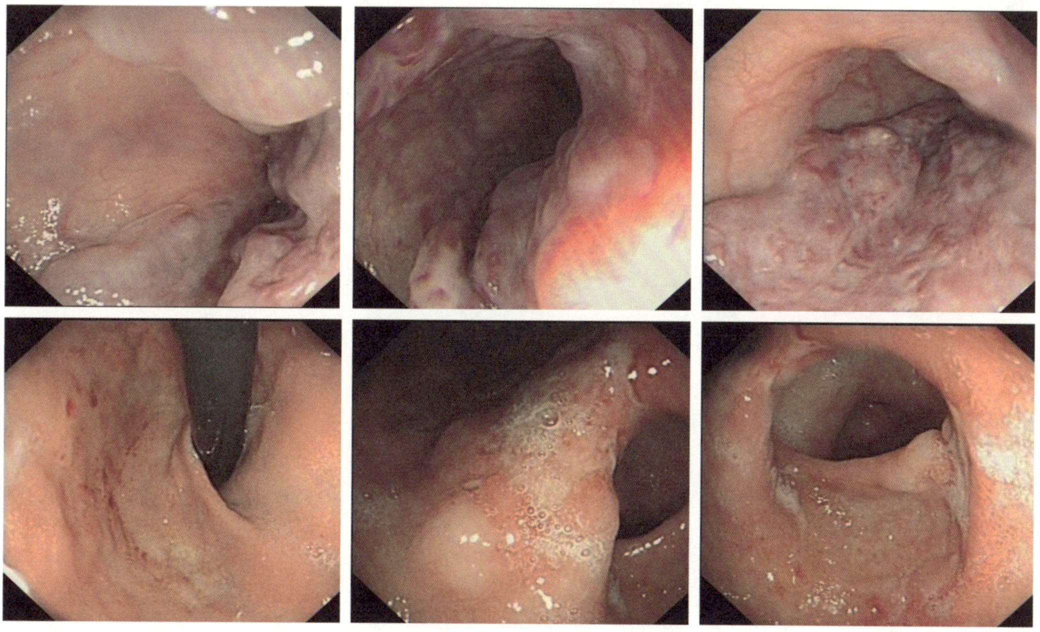

胃镜可见食管静脉曲张十分明显，连通并且扁平，表面红色征阳性。胃底未见明显的静脉曲张，这与腹部 CT 灌注成像符合。在胃角可见一溃疡，予以多块活检

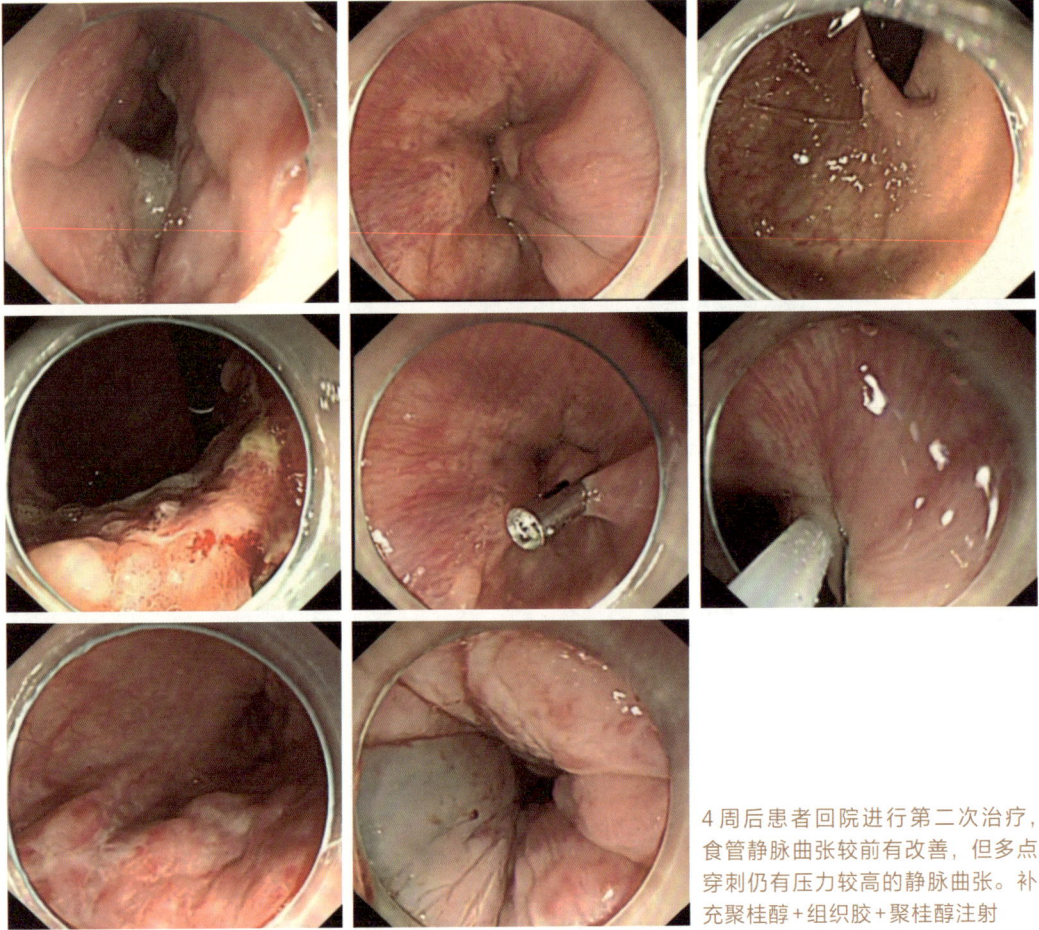

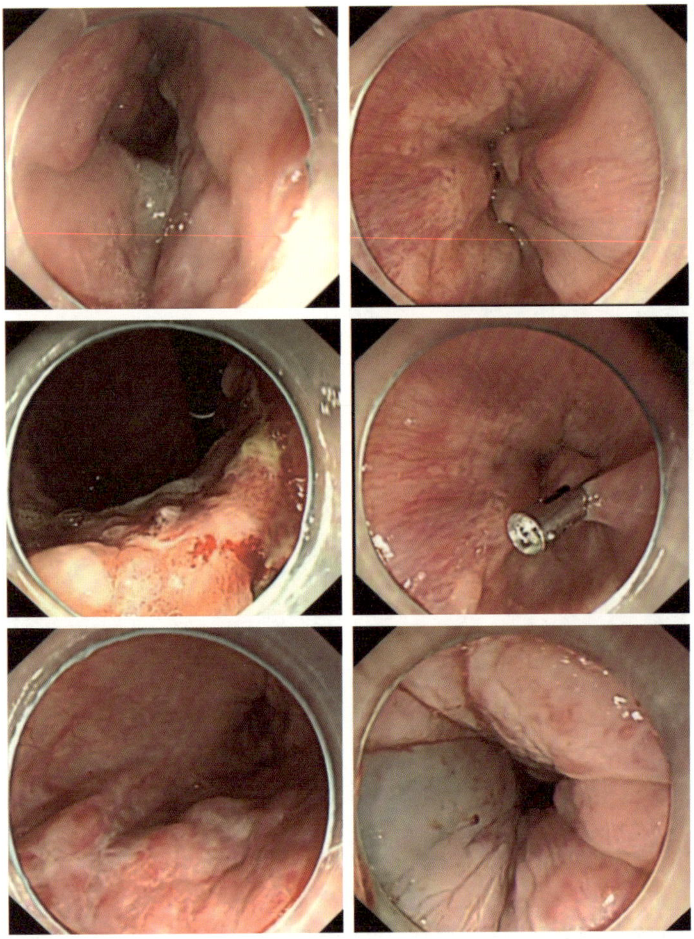

4周后患者回院进行第二次治疗，食管静脉曲张较前有改善，但多点穿刺仍有压力较高的静脉曲张。补充聚桂醇+组织胶+聚桂醇注射

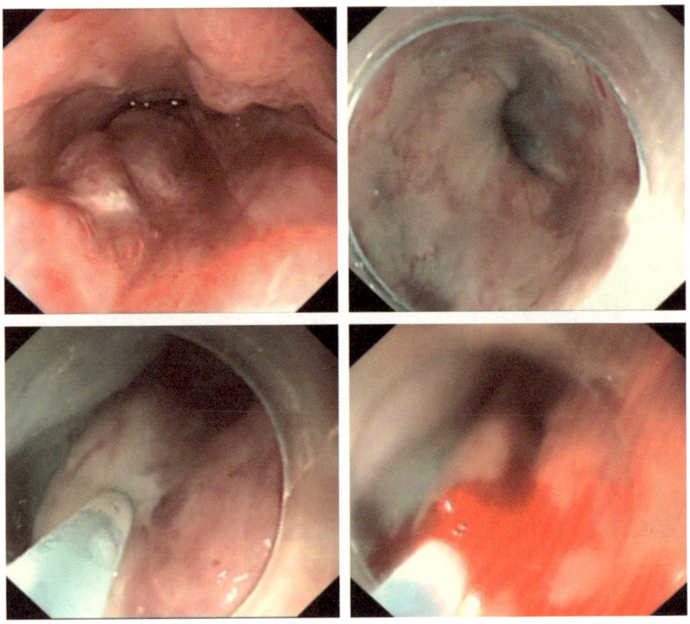

胃镜可见食管重度静脉曲张，胃角溃疡在充气后有出血。由于食管静脉曲张过于粗大，在下段予以钛夹限流后，使用聚桂醇+组织胶+聚桂醇多点注射，可见食管静脉曲张明显有实变

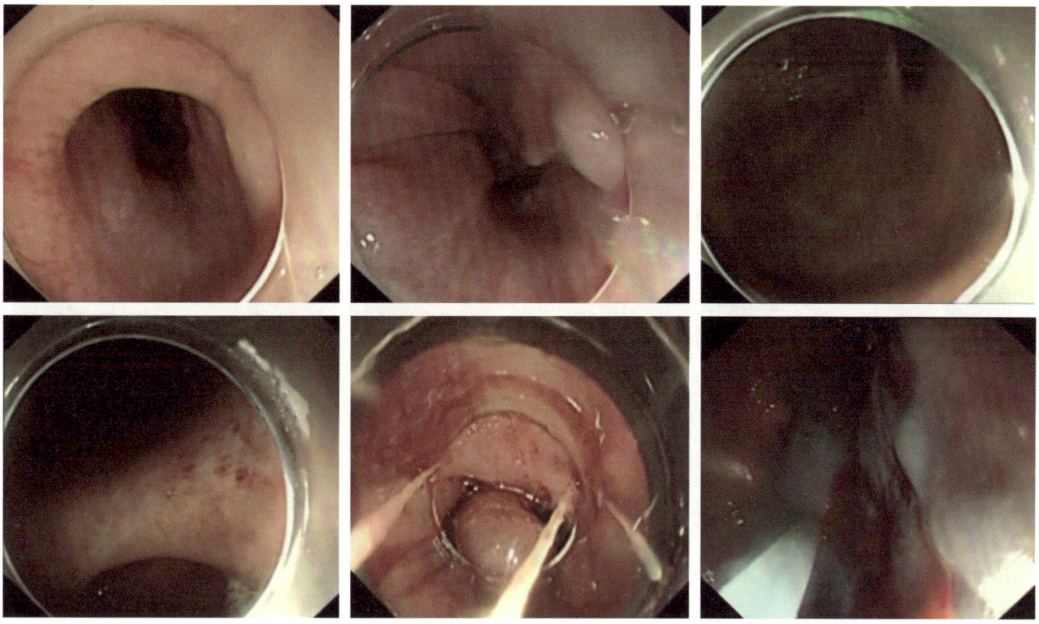

术后 3 个月，患者回院行第三次治疗，食管静脉曲张较前好转，但仍有数条静脉曲张。由于之前的硬化剂的效果欠佳，我们此次采用套扎加硬化剂聚桂醇灌注。胃镜示溃疡愈合

讨论

此例患者也是有单纯的食管静脉曲张。根据CT检查，考虑与食管旁静脉曲张有关，食管静脉曲张是从食管旁静脉曲张穿入食管内引起，可以进行套扎，也可以进行硬化栓塞治疗。在进行食管胃静脉曲张内镜下治疗的同时，我们不要忘记对食管胃进行检查，排除肿瘤、溃疡等其他的疾病。

病例 11 内镜治疗术后门静脉海绵样变性

患者，男性，66 岁，既往有乙肝病史，有肝功能异常。2020 年 7 月 8 日以“黑便”收住。住院期间查血常规：WBC 4.89×10^9/L，Hb72g/L，PLT 89×10^9/L。生化：白蛋白 32.7g/L、胆红素（D/I）5.6/12.3μmol/L、ALT/AST 120.3/82.4IU/L、GGT/ALP 58.5/49.0。电解质正常。凝血功能：PT 16.9s，D-二聚体 3440μg/L。

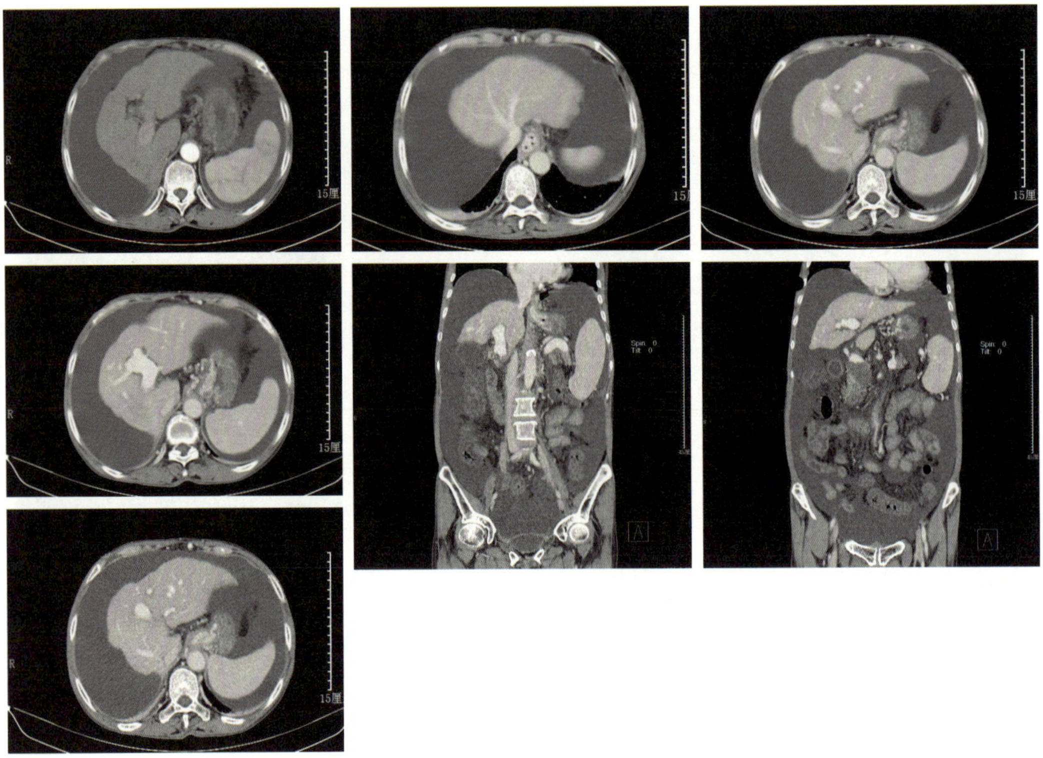

腹部CT检查，示肝脏萎缩明显，伴大量的腹水。食管、胃底均可见静脉曲张

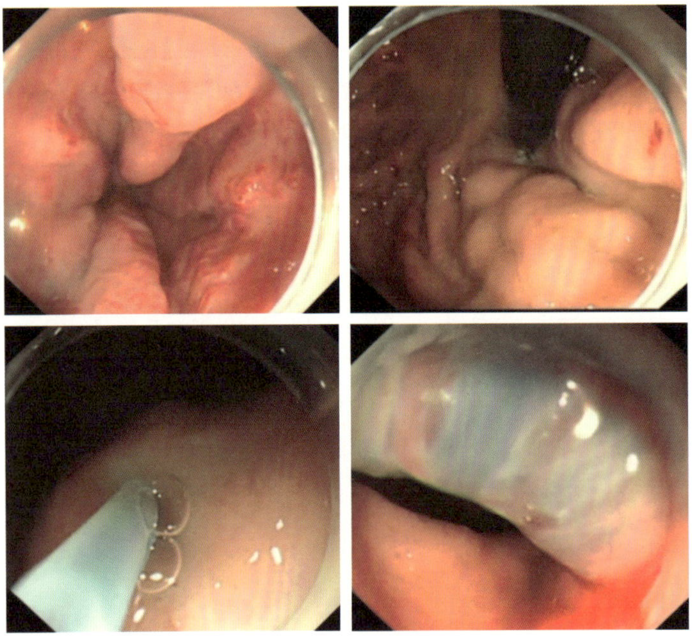

手术中可见食管粗大的静脉曲张，胃底也有粗大的静脉曲张，结合腹部CT检查，考虑胃底食管静脉相通，在胃底静脉曲张处注入聚桂醇+组织胶+生理盐水，食管静脉曲张可见灌注

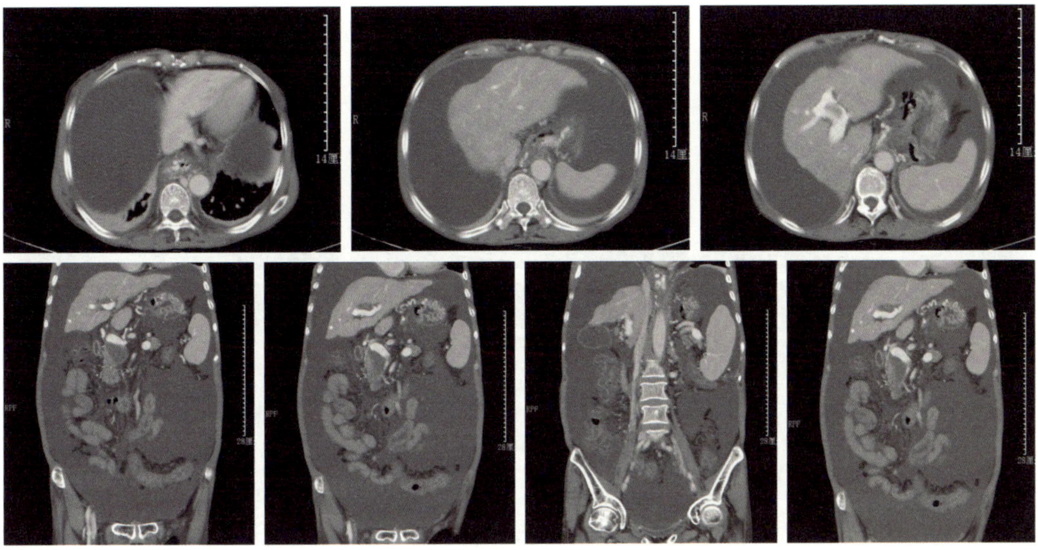

术后 1 个月患者复查腹部CT，示消化腔内静脉曲张较前好转，但是门静脉系统出现海绵样变性

讨论

患者经过内镜治疗后 1 个月复查CT，发现门静脉血栓，术前未见血栓，考虑为急性症状性门静脉血栓形成，患者无血栓相关的临床表现，这是门静脉血栓的抗凝治疗的最佳指征，应该尽快进行抗凝治疗，密切随访腹部CT的情况。同时，要注意血栓相关的临床表现，比如腹痛、发热等，如果血栓无法被控制，可以尽早进行TIPS治疗，必要时进行肝脏移植。

病例 12 介入科TIPS术后出血

患者，男性，65 岁，既往有乙肝肝硬化病史，2020 年 7 月 15 日以“黑便 7 天，呕血 1 天”收住。住院期间查血常规：WBC 4.56×10^9/L，Hb 64g/L，PLT 81×10^9/L。生化：白蛋白 30.3g/L、胆红素（D/I）8.5/13.4μmol/L、ALT/AST 87.3/128.0IU/L、GGT/ALP 57.2/98.6。电解质低钾。凝血功能：PT 19.0s，D－二聚体 3680μg/L。有胃出血外科手术止血术史（具体不详）。既往曾经行TIPS治疗。

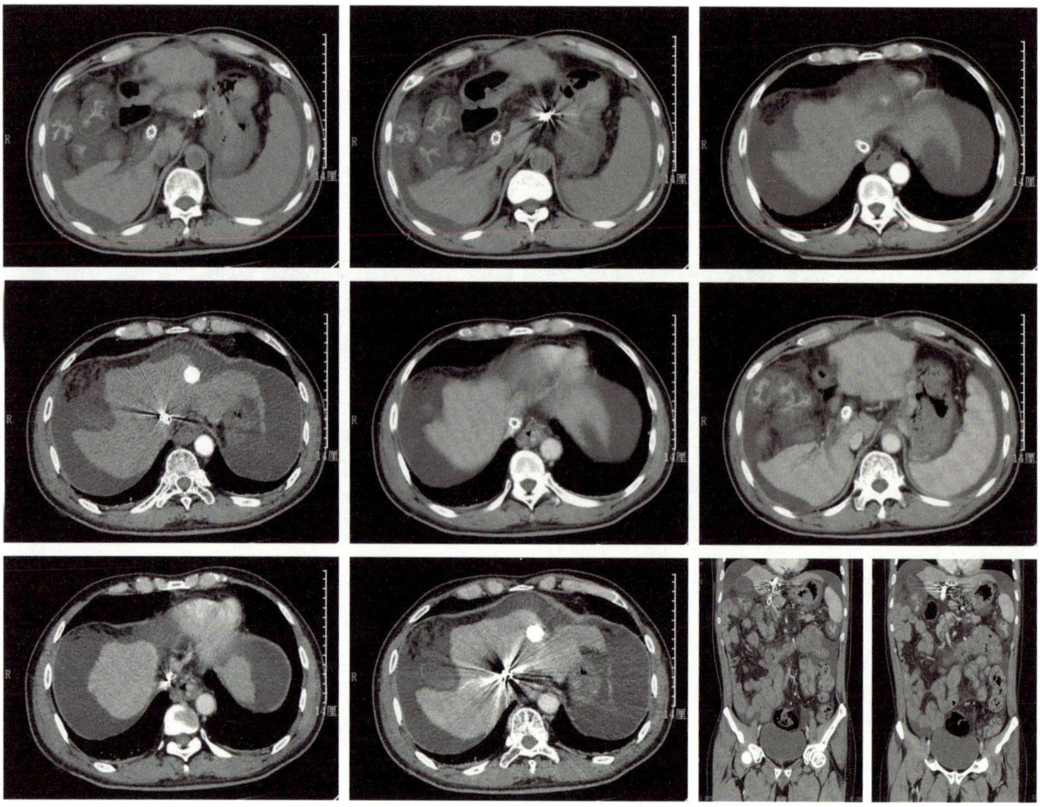

术前CT提示，既往行TIPS+胃左静脉栓塞手术后改变，食管胃底静脉曲张

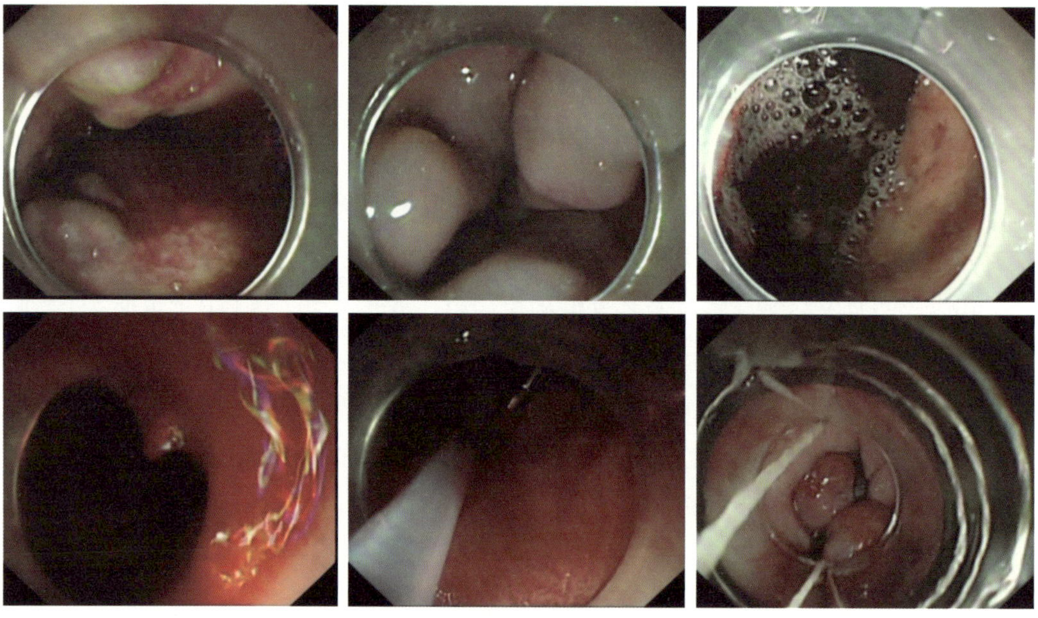

在内镜手术的过程中，食管静脉曲张明显伴陈旧性血迹附着，在胃底近贲门处可见1处糜烂灶，考虑合并门体分流，予1枚钛夹夹闭，夹闭后可见贲门口及胃底糜烂灶出现飙血，在流入道予以组织胶注射，可见食管静脉曲张的程度较前有改善。在胃底静脉曲张堵塞后，食管静脉曲张在近贲门口处密集套扎

讨论

该例患者既往因肝硬化门高压出血反复发作，曾经行外科手术治疗与介入治疗，在TIPS治疗的同时行胃左静脉栓塞治疗，术后又出现食管胃静脉曲张复发并破裂出血，同时出现大量的腹水。治疗上，可以继续介入治疗。该患者的支架是通畅的，可以使用更换支架、疏通支架等治疗方法，也可以在内镜下进行处理，如果患者的内镜与介入治疗的效果不佳，肝移植是较好的选择手段。

病例 13 重度食管静脉曲张导致进食梗阻

患者，男性，70岁，既往有乙肝、肝硬化、肝癌的病史，2019年12月4日以“呕血、黑便3天”收住。患者入院前1个月出现进行性进食梗阻感。血常规：WBC 3.74×10^9/L，Hb74g/L，PLT 63×10^9/L。生化：白蛋白27.9g/L、胆红素(D/I) 5.8/13.4μmol/L、ALT/AST 37.5/64.0IU/L、GGT/ALP 46.7/82.0。电解质正常。凝血功能：PT 18.5s，D-二聚体22082μg/L，AFP 777.28ng/mL。

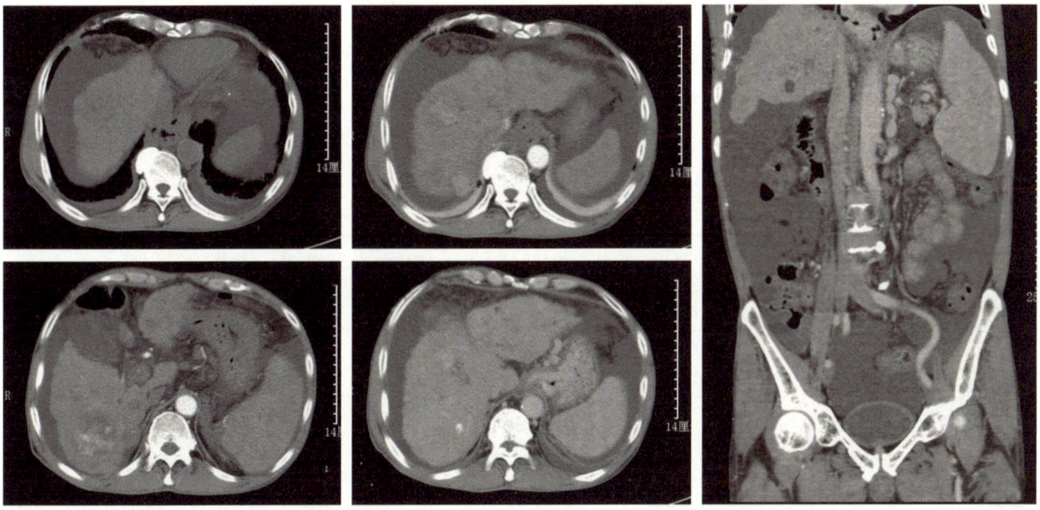

2019年12月6日，全腹部CT提示肝癌、食管胃底静脉曲张；脾胃、脾肾分流，门静脉多发癌栓，食管腔静脉曲张几乎堵住食管腔

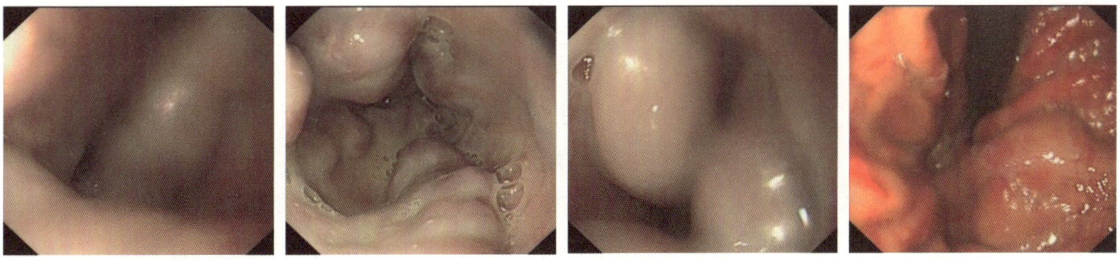

胃镜提示食管重度静脉曲张，导致食管腔狭窄，充气后胃镜镜身勉强可以进入胃腔，同时存在胃底静脉曲张与门静脉高压性胃病

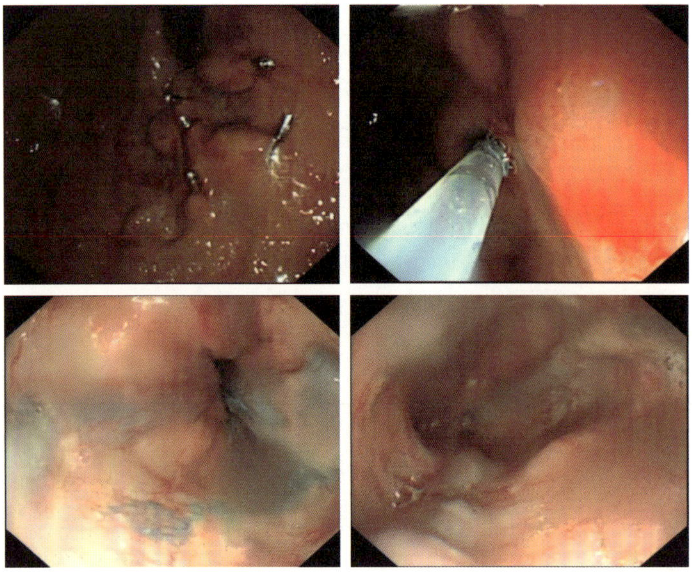

2019 年 12 月 6 日，根据术前CT评估，存在胃肾分流、脾肾分流的情况。在胃底多发瘤状静脉曲张，予以钛夹夹闭限流。在胃底寻找来源多处的组织胶封堵后，食管静脉曲张曲张明显缩小，食管腔暴露，进“境”自如通畅

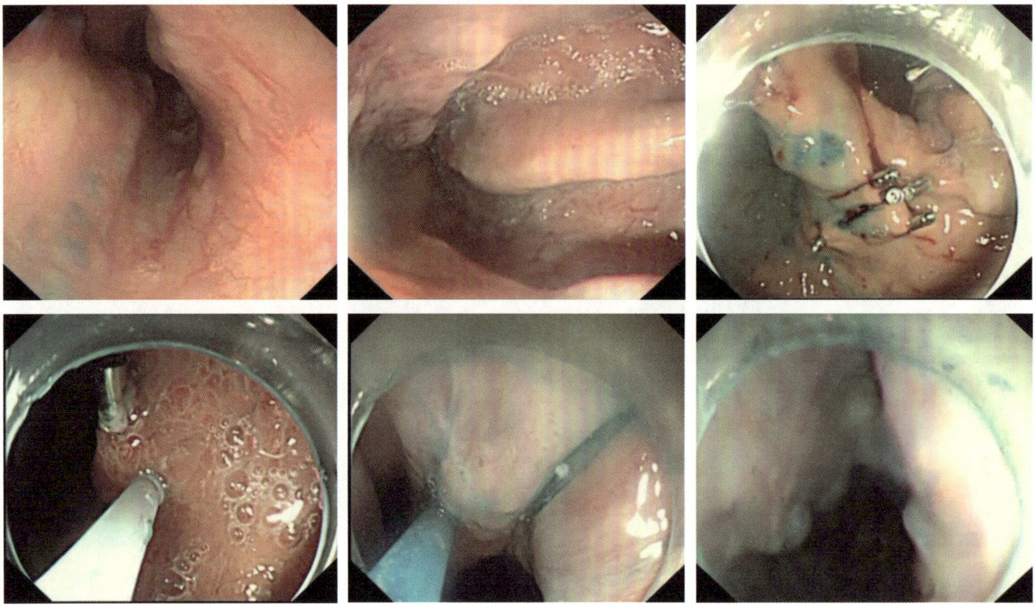

患者在静脉曲张治疗后有进食梗阻感消失。2019 年 12 月 20 日第二次治疗时，食管静脉曲张可见胶颗粒沉着，静脉曲张较前有改善。此次在胃底继续多点穿刺，寻找残留的血管，及时进行补充注射。食管静脉曲张的穿刺出血的压力也不高，继续用硬化剂灌注

讨论

食管静脉曲张导致进食梗阻感的病例还是比较少见的。这例患者的食管静脉曲张的直径大于 2cm，套扎治疗显然是不妥的。此类患者在通过腹部CT检查找到来源血管并给予组织胶栓塞治疗，可以得到有效的处理。如果没有肿瘤以及血栓，应该进行HVPG检查，压力不高，效果是不错的。

病例14 考虑肝硬化伴食管胃静脉曲张破裂出血的患者，是否保持按原方案处理？

患者，男性，33岁，呕血1天，于2023年11月6日入院。患者在食用煎饼后出现呕血，为鲜红色，量约30mL，同时有大量出汗、心悸、口腔黏膜苍白、头晕等症状，在当地医院予液体复苏、止血等保守治疗。转至我院急诊科诊断为“食管胃静脉曲张破裂出血”，对症处理后收住。2018年，体检发现血小板减少，腹部超声显示脾肿大，考虑肝硬化，未治疗。在本次就诊前6个月，患者在外院的腹部CT增强和腹部超声检查提示脾、副脾肿大，脾内多发结节，门静脉和脾动脉压力升高伴侧支循环，类风湿因子、抗核抗体、免疫球蛋白试验（IgM、C3、C4）、肝炎系列、巨细胞病毒、EB病毒、可萨基病毒、巨细胞病毒和骨髓穿刺等检查排除了自身免疫性疾病、类风湿关节炎、免疫球蛋白缺乏综合征、病毒感染和血液系统疾病，考虑隐源性肝硬化。2个月前，外院胃镜检查显示食管胃静脉曲张，检查过程中出现静脉曲张破裂出血，采用内镜止血后收住ICU治疗半个月出院。本次入院后，我科于2023年11月7日行食管静脉曲张内镜硬化治疗及胃静脉曲张组织胶栓塞治疗（Lesmi gf D1.5 Rf2）。术后，患者的一般情况稳定。

患者否认酗酒史以及明显的药物性肝损伤使用史。其祖父和曾祖父都患有呕血史，原因不明。

入院查体：脉搏62次/分，呼吸频率18次/分，血压113/64mmHg，体温36.5℃，体重74kg，身高176cm。触诊显示脾脏肿大，有中等至坚硬的黏稠度。

实验室检查：血红蛋白58g/L，血小板计数61×10^9/L。凝血酶原时间和D-二聚体，偏高。肝功能评估显示胆红素、转氨酶的水平正常，白蛋白30.7g/L。肝炎病毒、自身免疫性肝病、铜蓝蛋白和常见的肿瘤标志物的评估结果均为阴性。结核感染的细胞检测结果为阴性。腹水显示有核细胞计数增加（83×10^6/L），腺苷脱氨酶正常，厌氧菌、真菌和细菌的培养结果为阴性，隐球菌抗原试验为阴性。腹水细胞学检查未发现肿瘤细胞。

CT门静脉造影显示门静脉高压伴食管胃静脉曲张。腹部CT示门静脉高压，食管胃静脉曲张，脾脏多发血管化良好的结节。脾脏磁共振成像（MRI）及弥散加权成像（DWI）显示脾脏多发结节，脾肿大，门静脉高压，有少量的腹水，伴肝硬化及多发囊肿。肝弹性图显示F2～F3。脾声学成像显示脾内多发结节，提示血管畸形的可能性。腹部液体彩色多普勒超声提示中度腹水。HVPG测量肝右静脉垂直支楔形肝静脉压（WHVP）为26mmHg（球囊闭塞后肝静脉造影可见明显的侧支循环）。测量游离肝静脉压（FHVP）为24mmHg（右肝静脉血管造影显示侧支循环突出）。门静脉压力梯度（PPG）测量为2mmHg，表明该患者的实际压力梯度并不大，主要可能是存在肝内静脉分流。肝活检显示肝细胞轻度增生，门静脉有轻度的炎症细胞浸润。免疫组织化学和特殊染色显示肝脏结构良好，没有肿瘤病变的证据，F2。不考虑肝硬化。

术前评估情况如下。

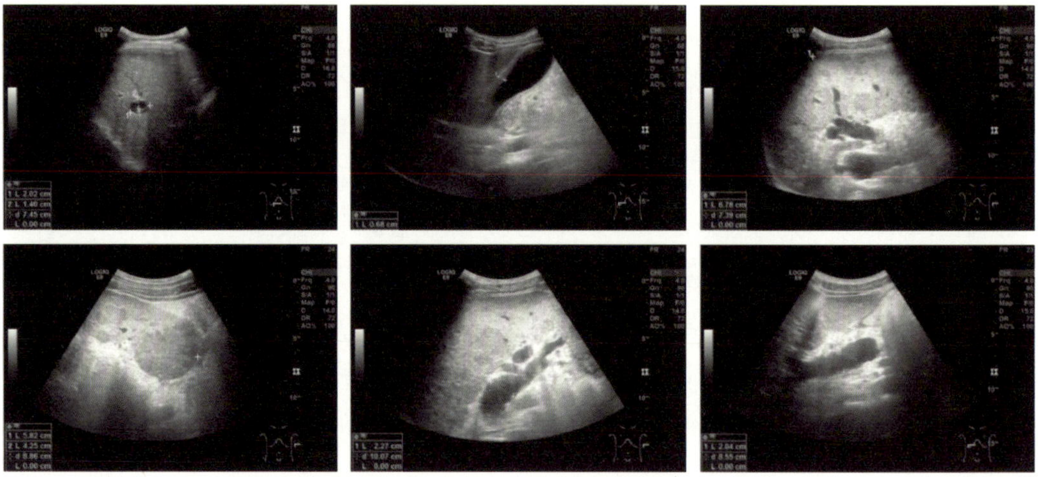

肝、胆、胰、脾彩色多普勒超声检查

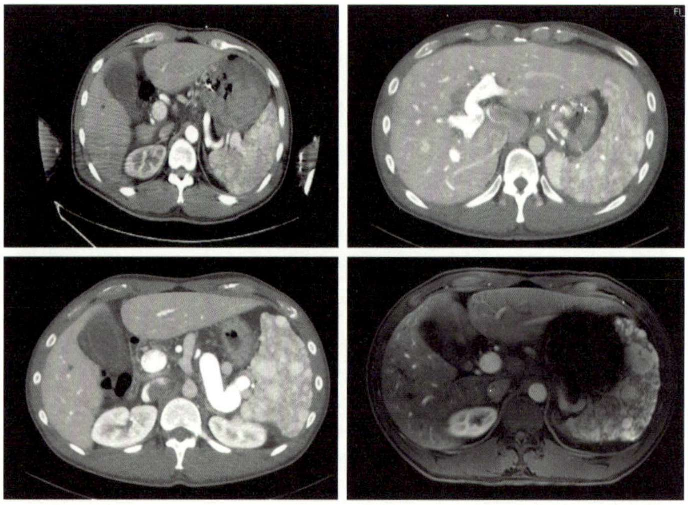

腹部影像学图像。腹部CT示门静脉高压，食管胃静脉曲张，脾脏多发血管化良好的结节。MRI示脾脏多发结节，脾肿大，门静脉高压，有少量的腹水，伴肝硬化及多发囊肿

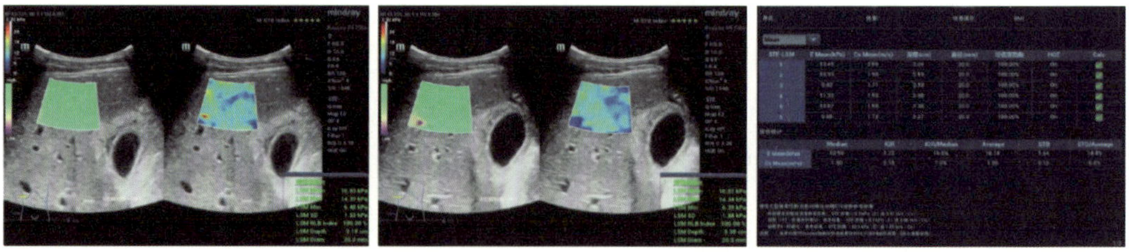

肝脏超声弹性成像：使用迈瑞 R9T 进行肝脏横波弹性成像（STE），6 次测量结果的中位弹性值为 10.90kPa

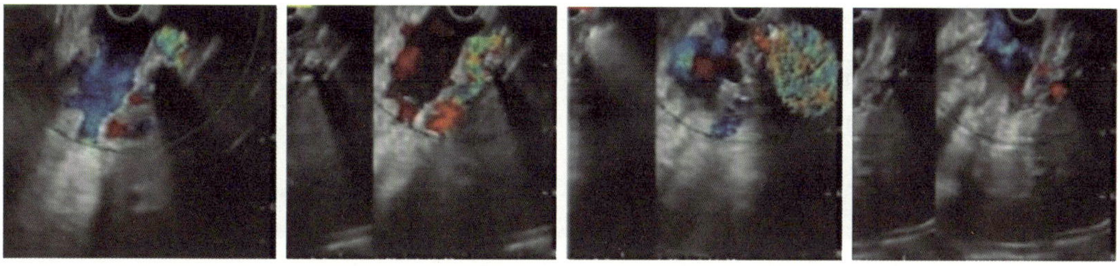

2023 年 11 月 7 日直视联合超声胃镜下行食管静脉曲张内镜的硬化治疗及胃静脉曲张组织胶栓塞治疗（Lesmi gf D1.5 Rf2）

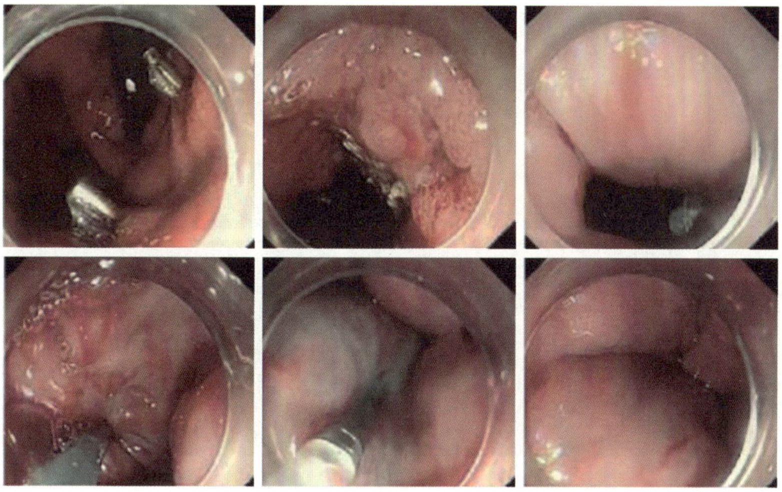

胃镜示食管和胃静脉曲张（Lesmi gf D1.5 Rf2），给予硬化栓塞治疗

2023 年 11 月 20 日，患者再次呕血。胃镜检查发现胃腔内有大量的鲜红色血液残留，在贲门近端小弯曲处，观察到血栓头，并采用组织胶栓塞治疗。

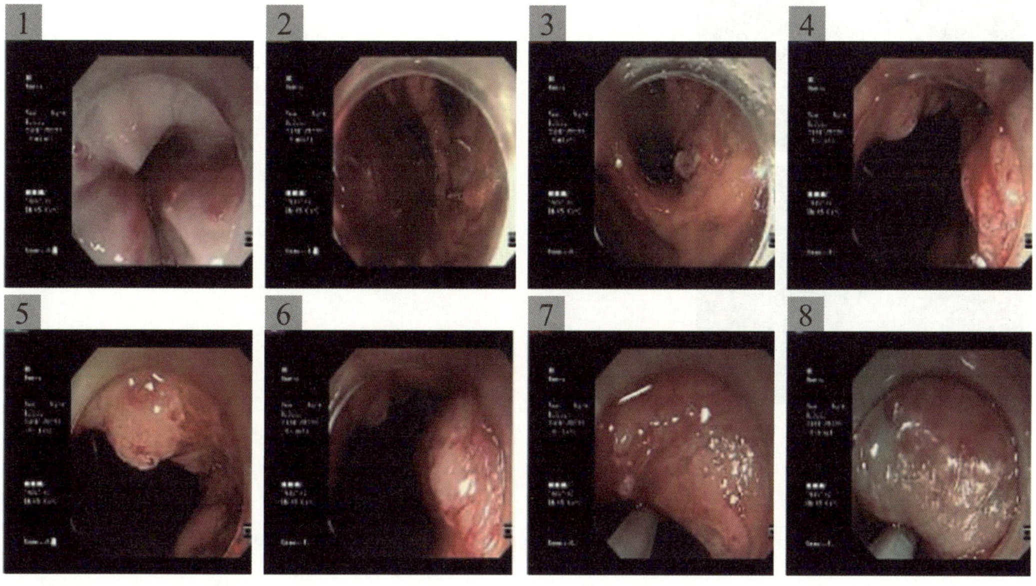

术后再次评估病因以及治疗方案

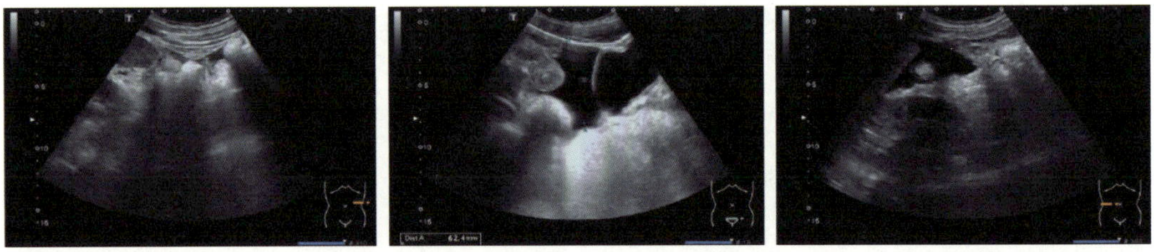

腹部彩色多普勒超声检查：肝、脾、双侧结肠弯曲及下腹周围可见低回声游离液区。流体量为最小至中等，深层深度约为 6.24cm

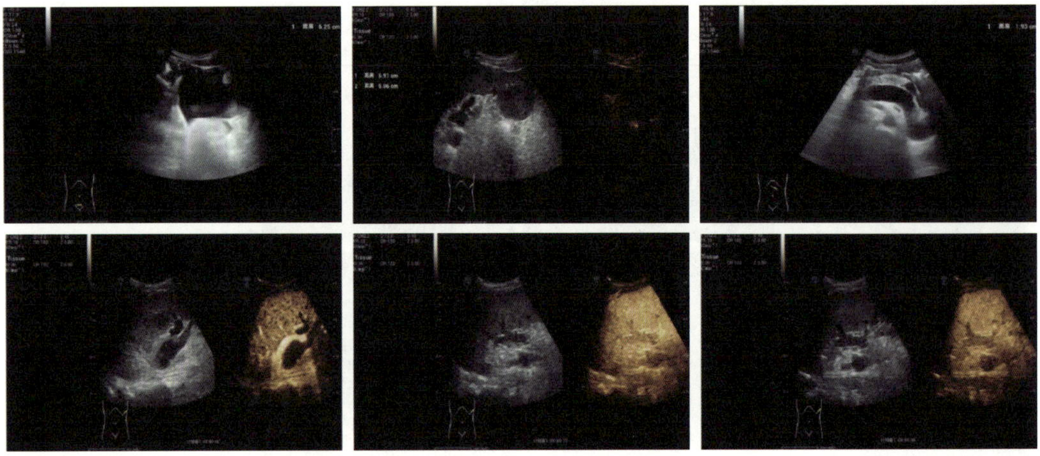

脾脏声学成像：经腹超声检查，结合其他的影像学检查结果，显示该患者当前的超声表现：腹腔内有适量的游离液体，伴低回声区，下腹深度约为 6.25cm

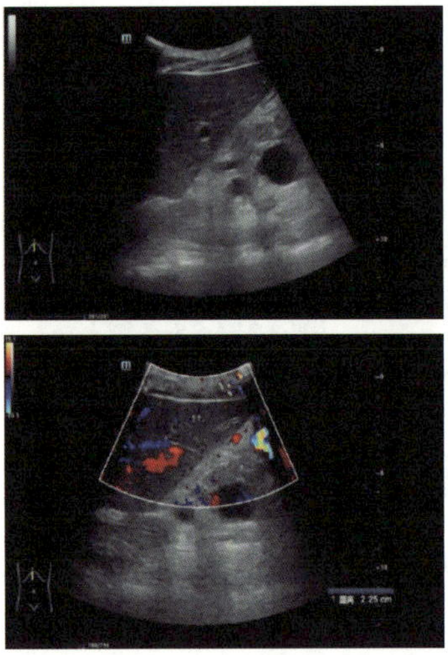

超声引导下肝脏活检

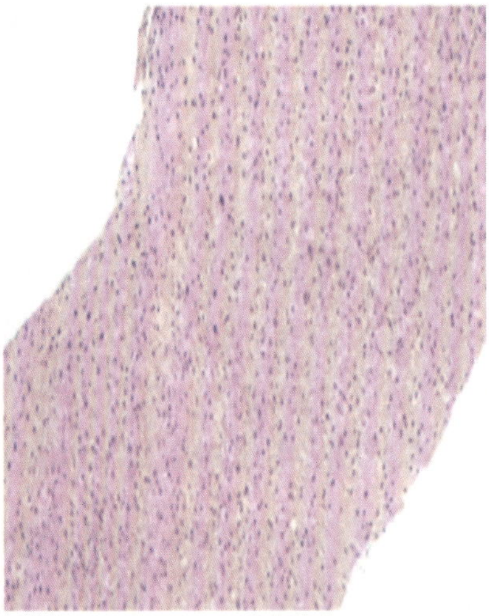

肝活检病理：肝细胞轻度增生，门管区有轻度的炎症细胞浸润。免疫组织化学和特殊染色提示肝脏结构相对规则，无明显的肿瘤病变

MDT讨论：请放射科、介入科、肝胆外科会诊讨论后考虑脾病变引起区域性门静脉高压导致的食管胃静脉曲张。

治疗方案为脾切除术。

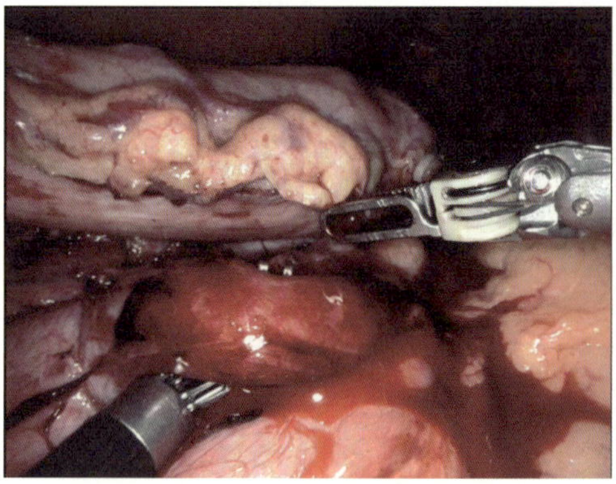

（a）

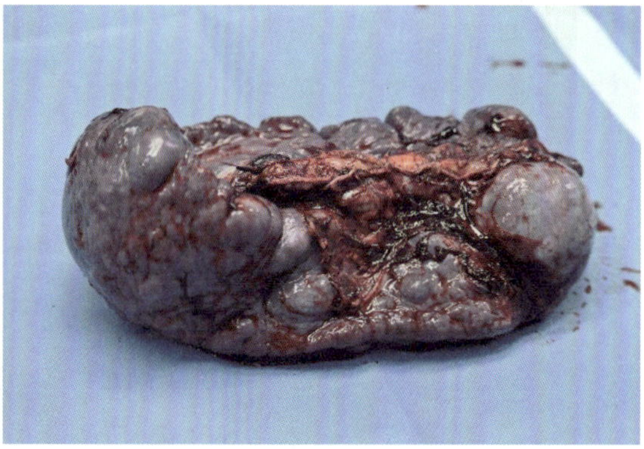

（b）

使用达芬奇机器人进行腹腔镜脾切除术：通过下腹部切口，插入机械臂和照相机。将脾动脉和脾静脉结扎。将电凝术用于分离腹膜粘连和脾韧带，打开并横切网膜滑囊。（a）术中结扎脾动脉。（b）脾标本（23cm × 22cm × 12cm）

病理诊断：（脾脏）脾脏组织，脾窦扩张，红髓增生，白髓减少，结合临床及免疫组化，考虑局灶血管瘤形成。免疫组化：A1-01：CD163（+），ERG（散在+）。B1-01：CD163（+），CD68（+），ERG（散在+），CD31（示脉管），Langerin（-），CD21（示淋巴滤泡），CD8（脉管+），CD34（部分+）

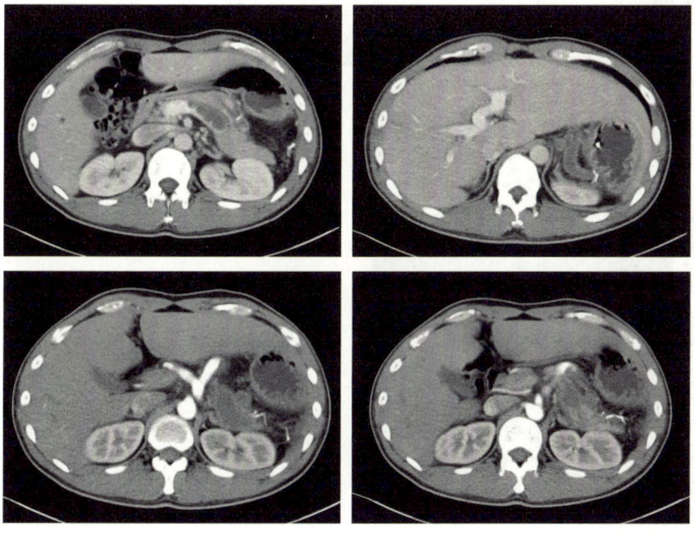

2023 年 12 月 25 日的CT图

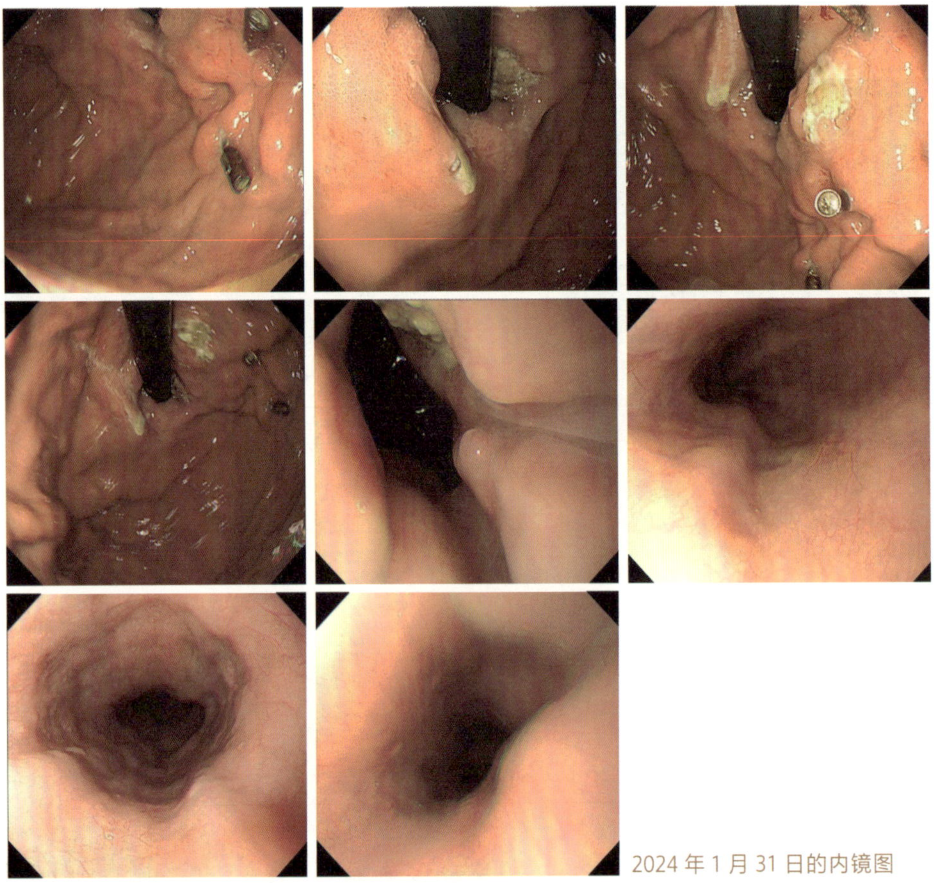

2024 年 1 月 31 日的内镜图

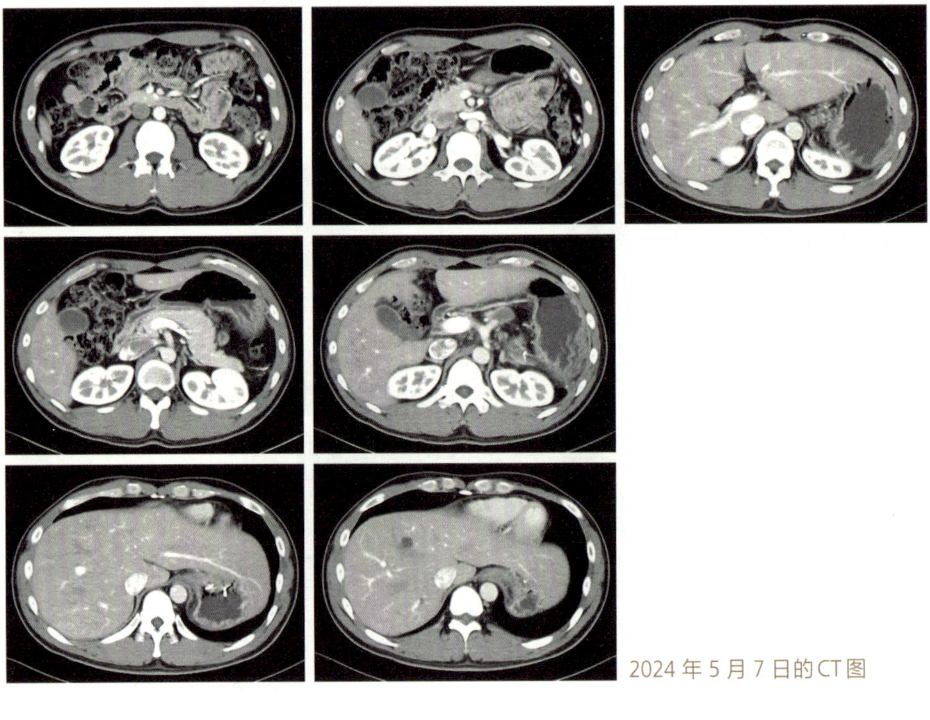

2024 年 5 月 7 日的CT图

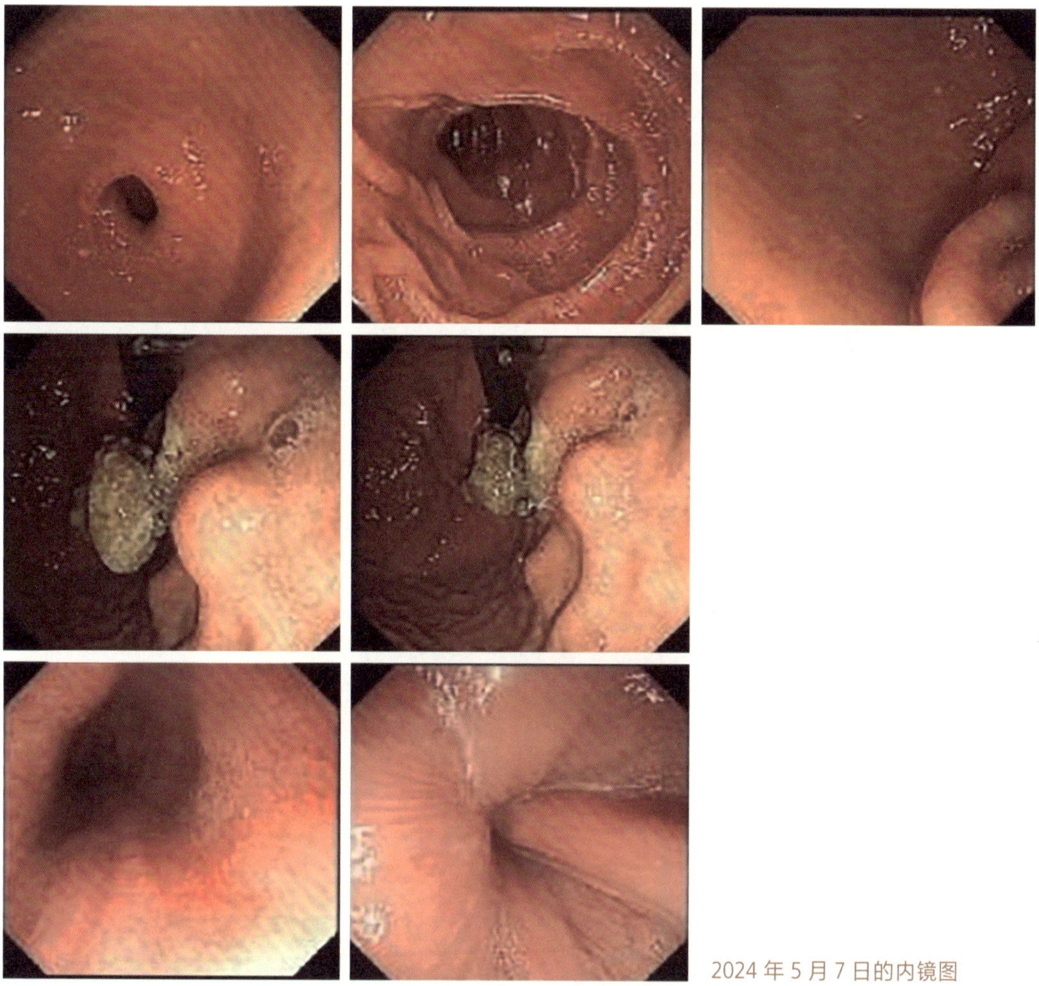

2024 年 5 月 7 日的内镜图

术后随访：患者的血小板计数升高（1421×10^9/L），予抗血小板治疗。术后CT示静脉曲张未有进展。目前，患者的病情稳定，未发生消化道出血。

讨论

食管胃静脉曲张不能想当然是由肝硬化导致。这例患者就是一个非常典型的例子。当初，患者的胃镜检查发现，食管胃静脉曲张后就被诊断为肝硬化，反复在多家医院寻找肝硬化的病因，一直未发现，考虑隐源性肝硬化。结合CT检查，可以发现脾脏血管瘤，应该考虑与此相关。当然，需要排除合并肝硬化的可能，所以我们进行了肝脏组织穿刺。本例患者在切除脾脏后食管胃静脉曲张就马上消除了，从而证明静脉曲张是由于脾脏血管瘤导致。术后会出现血液高黏度的状态，需要抗血小板聚集等药物，关注门静脉血栓的情况。

病例 15 食管胃静脉曲张内镜下临床治愈后，如何随访？

患者，男性，53 岁，反复有黑便、呕血数年，来院就诊，既往有酒精性肝硬化 10 余年。

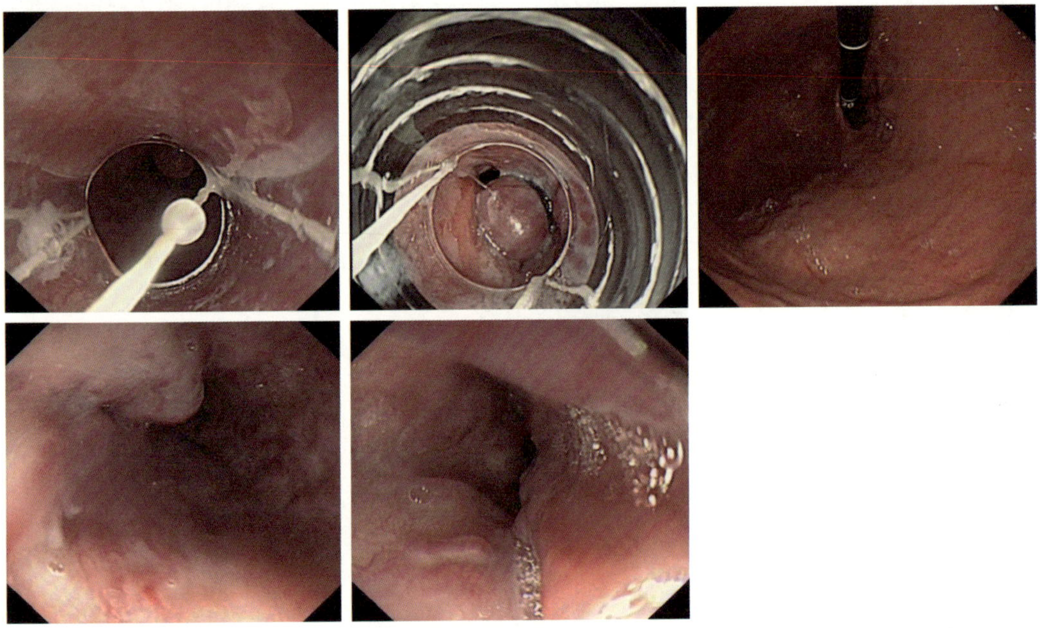

2020 年 7 月 15 日，第一次呕血来院行胃镜检查。胃未见静脉曲张，考虑食管静脉曲张，予套扎治疗

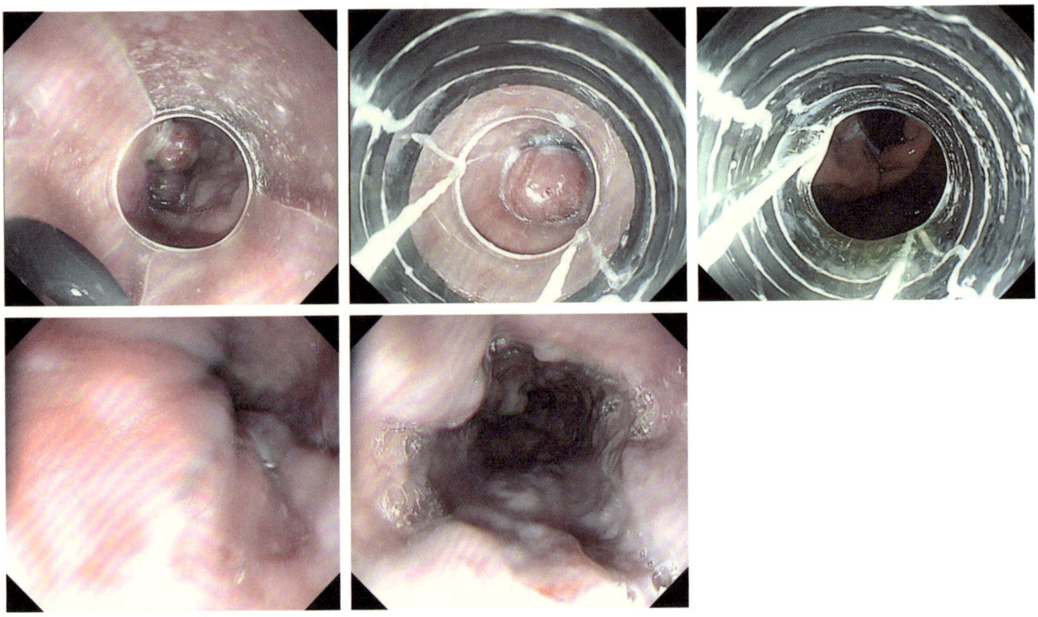

2021 年 1 月 13 日，再次呕血来院行胃镜检查。胃仍未见静脉曲张，考虑食管静脉曲张复发，予套扎治疗

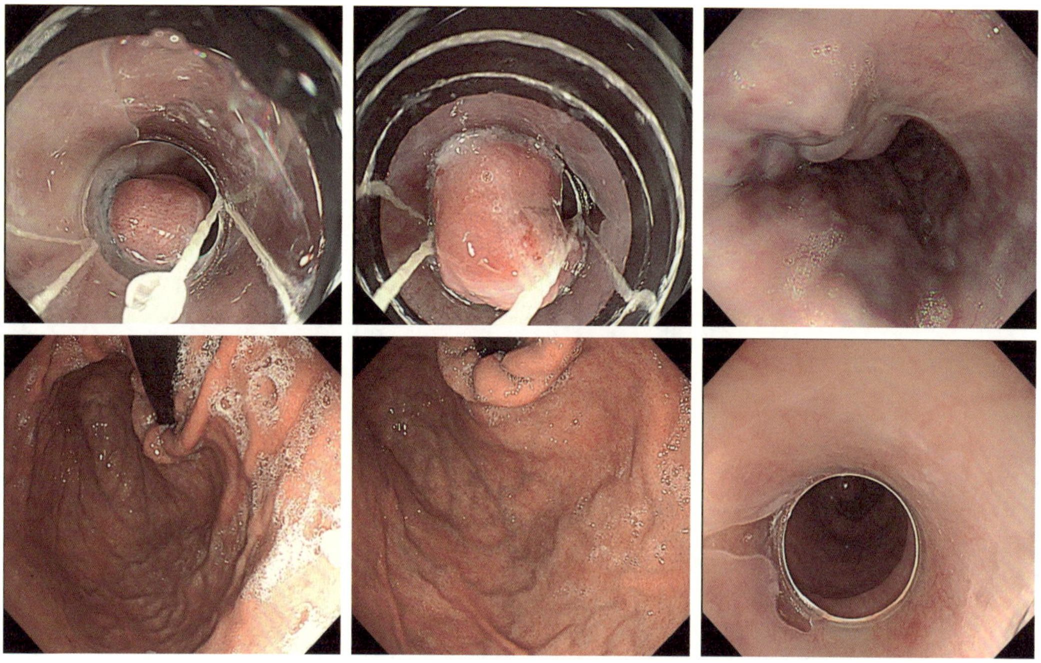

2021 年 8 月 11 日，再次呕血来院行胃镜检查。胃仍未见静脉曲张，考虑食管静脉曲张复发，予套扎治疗

2022 年 4 月 20 日，再次呕血到急诊科就诊，完善腹部 CT 检查，考虑 GOV1 型静脉曲张，食管静脉曲张破裂出血，在胃底予组织胶栓塞治疗，在食管处用聚桂醇灌注进行硬化治疗。

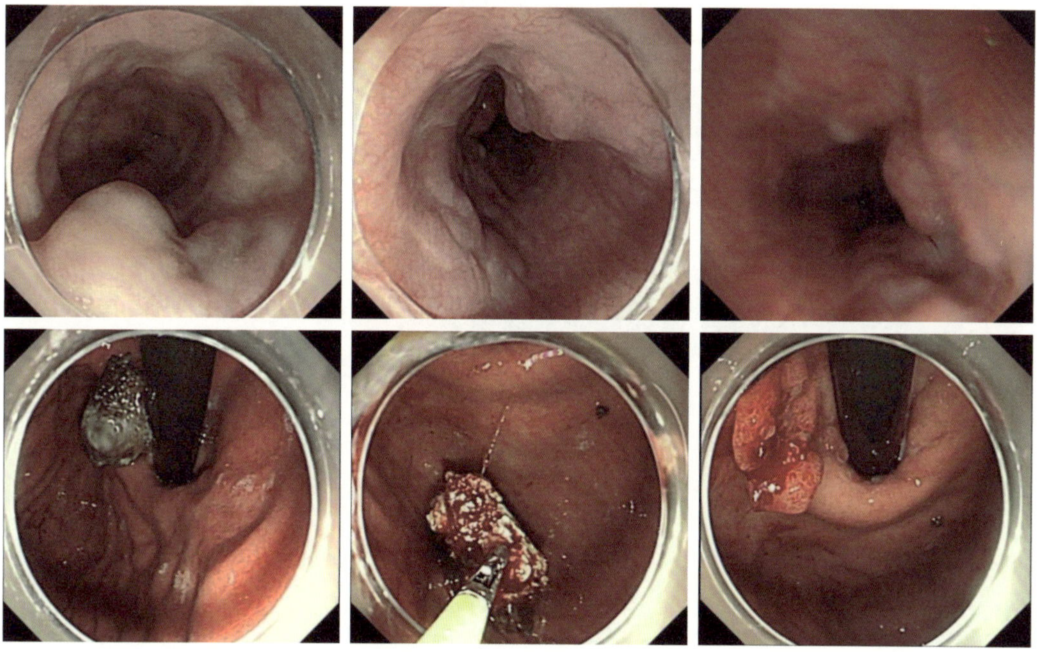

2022 年 5 月 12 日，出现黑便，胃镜检查未见活动性出血病灶，食管静脉曲张明显好转，胃底可见排胶，予异物钳去除组织胶后无活动性出血，考虑排胶溃疡出血，未予静脉曲张特殊处理

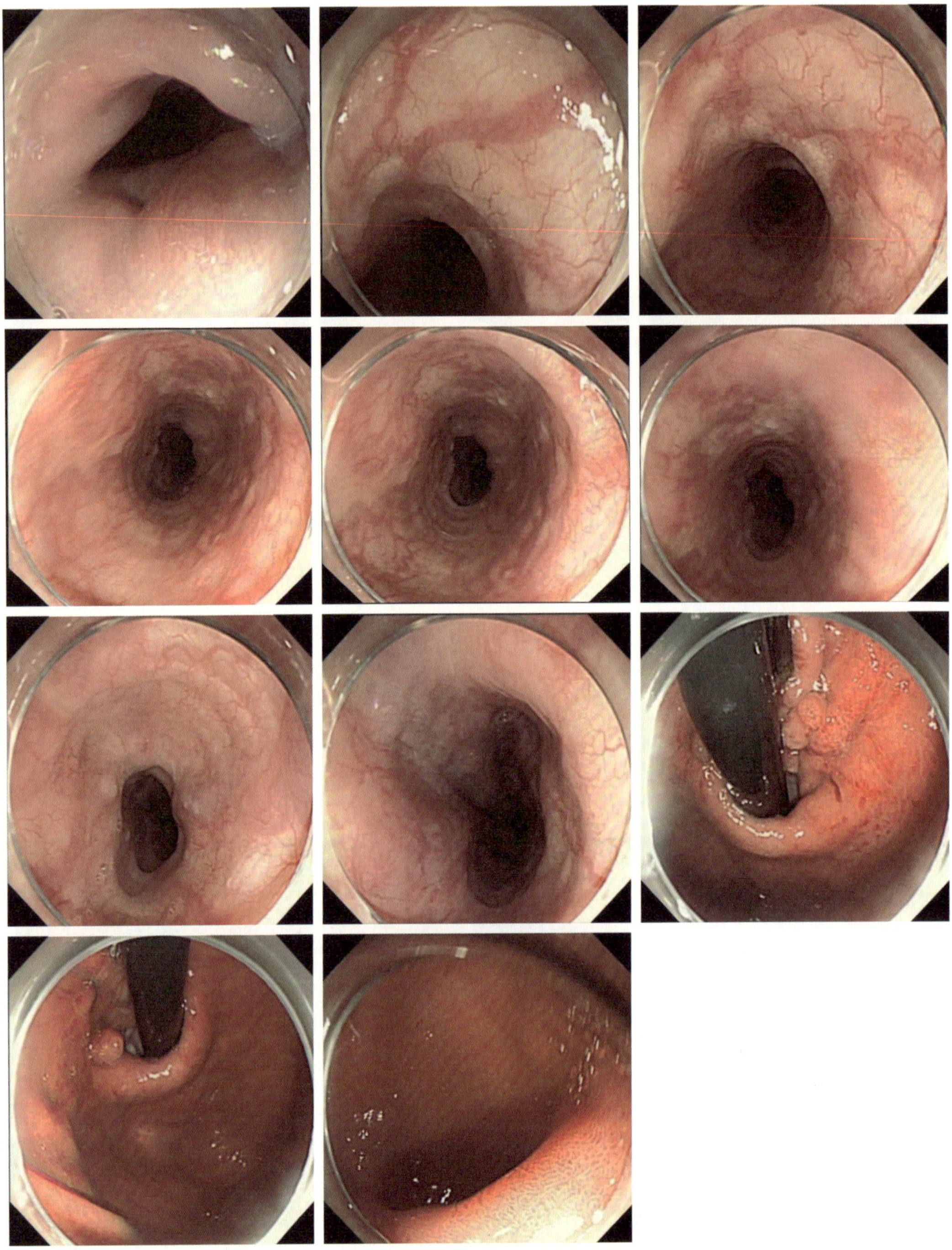

2022 年 8 月 21 日，复查未见食管胃静脉曲张基本消失，考虑临床治愈，嘱密切随访

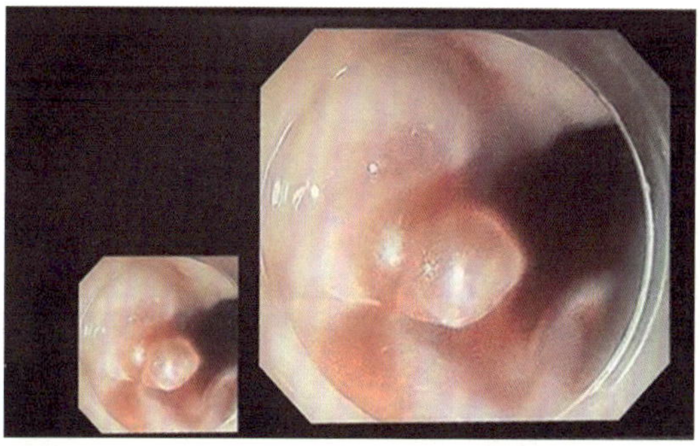

2023 年 2 月 2 日晚上，患者在吃晚饭后出现呕血，考虑血压低，生命体征不稳定，暂不予CT检查。急诊胃镜发现食管上段一红色血栓头。根据既往CT检查结果，胃底静脉曲张不明显，考虑为单纯食管静脉曲张破裂出血的可能性大，在操作时胃镜触碰到血栓头，出现大出血，没有视野，予组织胶栓塞后出血停止，血压回升，考虑胃底没有出血

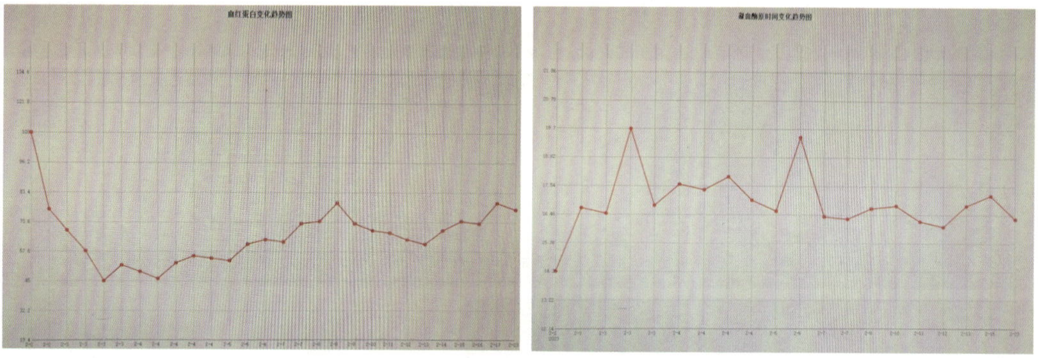

血红蛋白、凝血酶原时间的变化趋势图。患者来院后，血红蛋白数量急剧下降

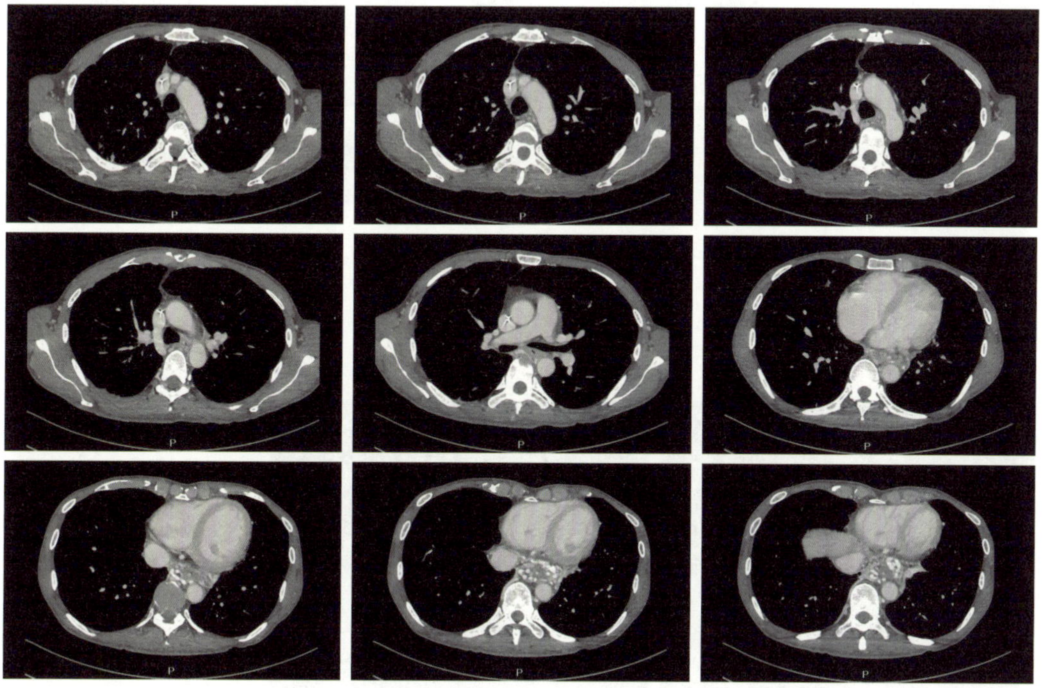

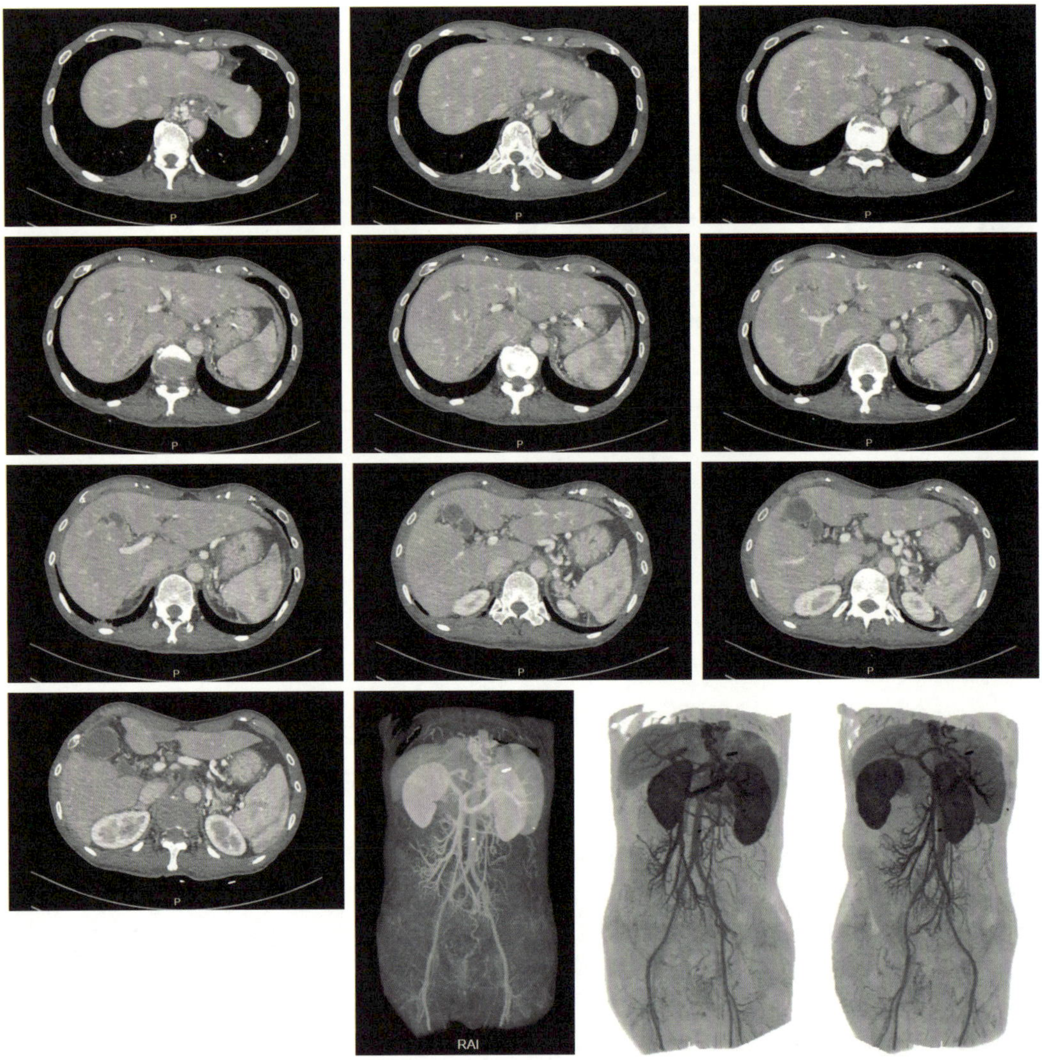

2023 年 2 月 20 日，检查门静脉造影显示食管静脉曲张，从食管旁传入，未见肝外门体分流道，胃未见静脉曲张

门静脉彩超未见明显的异常。

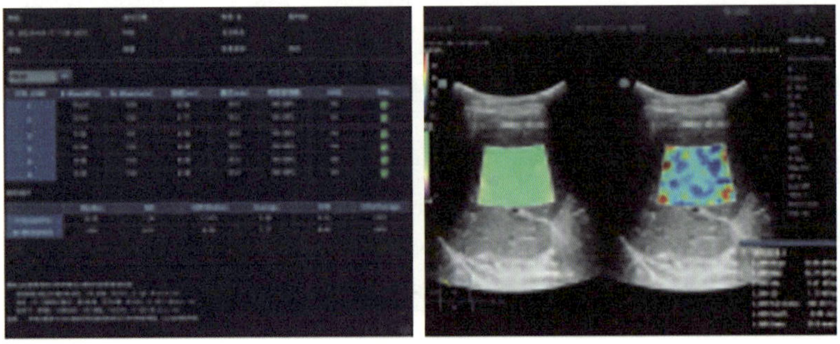

2023 年 5 月 24 日，HVPG 造影未见肝内分流，肝静脉锲压 13mmHg，肝静脉自由压 9mmHg，HVPG 4mmHg

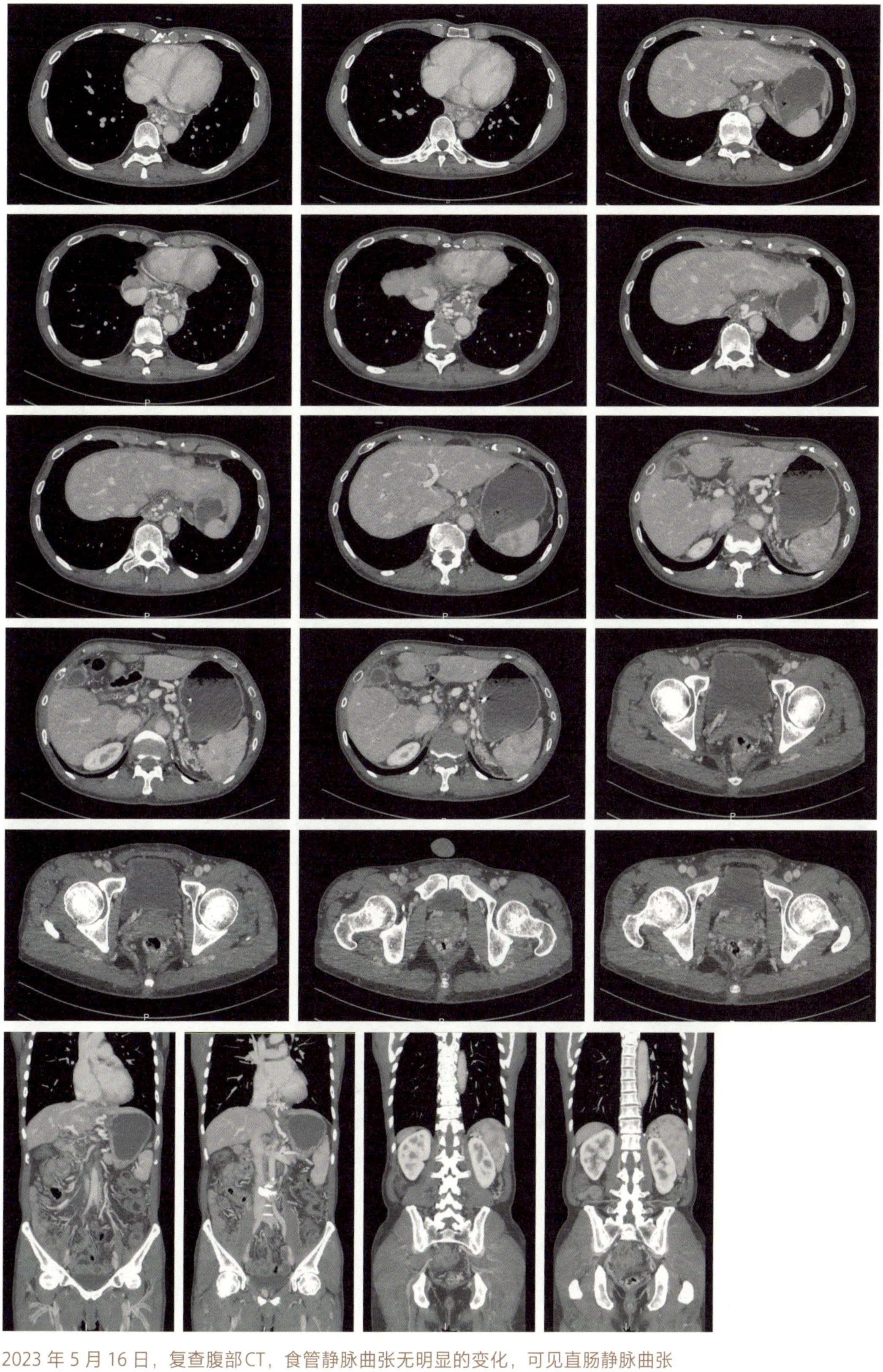

2023 年 5 月 16 日，复查腹部CT，食管静脉曲张无明显的变化，可见直肠静脉曲张

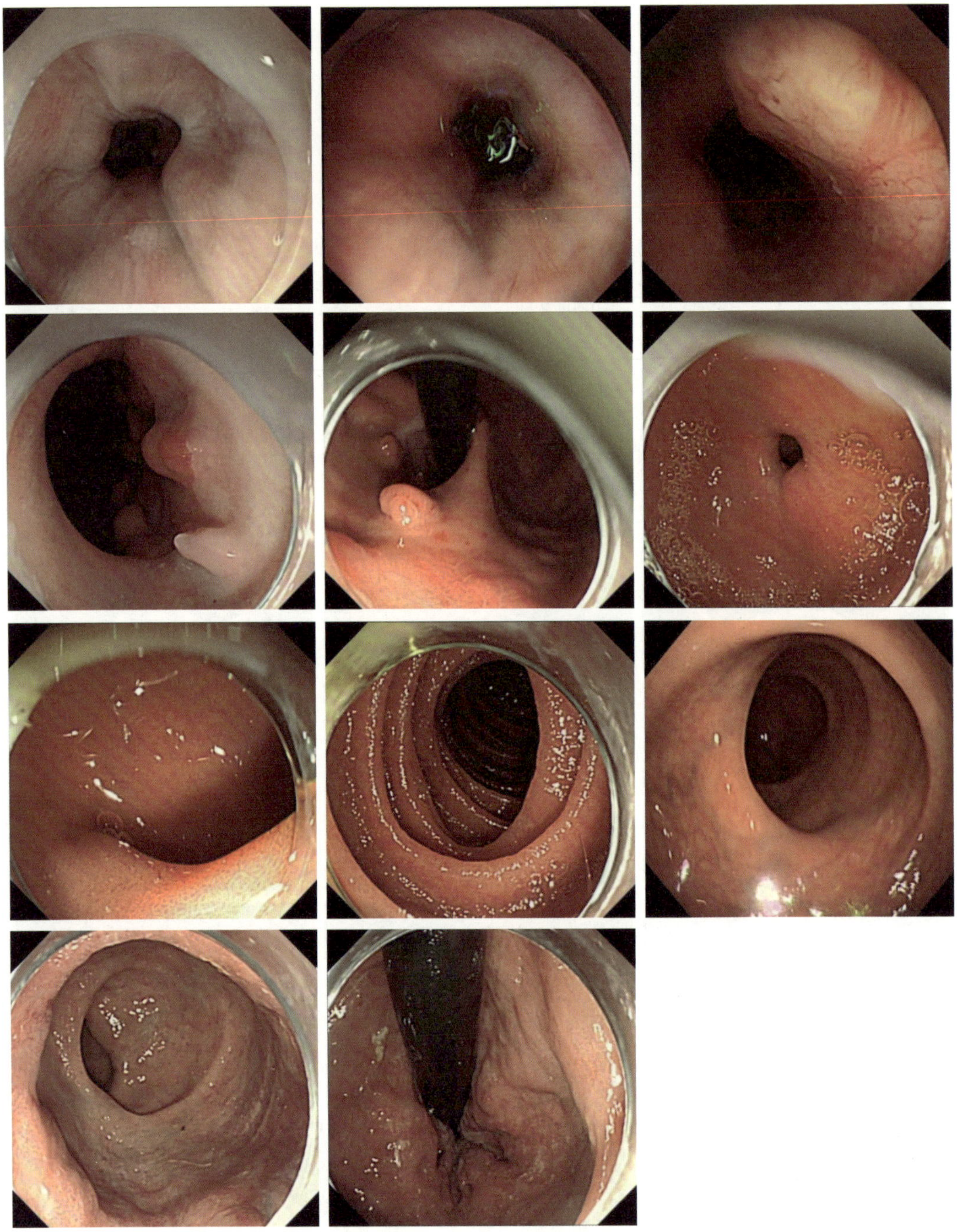

2023年5月25日，胃镜示食管静脉曲张不明显，胃、十二指肠未见静脉曲张。直肠可见静脉曲张，红色征(-)

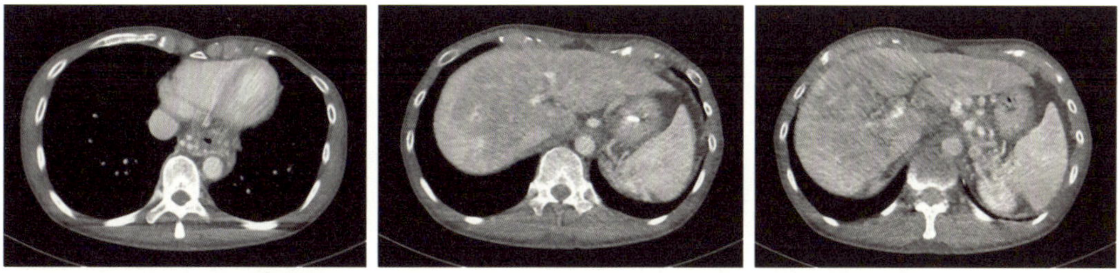

2024 年 1 月 22 日，复查腹部CT，静脉曲张无明显的变化

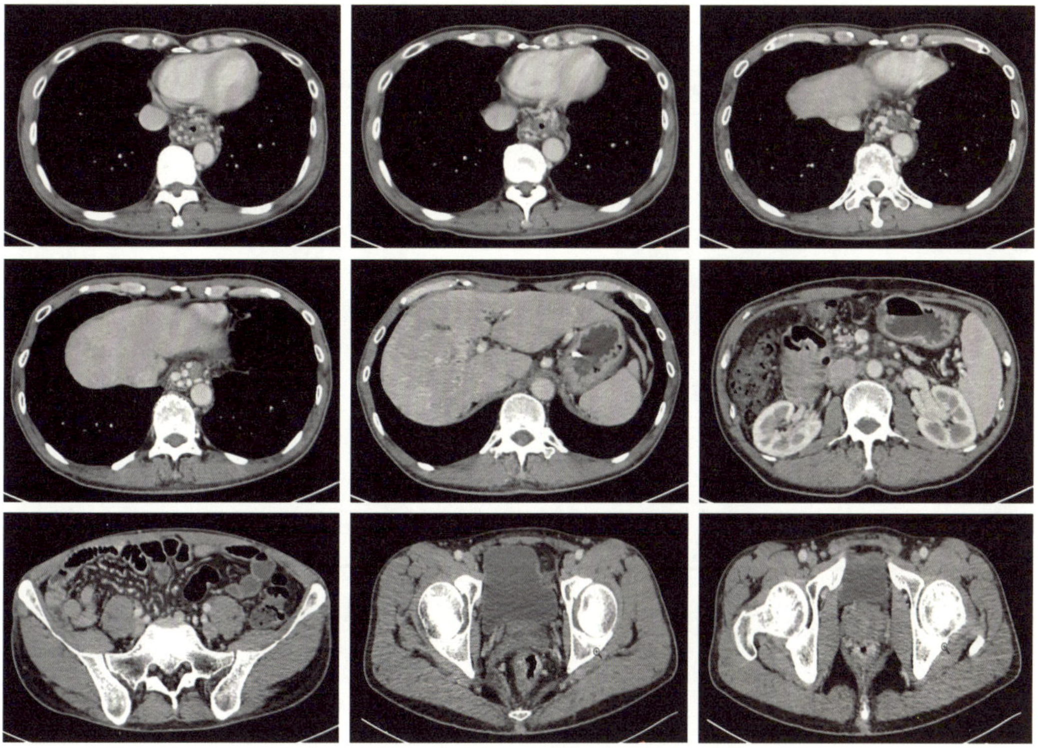

2024 年 4 月 23 日，复查腹部CT，可见食管旁静脉曲张明显，食管腔内静脉曲张不明显，胃未见静脉曲张，直肠静脉曲张无加重

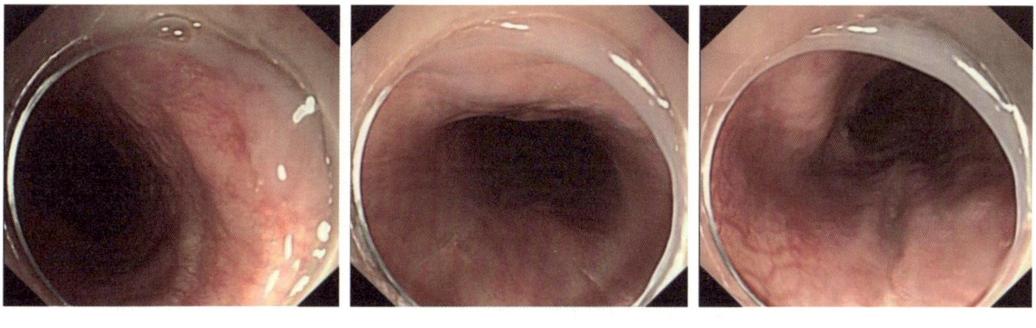

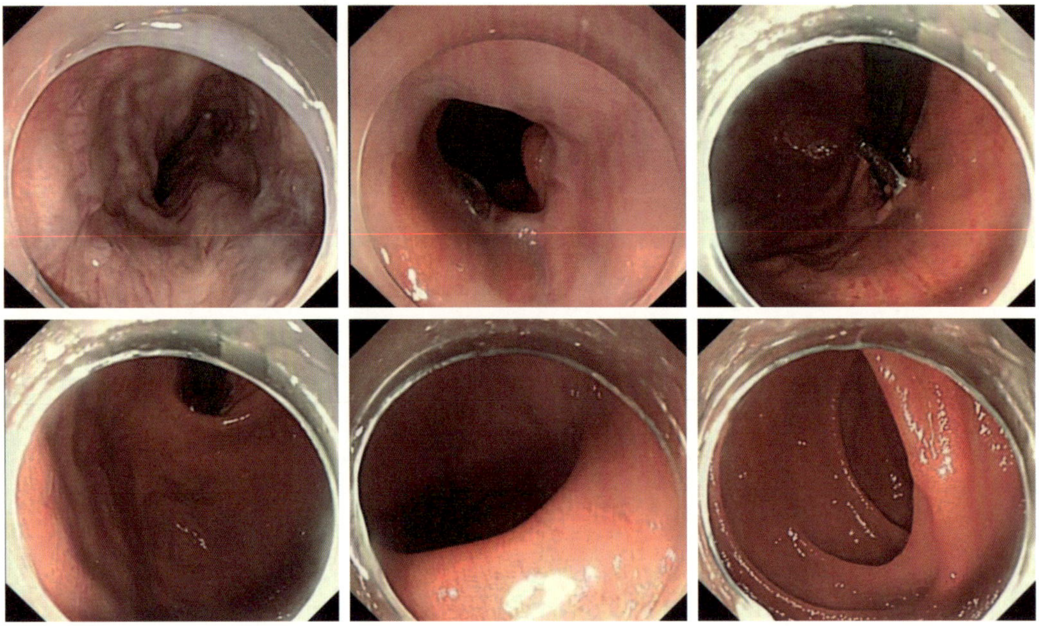

复查胃镜检查与CT检查基本吻合，暂不予处理，继续随访

诊断：酒精性肝硬化伴食管胃静脉曲张。

最后的治疗方案：内镜下序贯治疗，继续随访内镜。

讨论

都说眼见为实，做内镜的医生非常相信自己的眼光，但很多时候我们看见的并不一定是事实。胃底区域的隆起到底是黏膜皱襞、黏膜下肿物、外压还是血管所致，需要很多的检查来辅助我们明确诊断。其中，腹部CT、MRI以及超声胃镜就是非常好的检查方法。该例患者前几次的胃镜检查可以看见食管明显有静脉曲张，胃底不明显，所以进行套扎治疗，但是反复出血。后面予腹部CT检查证实是GOV1型静脉曲张，在胃底进行栓塞治疗后食管静脉曲张就得到缓解了。但是只要肝硬化在，静脉曲张就会反复，所以我们建议需要长期随访、序贯治疗，必要时更换治疗方案。该患者在内镜治疗后静脉曲张基本消失后半年再次出现消化道大出血。CT提示食管中上段静脉曲张，出现直肠静脉曲张，通过CT检查未见粗大的门体分流道，肝静脉造影未见肝内分流道，同时，HVPG为8mmHg，可以进行内镜序贯治疗。但是需要密切随访，特别是要注意门静脉血栓、肝脏肿瘤等事件的发生。许多失代偿性肝硬化患者通过内镜治疗后可以返回再代偿期，这是我们期待的结果。

病例 16 重视术前影像学检查，并非所有的食管胃静脉曲张窦适合内镜下治疗

患者，男性，49 岁，反复有黑便、呕血 2 年，黑便 2 天来院就诊，诉既往有肝硬化。

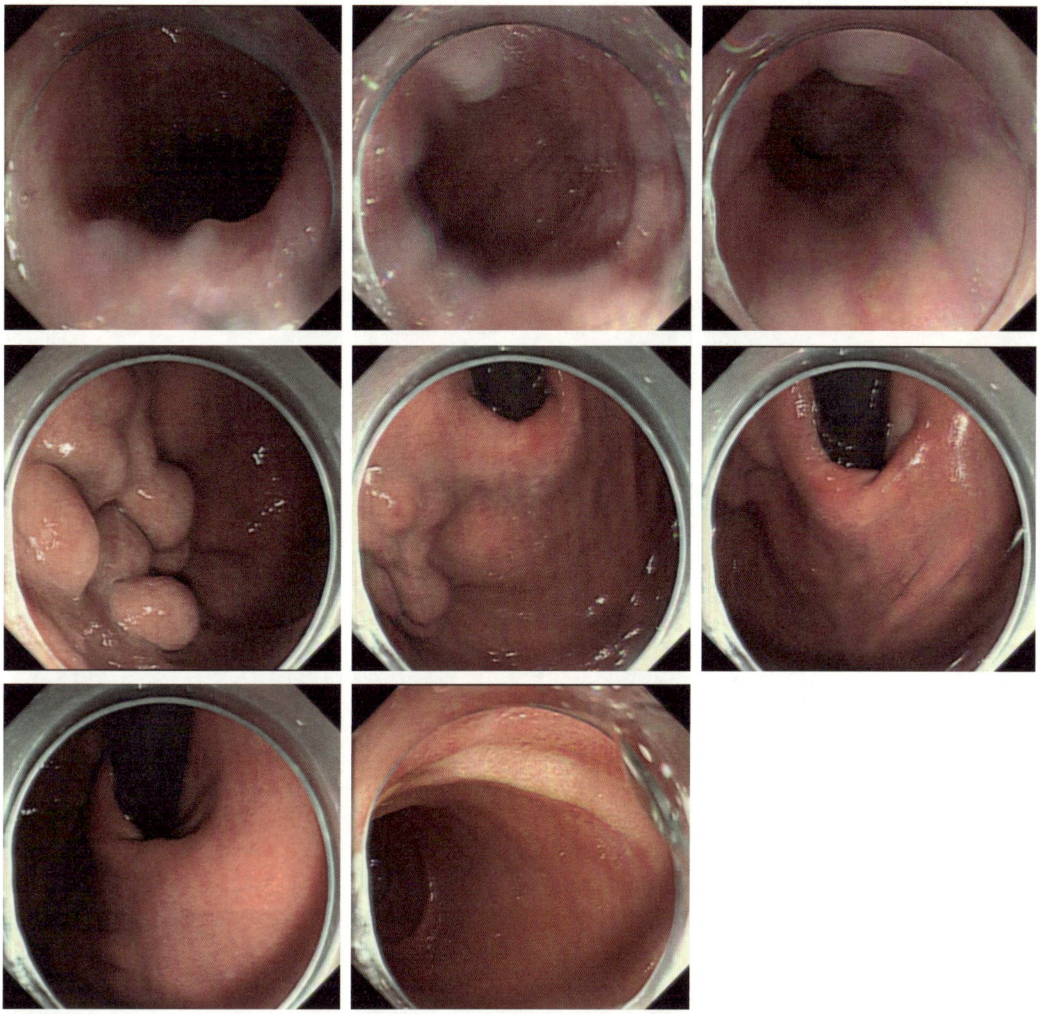

2023 年 5 月 30 日的内镜图

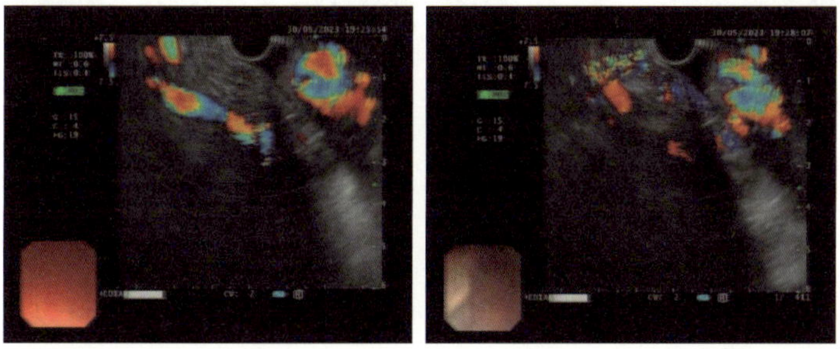

2023 年 5 月 29 日的超声胃镜图

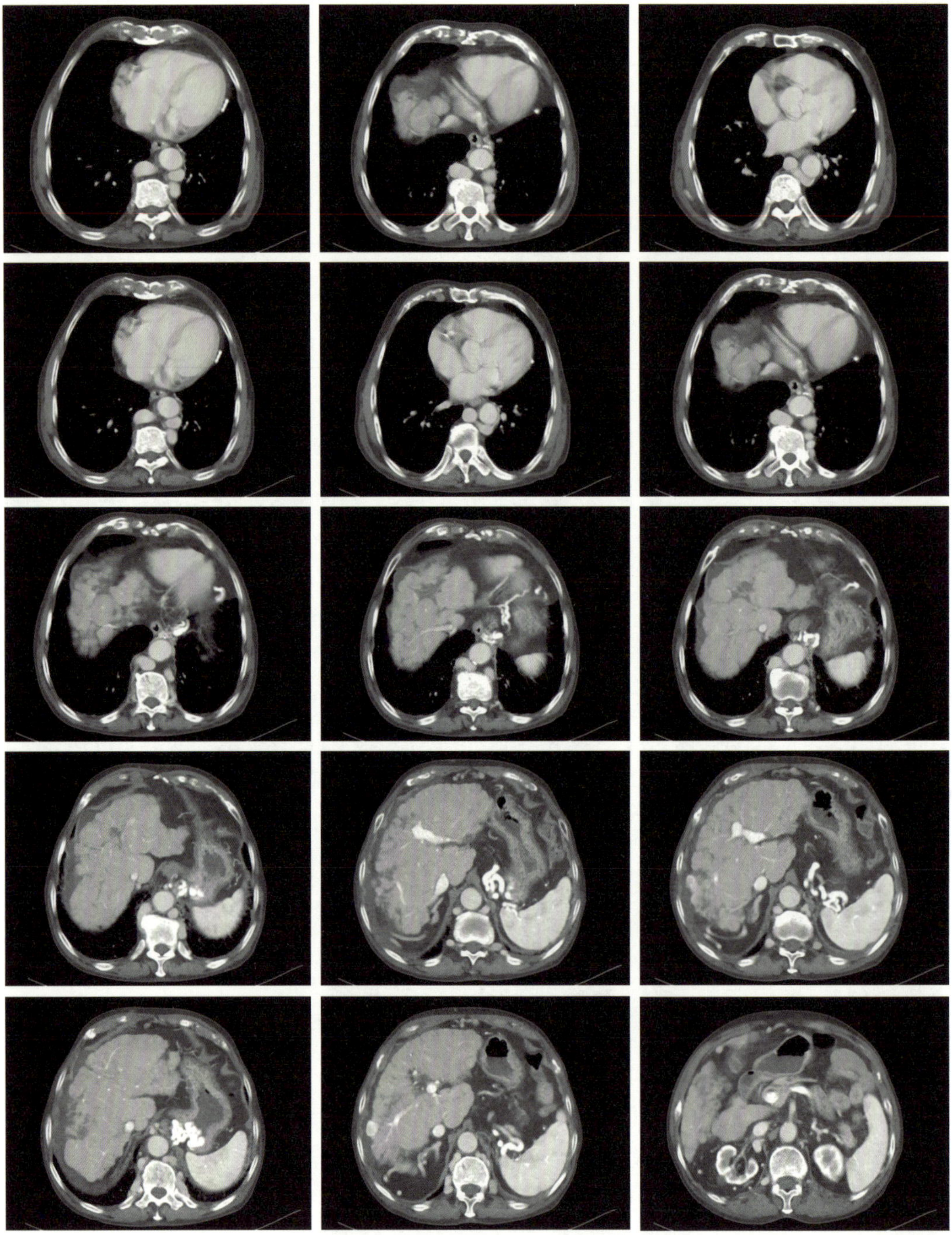

2023 年 5 月 31 日，CT示肝尾状叶明显增大，增强早期见尾状叶及肝左叶中央部分迅速强化，呈斑片状不均匀强化，延迟强化密度趋于均匀，侧支循环形成

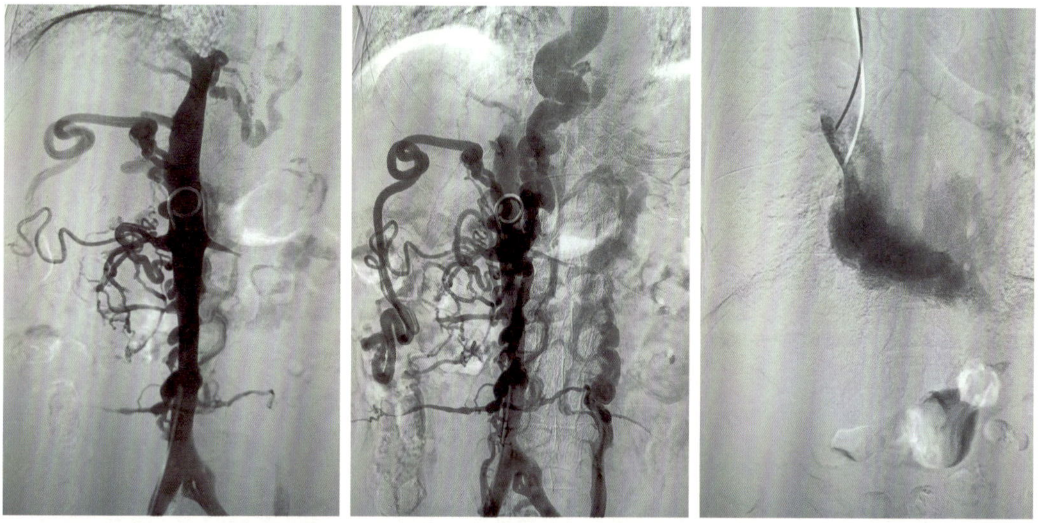

数字减影血管造影提示下腔静脉近心端闭塞，造影无法直接回流至右心房，下腔静脉多发侧支代偿显影回流，下腔静脉狭窄，侧支广泛形成

诊断：布-加综合征，肝硬化伴食管胃静脉曲张。

最后的治疗方案：下腔静脉支架植入+溶栓治疗。

讨论

胃镜发现胃底孤立性瘤状静脉曲张，我们都会想到分体分流的存在，需要限流后进行栓塞治疗以防止异位栓塞事件的发生。胃静脉曲张可以通过胃食管系统汇入奇静脉及上腔静脉，也可以通过胃膈静脉系统与腔静脉汇合。如果处理不当，可以出现脑梗死、肺栓塞、心肌梗死等致命的并发症。但是最关键的问题是需要尽可能发现门静脉高压的病因，我们不要盲目进行内镜干预，像这例患者通过影像学检查考虑布-加综合征，采取下腔静脉支架植入+溶栓是最好的治疗手段。

病例 17 食管胃静脉曲张还有很多内镜不能解决的问题

患者，男性，63岁，反复有呕血、黑便来进行内镜下治疗，既往有肝硬化，有嗜酒史，既往行内镜下套扎治疗。2015年发生过门静脉血栓，当时的腹部CT血管成像显示“肠系膜上静脉及其分支、脾静脉、门静脉主干及其左右分支广泛栓子形成，肝门部及胃底广泛侧支循环形成”。当时给予低分子肝素治疗后好转，复查门静脉呈现海绵样变性，食管胃底静脉曲张，食管下段静脉红色征，未出血过。后一直规律服用“磷酸芦可替尼3片qd、普萘洛尔2片bid、利伐沙班片1片qd”治疗。初步诊断：肝硬化，原发性血小板增多症；门静脉系统内血栓。

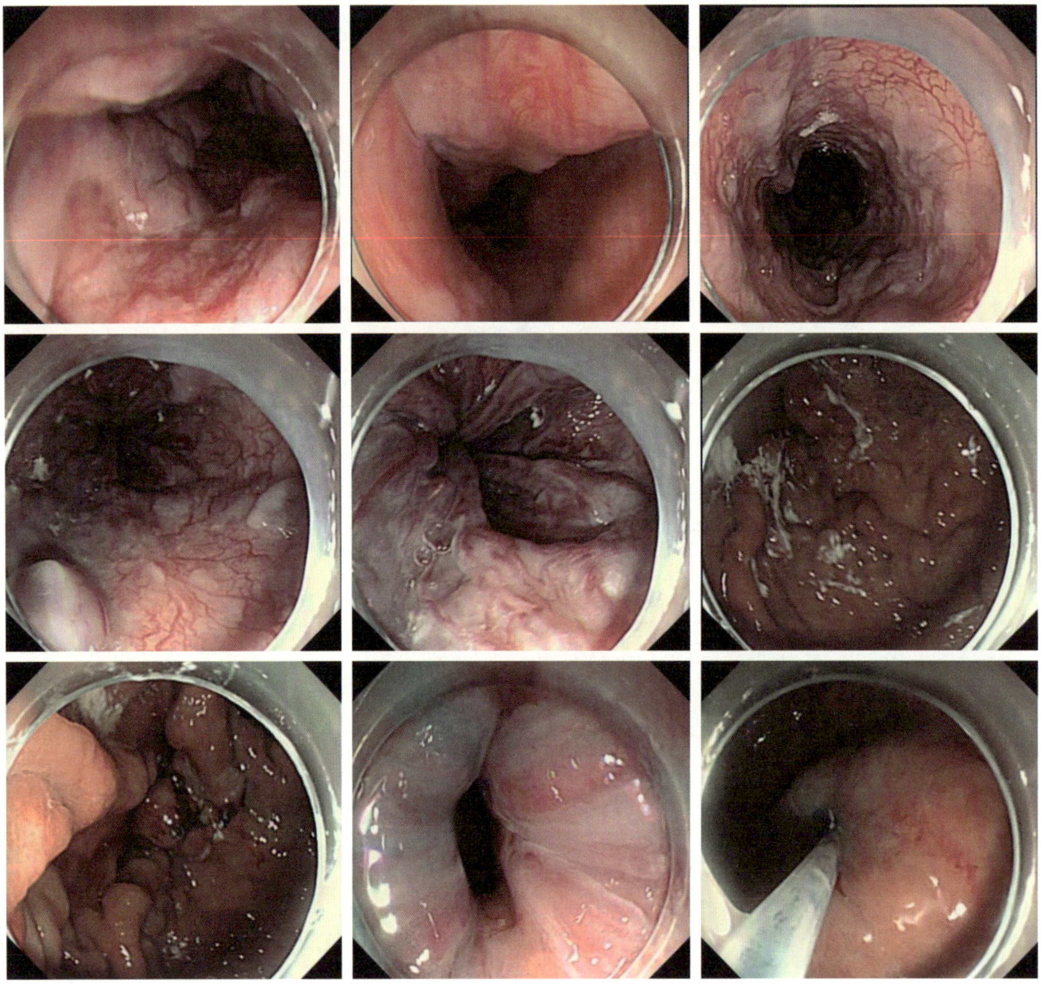

2023 年 2 月 8 日，出现消化道出血，行内镜下治疗

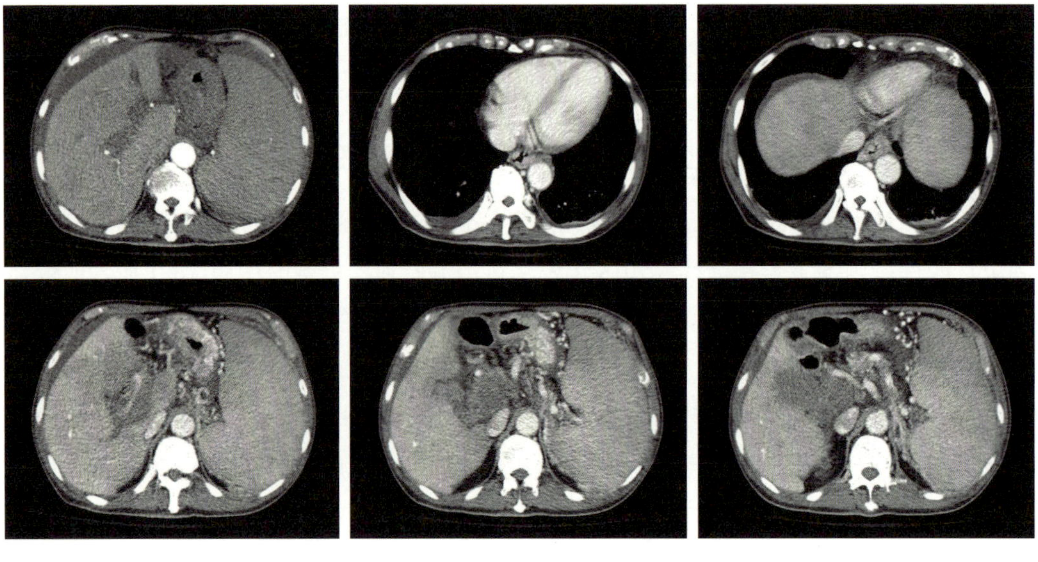

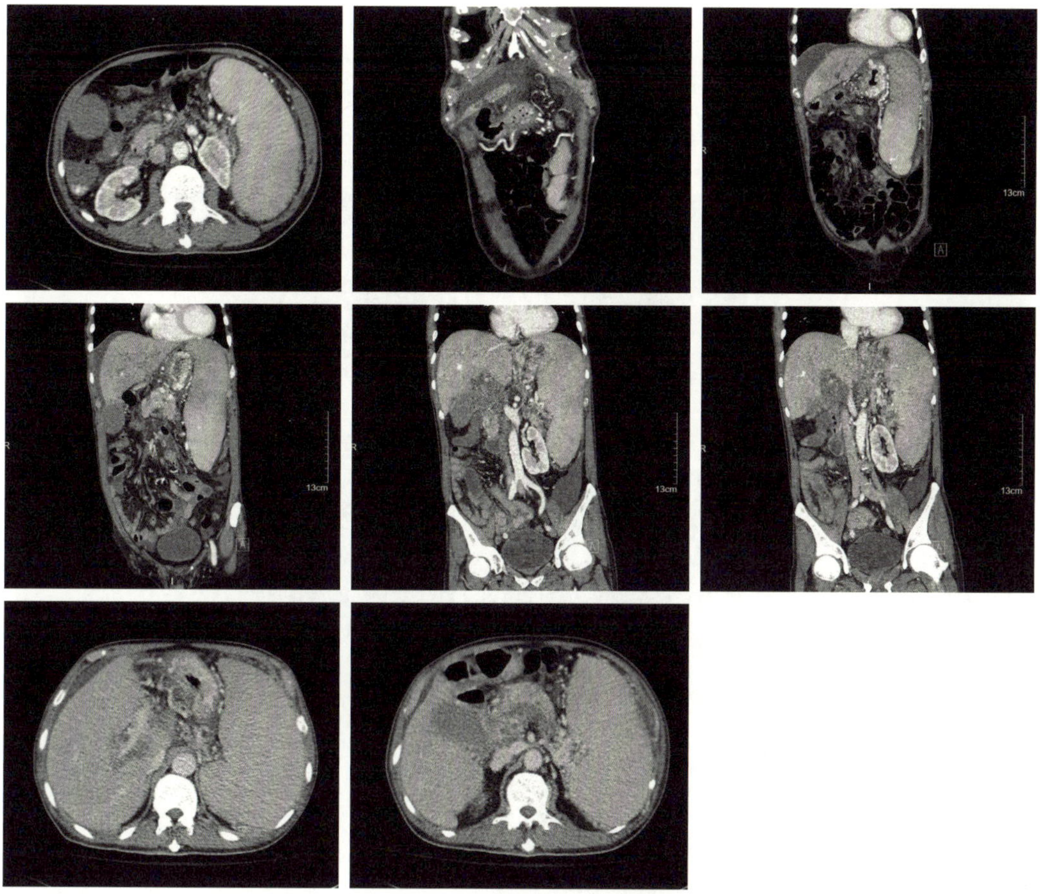

回顾 2023 年 1 月 20 日的腹部CT，示门静脉广泛血栓，肠系膜上静脉及其分支、脾静脉、门静脉主干及其左右分支广泛栓子形成，海绵样变性，肝门部及胃底广泛侧支循环形成，脾肿大

最后的治疗方案：以内镜治疗为主，并联合低分子肝素治疗。根据胃镜的复查结果：如没有高危出血的风险，换用华法林或利伐沙班，如有静脉曲张，仍继续补充内镜治疗和低分子肝素；其间，如没有腹胀、腹痛等缺血的表现，可以连用小剂量的卡维地洛（6.25mg 每日 1 次），稳定后使用利伐沙班、雷贝拉唑、卡维地洛，定期进行胃镜复查。

讨论

这例患者是原发性血小板增多症的患者，存在广泛门静脉系统内的血栓，显然，内镜下的效果不佳。由于门静脉广泛有血栓，TIPS没有很好的通路，也无法进行外科切除脾脏。治疗手段很有限，需要与患者以及家属沟通好病情，让他们对疾病有深刻的认识。基本只能采取姑息治疗，不定期进行内镜下干预是不得已的方法。

病例 18 不知道什么时候出现门静脉血栓，是否可以积极进行抗凝治疗？

患者，男性，35 岁，呕血 1 天来院就诊，既往有慢性乙型肝炎携带病史，一直未到医院随访就诊。

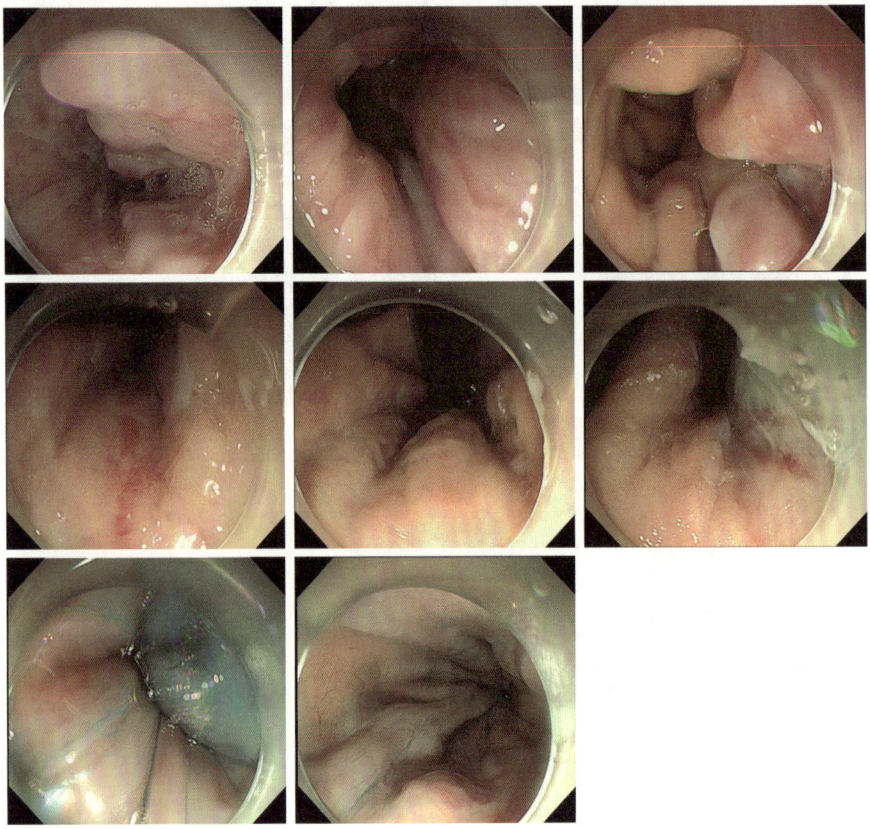

2023 年 9 月 25 日的内镜检查，示食管胃静脉曲张，予内镜下治疗

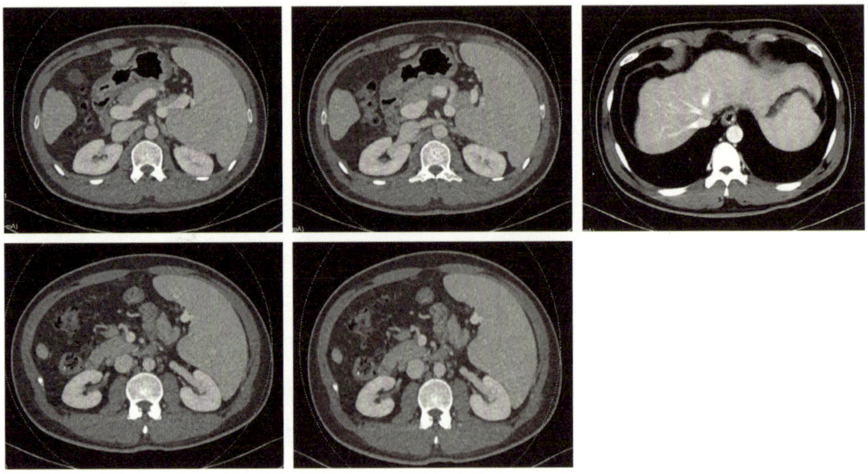

2023 年 9 月 25 日的 CT示食物胃静脉曲张，脾静脉、肠系膜上有静脉广泛血栓形成

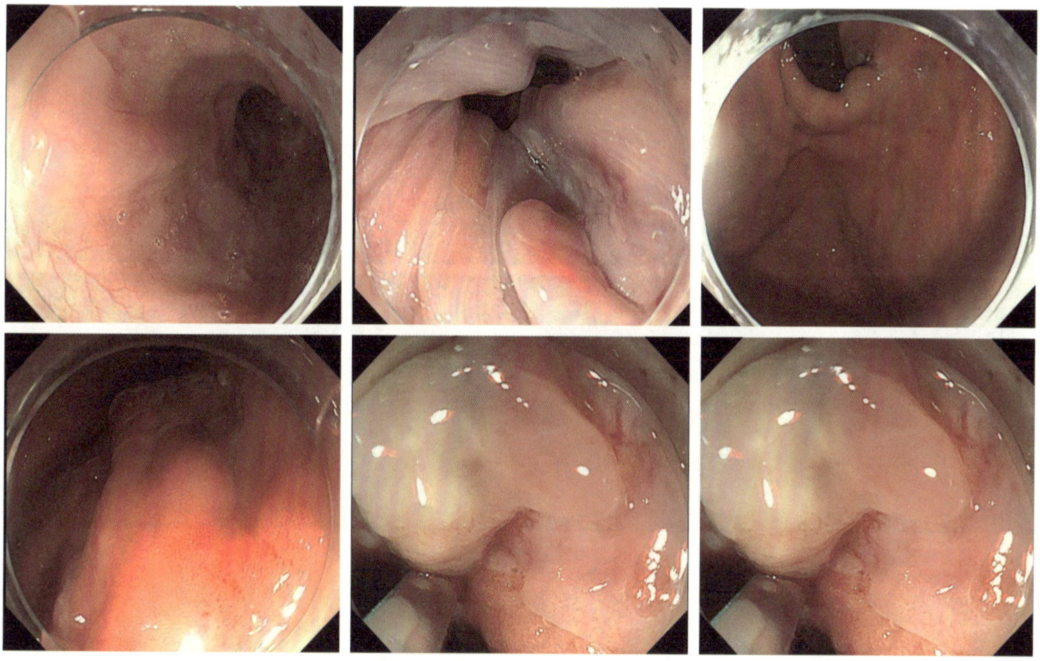

2024 年 2 月 28 日复查胃镜，静脉曲张明显好转，内镜下行序贯治疗

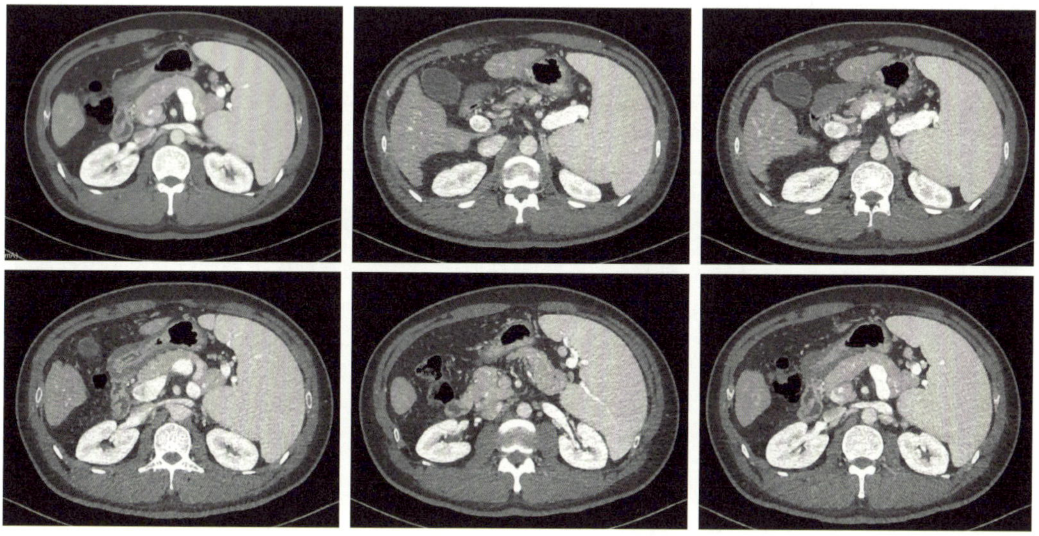

2024 年 2 月 28 日，经过抗凝治疗后复查CT，示脾静脉血栓，仍有肠系膜上静脉血栓，食管胃静脉曲张较前明显好转

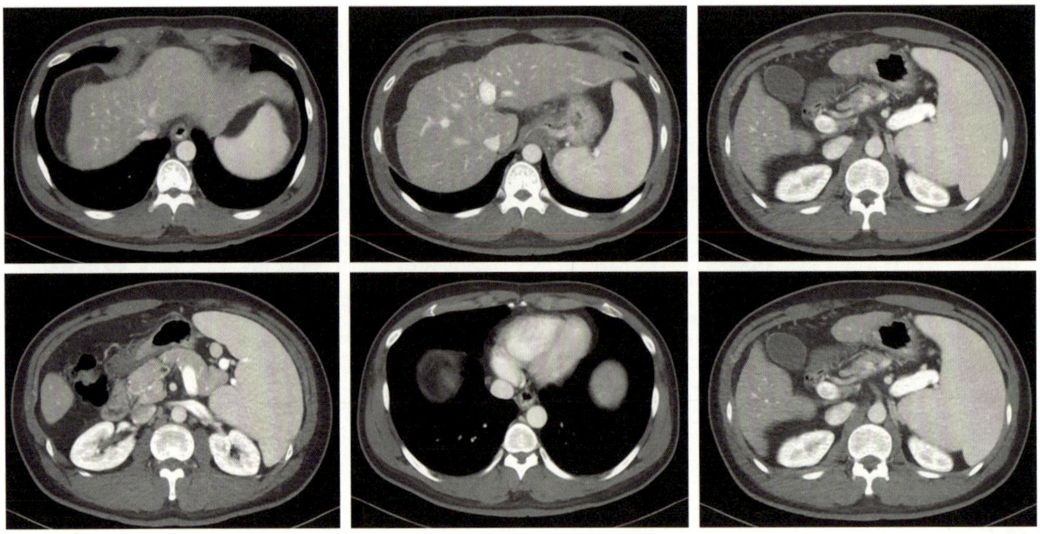

2024 年 5 月 21 日，复查腹部CT示门静脉血栓消失

诊断：乙肝肝硬化伴食管胃静脉曲张，门静脉血栓形成。

最后的治疗方案：乙肝抗病毒治疗联合内镜下静脉曲张序贯治疗＋溶栓治疗；必要时更改治疗方案，如TIPS、外科手术等。

讨论

患者既往有乙型肝炎史，由于特殊原因一直未予抗病毒治疗，直到出现消化道出血才来医院就诊。腹部CT提示肠系膜上静脉、脾静脉广泛有血栓。这种情况是否可以进行抗凝治疗？如果是明确的急性血栓，当然需要积极抗凝治疗。对于慢性血栓，可以抗凝以预防血栓继续扩大，但有出血风险。考虑此例患者形成血栓的时间不详，我们与家属沟通后建议抗凝治疗。所幸，积极治疗后血栓完全消失。

特殊病例 11

病例 1 胃底静脉曲张被误诊为胃黏膜下肿物

患者，男性，70 岁，当地医院查急诊胃镜示胃底多发黏膜下肿瘤（未见活动性出血）。来我院行内镜下肿瘤挖除治疗，既往有高血压 10 年余，口服氨氯地平治疗中，血压控制欠佳；有 2 型糖尿病 1 年，不规律服用阿卡波糖治疗，血糖控制不佳；因冠状动脉粥样硬化，口服阿司匹林 1 周，3 天前已停药。否认既往有肝炎肝病史。

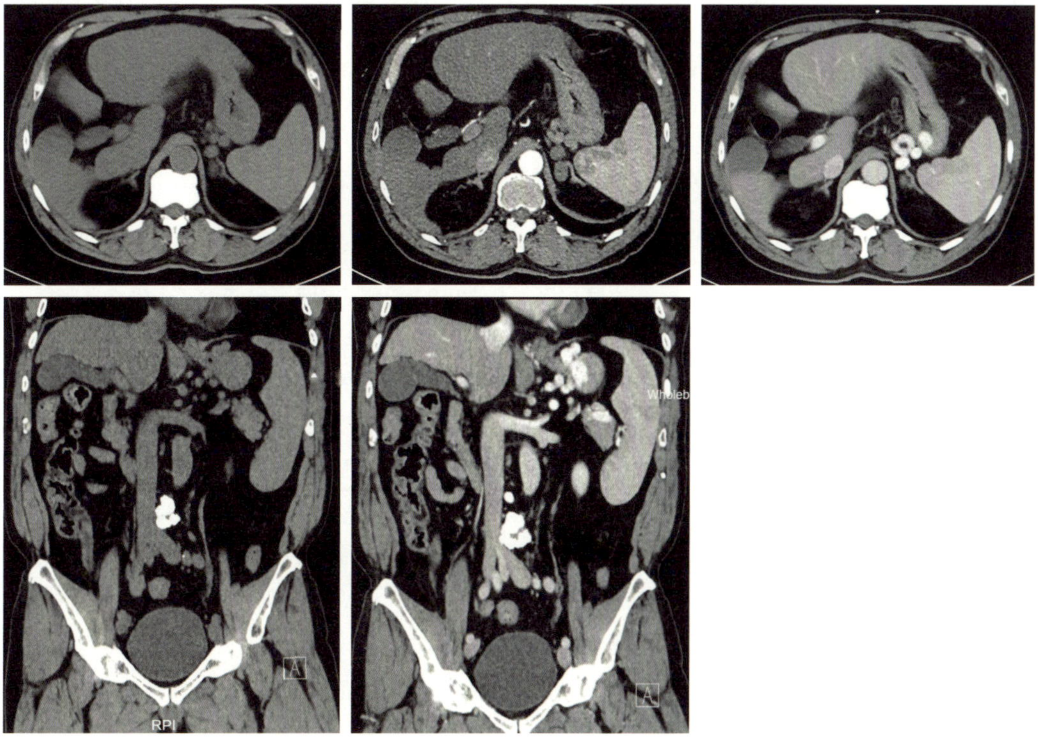

来院就诊时出现呕血，行 CT 检查考虑胃底瘤状静脉曲张，胃镜示从胃穹隆部可见蛇行、表面光滑的隆起性病变，略呈蓝色、串珠样，病变表面局部稍糜烂，未见红色征

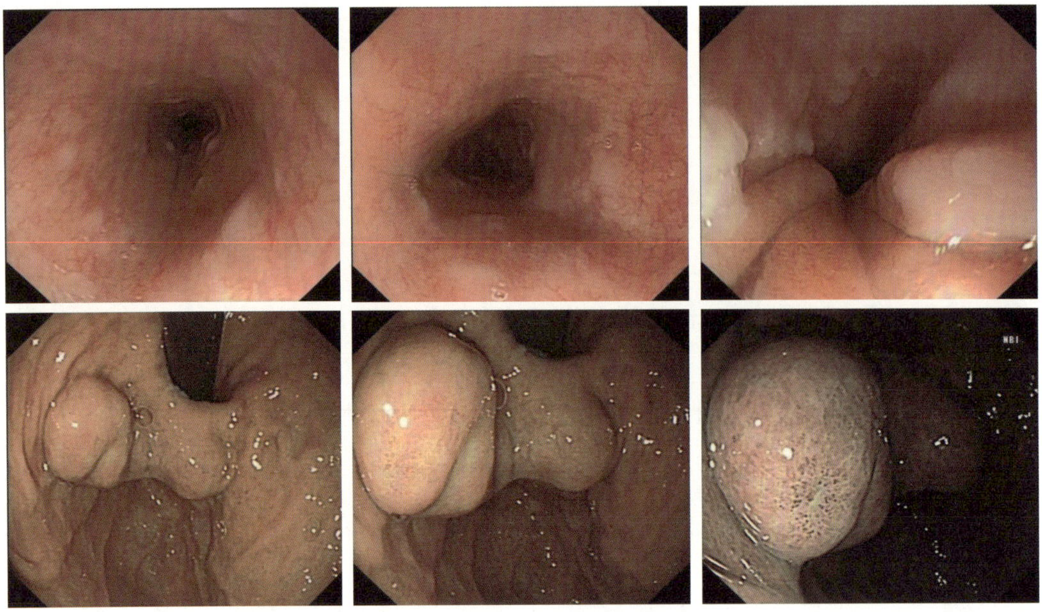

超声胃镜下，黏膜下层可见低回声至无回声的管腔样改变。予钛夹限流后进行组织胶栓塞治疗

讨论

这是一例很有意思的病例。前面，我们讲了一例将胃间质瘤误诊为静脉曲张，而这例患者的情况相反。患者从被外院确诊的胃底肿瘤性病变（间质瘤首先考虑），通过CT与EUS检查，最后被确诊为血管病变（静脉曲张）。其实，很多时候，胃底瘤状静脉曲张在没有出血的时候可以表现为质地较韧，活检钳触之易滑动，这是血管内压力高，导致瘤体张力较高，出现与黏膜下肿瘤一样的表现。此时，需要腹部CT检查可以鉴别明确是否为血管性病变。如果术前不行CT等影像学检查，贸然进行瘤体挖除，后果不堪设想。幸好，此例患者术前出血，很快得以明确诊断，采取了合理的治疗措施。

病例2 对于肝硬化患者的三系下降，不能想当然认为是脾功能亢进

患者，女性，69岁。患者因反复呕血2年就诊。入院诊断：①肝硬化伴食管胃底静脉曲张；②血吸虫肝硬化伴食管胃底静脉曲张（Ch1ld-Pugh评分B及MEID评分5.8分）；③门静脉高压性胃肠病；④脾大；⑤2型糖尿病；⑥膝关节粘连；⑦皮疹。入院后查血常规示：白细胞计数1.4×10^9/L，淋巴细胞百分比34.5%，单核细胞百分比6.8%，中性粒细胞百分比51.4 %，嗜酸性粒细胞百分比6.2%，嗜碱性粒细胞百分比1.1%，红

细胞 2.56×10^{12}/L，血红蛋白 71g/L，血小板计数（100 ～ 300）×10^{9}/L。CT示肝硬化改变，脾肿大。骨髓穿刺示（骨髓）镜下骨髓造血组织增生较活跃，免疫组化示髓系以中晚幼粒系及单核细胞为主，可见散在CD117 阳性的圆核髓系细胞分布，红系以中晚幼红系细胞为主，巨核细胞 1 ～ 3 个 /HPF（HE），散在淋巴细胞及浆细胞分布，间质轻中度纤维化。免疫组化：Myeloperoxidase（示粒系细胞），CD71（示有核红系细胞），CD42b（示巨核系细胞），CD34（散在极少许圆核细胞+），CD3（散在+），CD20（散在少许+），CD79a（散在+），CD117（散在+），CD163（示单核细胞），CD19（散在+），CD56（散在极少许+）。特殊染色：A1-01（骨穿）：网状纤维染色（2+）。考虑骨髓增生异常综合征改变。

讨论

血常规提示“三系下降”在肝硬化患者里是非常常见的，往往都是并发脾功能亢进所致，但是我们不能想当然。对于三系下降的患者，最好进行骨髓穿刺等检查来排除血液系统的疾病，不能让患者随访或者进行部分脾动脉栓塞与脾切除治疗。

病例 3 有趣的病例——血管淋巴管瘤

先看胃镜的表现，很像静脉曲张。

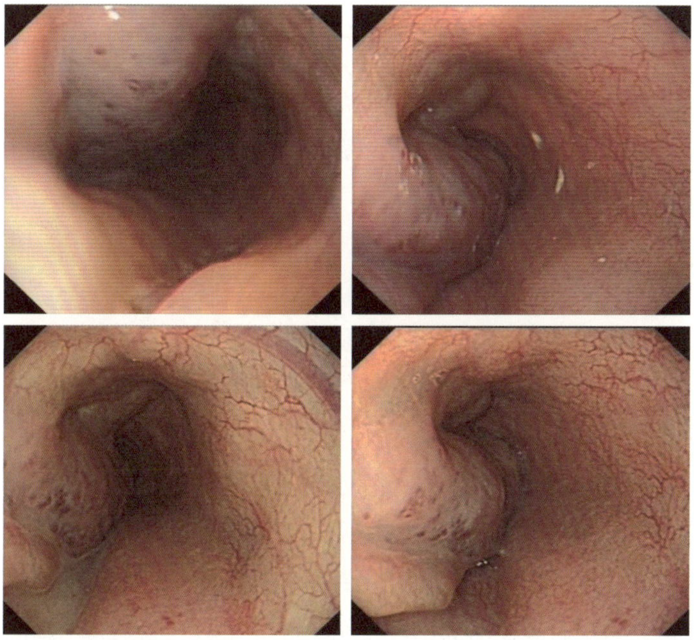

超声胃镜的表现

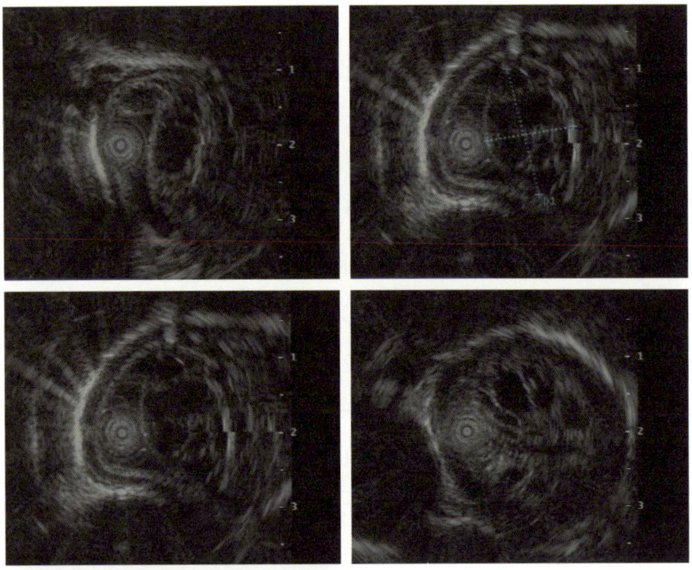

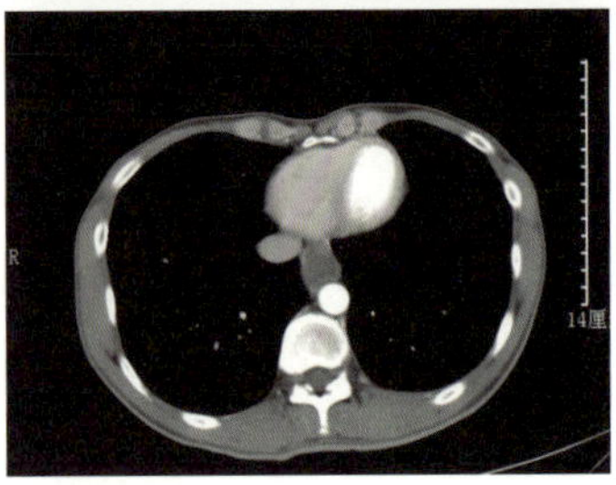

CT 表现

讨论

眼见不一定为实，对有疑问的患者一定要心中多一个问号，尽可能完善检查，必要时采用病理活检以明确性质，决定最佳的治疗方案。

病例 4 反复食管胃静脉曲张出血，进行肝移植治疗，术后再次出血

患者，女性，38 岁，因“原发性硬化性胆管炎、肝硬化失代偿期、反复呕血黑便”在我院行“同种异体肝移植术”，术后恢复良好，病情相对稳定。术后 1 个月出现呕血就诊。内镜检查示食管胃静脉曲张。术前 CT：肝移植术后，移植肝肿胀，肝中静脉显示不清，下腔静脉局部狭窄、余稍增宽；食管—胃底静脉曲张，肝周 Glisson 鞘积液，系膜、网膜浑浊，心膈角、肠系膜、腹膜后多发肿大的淋巴结，较前相仿。肠系膜上动脉起始部非钙化斑块，管腔重度狭窄。中腹部的局部小肠轻度扩张积液。

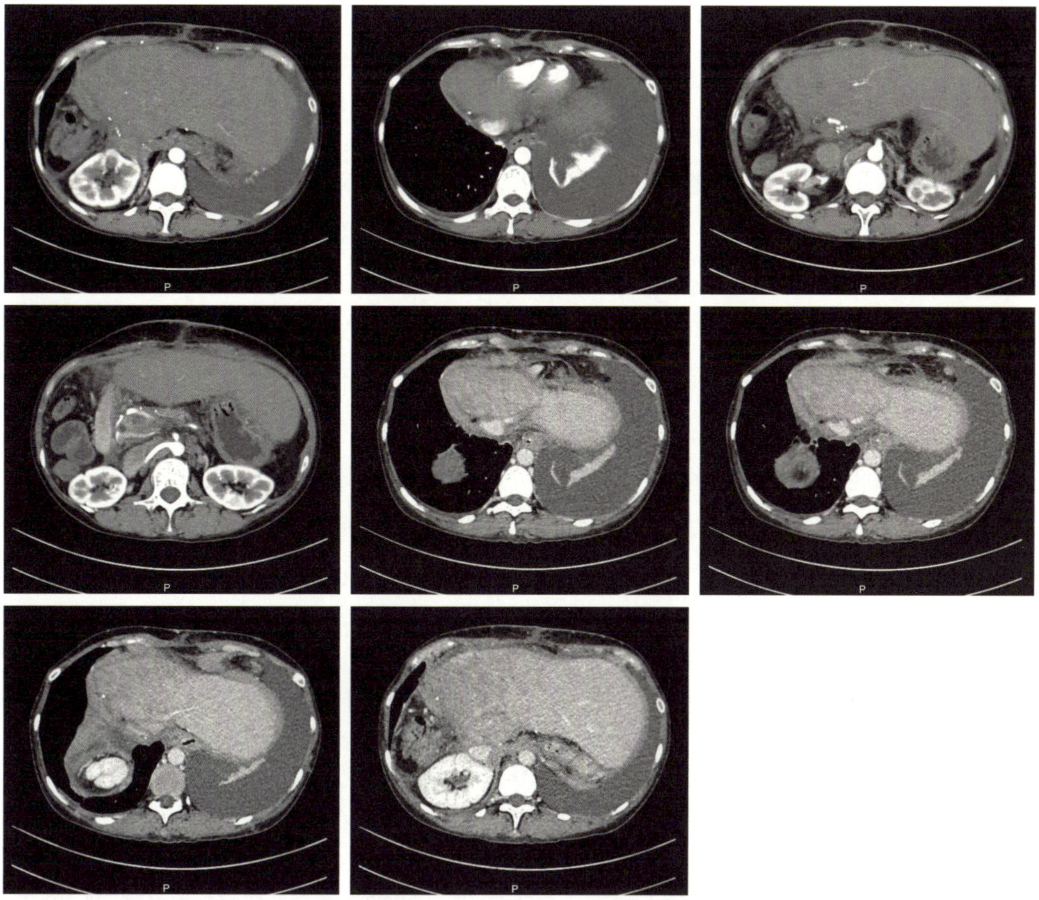

术前CT的表现

讨论

肝硬化反复门静脉高压出血是肝移植的适应证，但是并不是所有的肝硬化患者通过移植术后就可以解决。这里的患者通过肝移植后出现下腔静脉狭窄，门静脉高压无法得到彻底缓解。现在的肝移植手术已经非常成熟，在术前我们一定与患者以及家属充分沟通，期望值不能过高，即使是通过肝移植手术，也存在术后一段门静脉高压无法消除的可能性。血管重建需要一段时间，同时有一些患者出现术后门静脉血栓再次发生食管胃静脉曲张的情况。这类患者，往往还是需要内镜下治疗。

病例 5 血氨升高的来源在哪里?

患者，女性，24 岁，因头痛 2 个月就诊。查颅脑 CT、MRI 未见异常，血氨偏高就诊，神经内科考虑肝性脑病的可能来消化科就诊，检查肝功能正常。肝脏 MRI 示动脉期肝内多发强化影，考虑异常灌注的可能。门静脉造影示肾水平以上下腔静脉增宽，较宽处约 33mm；可见肾门水平以下双下腔静脉形成，左侧肾下段下腔静脉前跨主动脉后同右肾静脉汇入肾上段下腔静脉，双侧下腔静脉分别于腹主动脉左、右两侧向下延续为左、右两侧髂静脉及髂内外静脉。门静脉发育不良，门静脉的管径较细，门静脉与脾静脉汇合后共干一小段，并与明显增多扩张的肠系膜上静脉汇合，共同汇入一根粗大的静脉。该静脉弯曲呈弓状，管径较宽，约为 17mm，向下延续走行，与腹主动脉左侧下腔静脉伴行至盆腔，盆腔内见多发迂曲扩张的静脉。最终，该迂曲静脉回流至右侧下腔静脉内。考虑双下腔静脉畸形，先天性肝外门体分流（Abernethy 畸形 Ⅱ 型）。建议：密切监测血氨，调整生活方式，注意神经系统的症状以及相关的体征，同时注意消化道出血的情况，随访肝功能、腹部影像学检查。

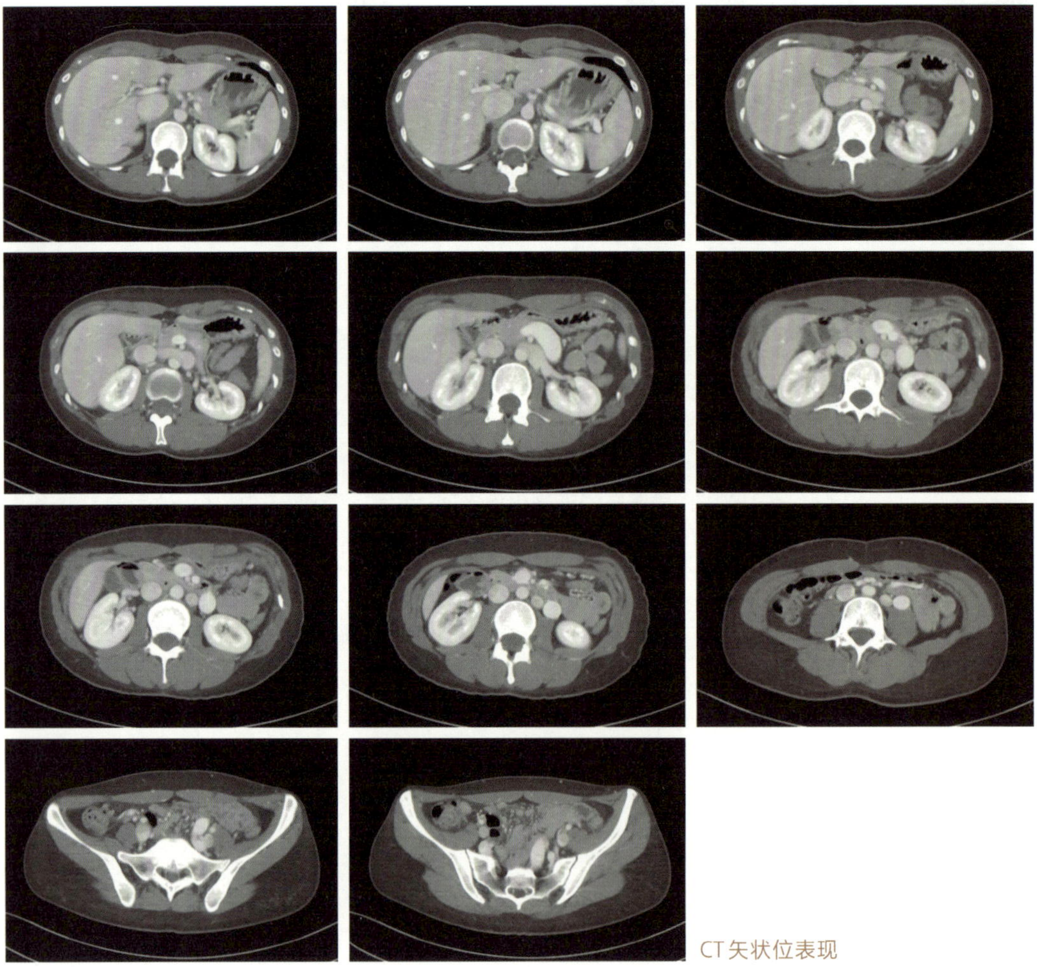

CT 矢状位表现

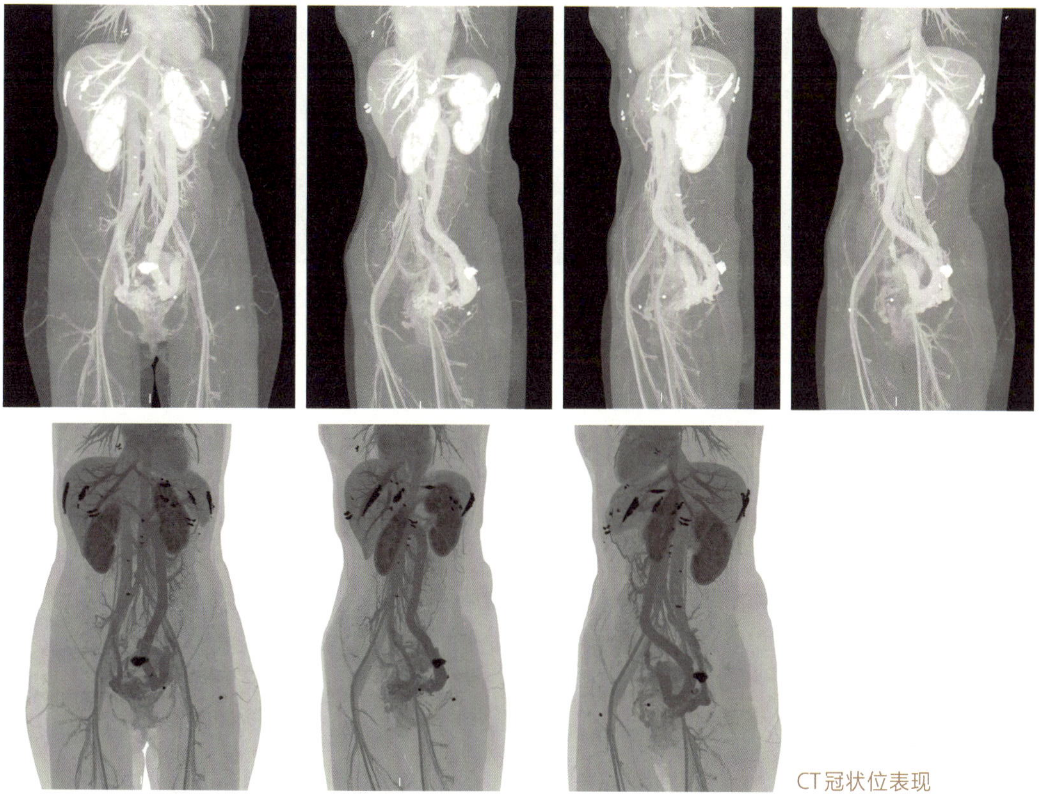

CT冠状位表现

病例 6 先天性肝外门体分流

患者，男性，53 岁。食管胃静脉曲张，呕血就诊，既往否认有病毒性肝炎、长期服用肝损药物史，无酗酒史，否认血吸虫等感染史，自身免疫性肝病抗体、铜蓝蛋白等检查均为阴性。

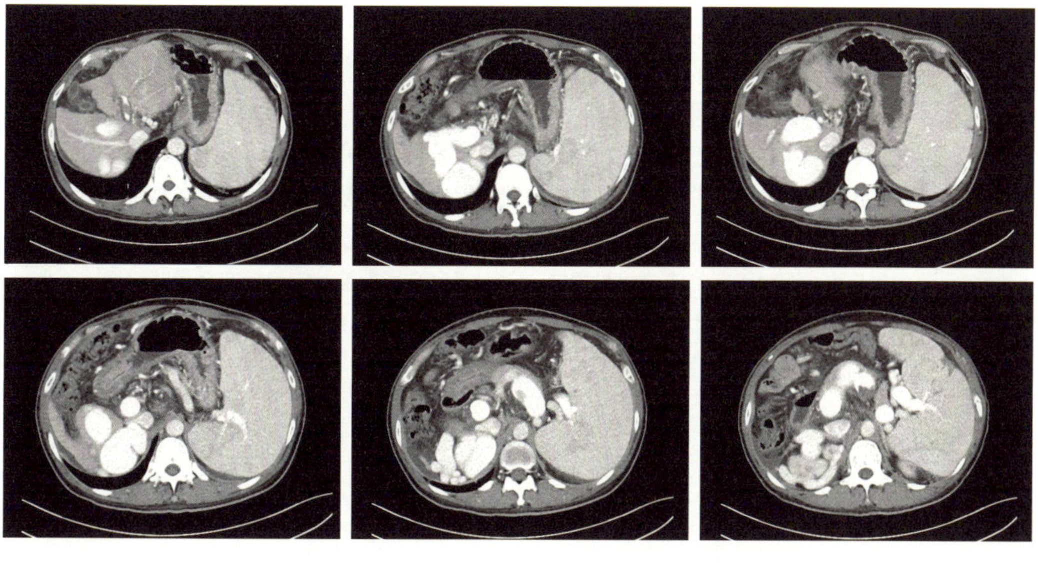

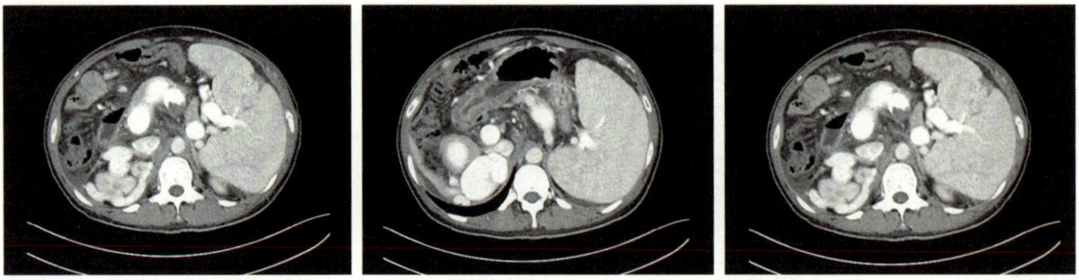

CT示肝硬化、脾肿大、脾部分梗死，腹水；脾静脉、门静脉坐直血栓，门静脉右支与下腔静脉直接分流。考虑：Abernethy畸形Ⅰ型，建议肝移植治疗

讨论

先天性肝外门体分流（congenital extrahepatic portosysemic shunt，CEPS），又称Abernethy畸形，出现以下的症状时需要高度怀疑：1）肝功能异常；2）肝脏单发或多发结节；3）血氨增高，但无明显肝功能异常和门静脉高压；4）便血，但无门静脉高压和食管胃底静脉曲张；5）呕血、脾肿大、脾功能亢进，但肝功能基本正常。可利用影像学检查明确诊断。最后，根据门静脉是否完全缺如来确定其分型。

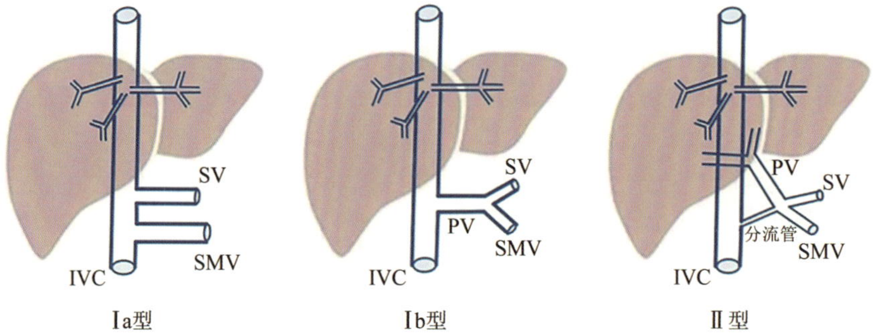

CEPS分型注意

注：SV，脾静脉；SMV，肠系膜上静脉；IVC，下腔静脉；PV，门静脉

目前，关于CEPS的手术干预指征尚不明确，根据症状的严重程度、分型及并发症来决定治疗策略。对于无症状的患者，多建议保守治疗，包括生活方式的改变（适当限制蛋白质和非必须药品的服用等）以及保肝治疗，并密切随访。但考虑到并发症的严重性，预防性关闭分流可阻止无症状患者疾病的进展，甚至能逐渐提高Ⅰ型CEPS患者的门静脉系统的压力，进而使部分完全闭塞的门静脉分支重塑并开放。而对于有临床症状的患者，Ⅰ型CEPS目前唯一的治疗方案是肝移植。Ⅱ型CEPS则多采用关闭分流方案。关闭分流能有效阻止严重的并发症（如肝性脑病）的进展，治疗手段包括介入栓塞及结扎分流血管。

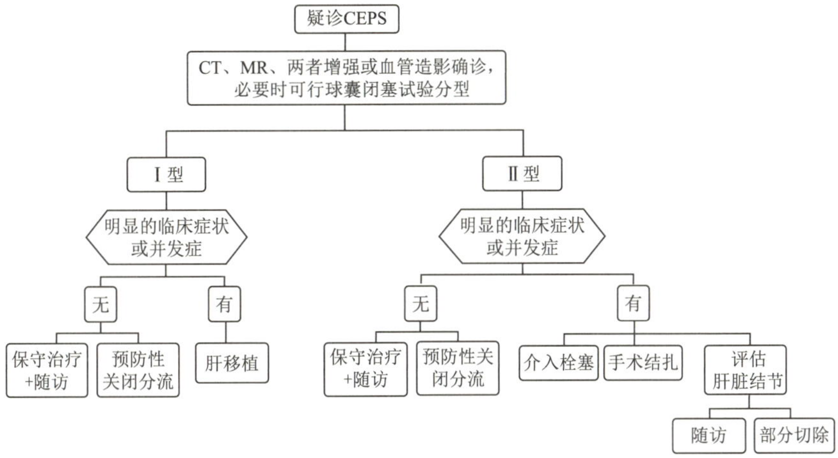

CEPS 的诊治流程

病例 7 误诊为痔疮

患者，女性，71 岁，解血便就诊，每次的量约为 200 ～ 300mL。自诉有痔疮史，考虑痔疮来院行内镜下治疗，追问病史，既往有肝硬化史，未治疗。内镜示内痔，直肠静脉曲张，表面糜烂，考虑直肠静脉曲张破裂出血，予栓塞治疗后出血停止。

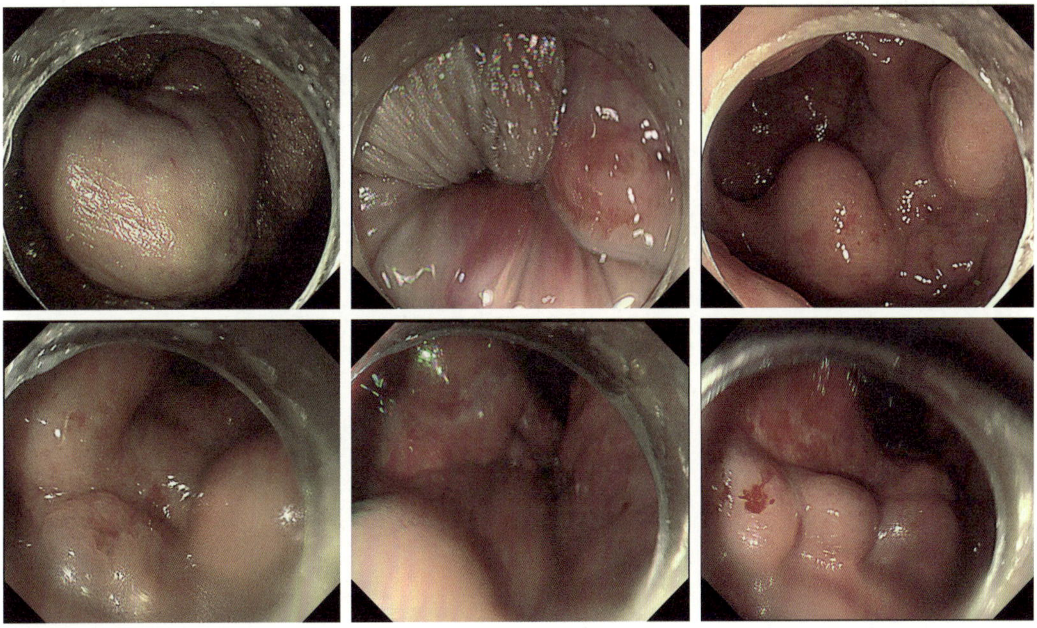

肠镜下的表现

讨论

便血往往是由肛周疾病引起。痔疮、肛裂、结肠息肉与肿瘤都是常见的病因。对于这类患者，一定要追问病史，进行腹部、盆腔CT、MRI检查来排除静脉曲张的可能，以免误诊。

病例 8 是胃黏膜皱襞还是血管?

患者，女性，69 岁，因“确诊肝硬化 19 年”，既往有乙肝病史 40 年。胃镜示胃体小弯侧黏膜条状隆起，静脉曲张。腹部CT示肝硬化，门静脉高压，食管胃底静脉迂曲扩张。脾脏切除术后改变，原脾区种植脾考虑。

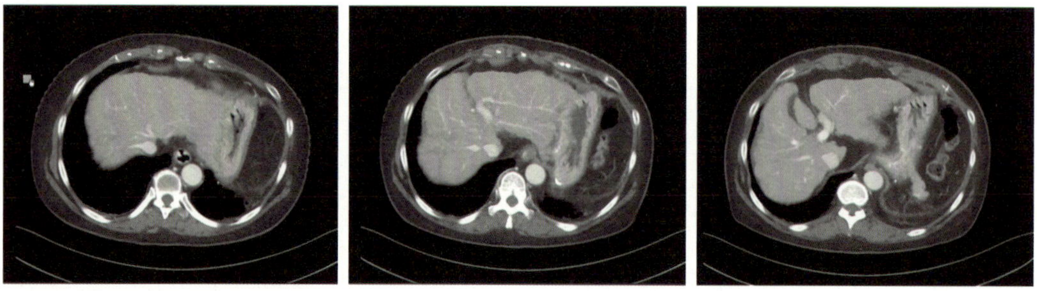

CT示胃体小弯侧可见静脉曲张

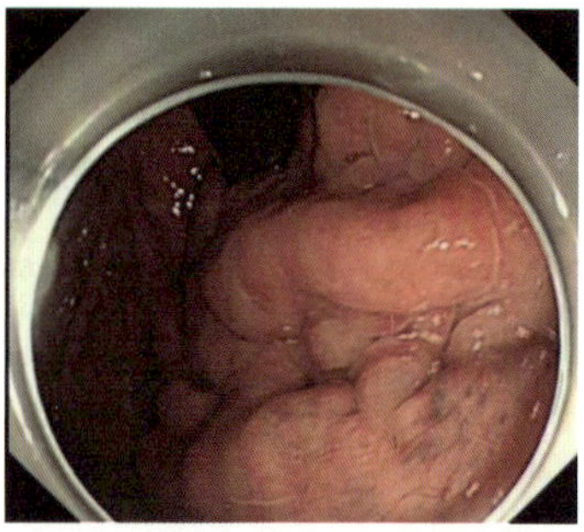

胃镜示胃体小弯侧条状隆起：血管？黏膜皱襞？穿刺未见出血，予活检一块

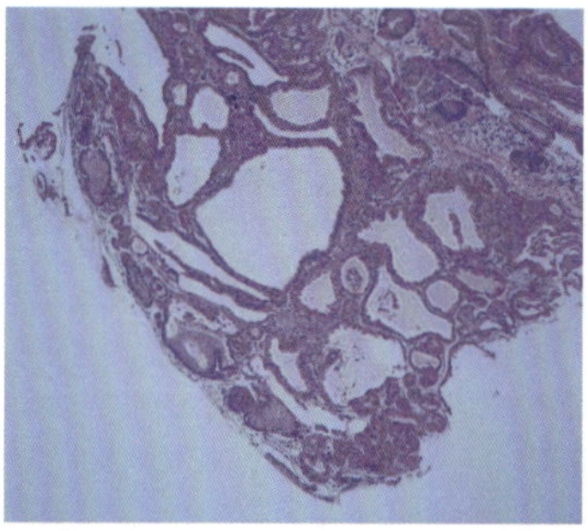

病理见胃体腺增生、扩张，考虑为使用质子泵抑制剂后有改变

讨论

眼见不一定为实。胃镜下条状隆起，CT在这个区域也似乎有静脉曲张，到底是不是血管？其实，超声胃镜可以非常清晰地明确是否为血管瘤。超声胃镜在静脉曲张的诊断与治疗方面得到大幅度的普及。

病例 9 食管静脉曲张合并早癌

患者，男性，36 岁，因“肝硬化 3 年余”随访胃镜时发现在食管静脉曲张上一早癌病灶，来院行内镜下黏膜剥离术（endoscopic submucosal dissection，ESD）切除治疗。既往无消化道出血史。CT示肝硬化，食管胃底静脉曲张，未见腔外肿瘤性病变以及淋巴结肿大。

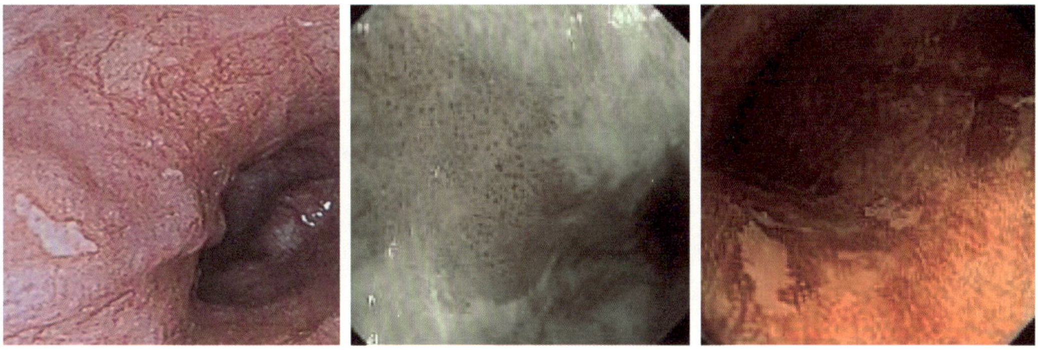

胃镜下的表现

讨论

食管静脉曲张合并早癌在临床上可以时不时会遇到。如果早癌浸润的深度不超过黏膜下层，可以先给予静脉曲张处理后予ESD切除，也可以在病灶下方进行套扎治疗后，立即行ESD切除，基本上是安全的。

3

Part

第3篇

并发症的预防与处理

12 消化道出血

食管胃底静脉曲张的内镜治疗本身就可以出现消化道出血，可以出现术中出血以及术后出血。术中出血可能是镜身触碰到血栓头出血或者充气后糜烂灶或者血栓头破裂出血等，也可能与内镜医师的经验欠缺、操作失误相关。挽救治疗可按照急性出血诊治的原则处理。其实在内镜治疗的情况下，还是有 15% ～ 20% 的急性静脉曲张出血不能得到有效控制，或在 5 天内再次出现出血。术后出血可能与门静脉压力过高，合并存在肿瘤、门静脉血栓、门静脉高压性胃病、消化性溃疡或糜烂性胃炎等疾病有关。静脉曲张套扎治疗需要耐心等待静脉曲张被充分吸入内镜中，如果没有足够多的静脉曲张被吸入，就松开套扎带，则很有可能发生滑脱并造成大出血。静脉曲张硬化治疗常与多次治疗术后血管细小而无法精准注射、黏膜纤维化导致黏膜难以吸入透明帽中等因素相关。内镜下组织黏合剂注射术通过组织胶与血液快速聚合反应而瞬时堵塞静脉曲张的管腔，被认为是最有效的治疗急性胃静脉曲张出血或预防胃静脉曲张再出血的内镜疗法。但是，术后可能出现排胶出血，分为两种情况：第一种情况是组织胶未完全被注入血管内，排胶时溃疡腐蚀到静脉曲张破裂出血，处理与静脉曲张破裂出血的急诊处理一样；第二种情况是静脉曲张基本栓塞，但是溃疡腐蚀到正常的胃黏膜小动脉出血，此时最好是去除胶块，观察一段时间基本没有问题，术后加强保护胃黏膜治疗即可。术中若仍失败或出血严重，在无法控制出血的情况下，可以使用钛夹夹闭或者用三腔二囊管或球囊填塞暂时控制，并予强效的血管活性药物干预，血流动力学控制良好，则可在 24h 内进一步行内镜检查。当内镜干预再次失败时，TIPS 及急诊外科手术可被用作挽救治疗。

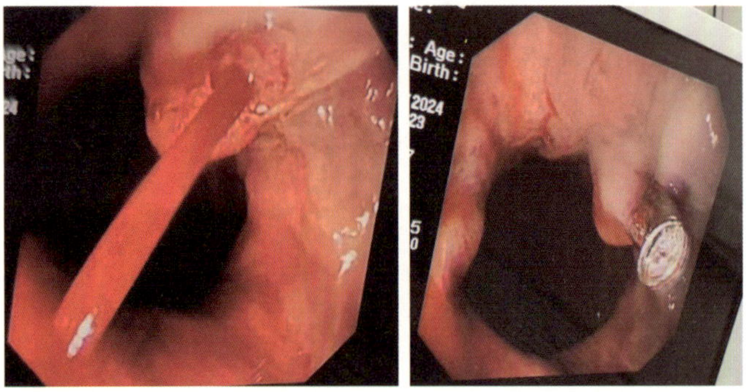

胃镜检查时静脉曲张破裂出血，没有备套扎器、硬化剂、组织胶，予钛夹夹闭止血

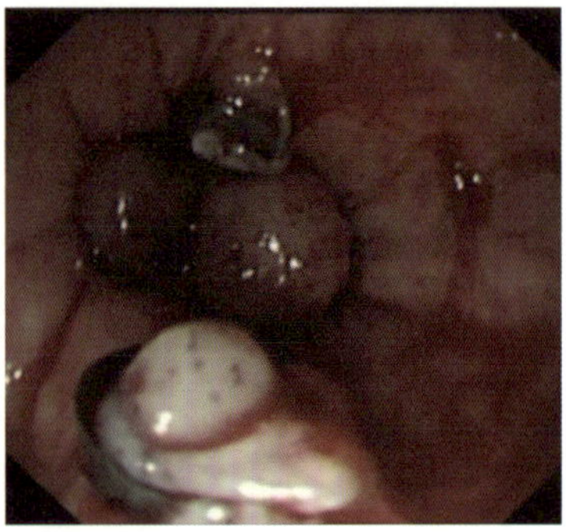

套扎环脱落出血

异位栓塞 13

食管胃底静脉曲张内镜下组织胶注射治疗中出现的异位栓塞，是最严重的并发症之一。往往是由于存在门—体静脉分流道，最常见的是胃—肾分流、脾肾分流等。在出现门—体静脉分流时，分流道的血流速度很快，可以使胶块从注射部位及门静脉进入肺循环，从而形成远处组织的栓塞。

最常见的是肺栓塞，还可以出现在脑、脾、肾、肠系膜、肾上腺等部位。可以通过相应的临床表现以及X线摄片、CT、MRI等影像学检查来明确诊断。

对于异位栓塞，首先要及时发现，给予一般的对症处理。如果明确诊断后，可以给予糖皮质激素治疗，减少水肿，并予低分子肝素抗凝治疗。如果无法控制，需行外科手术治疗。

为了防止异位栓塞的发生，在治疗前，事先CT评估门—体静脉分流道。如果存在异常的分流通道，可以采用以下方法进行干预：①用金属夹夹闭限流后，用组织胶注射，对于较粗的静脉曲张，可以联合尼龙绳圈套达到断流的效果，操作简单，临床上广泛使用；②球囊闭塞逆行静脉闭塞术（balloon-occluded retrograde transvenous obliteration，BRTO），在临床上的接受度较高，但是在实际的工作中使用不多；③直接用组织胶注射，预充时避免使用碘油，由于预充的碘油降低了组织黏合剂（组织胶）的浓度，可以采用聚桂醇取代碘油的方法，要与患者及家属充分沟通异位栓塞的风险；④球囊堵塞分流道后用组织胶注射，较直接注射安全，较BRTO容易；⑤超声内镜引导下将弹簧圈置入或加组织胶注射，置入后弹簧圈不易跑，但操作复杂、费用较昂贵，术后并发症有待进一步总结；⑥直接选择TIPSS治疗。

能否防止内镜下组织胶注射治疗出现异位栓塞并发症，关键是在术前明确诊是否存在门—体静脉分流道。

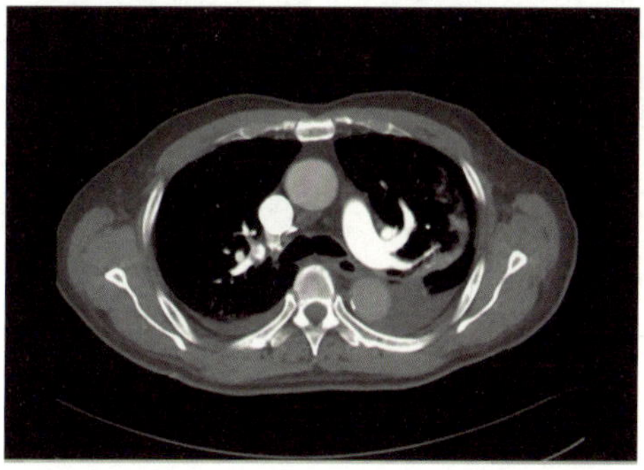

肺动脉CTA影像所示：右上肺动脉分支内充盈缺损，考虑肺栓塞

14 注射误穿入动脉

在胃腔内，动脉与静脉往往交错并行存在，有时候还存在动静脉瘘，部分动脉可以分布在黏膜表面，不易与静脉曲张辨别。对于胃静脉曲张行组织胶注射时，需要注意辨别，防止组织胶误被注入动脉而导致胃动脉栓塞或者其他部位的动脉栓塞，从而引起严重的并发症。

术前可以给予腹部CT检查以初步了解胃腔血管的分布情况；术中可以通过超声胃镜明确血管的性质，也可以通过注射针穿刺观察是否有搏动性出血来辨别动静脉，或者观察注射后局部黏膜是否发白来判断是否误穿入动脉。在胃静脉曲张治疗的时候，胃腔内避免大量注气，避免动脉栓塞。

如果误穿入动脉，部分患者不是没有症状，一部分可以表现为腹痛、发热等不适。术后可以检查腹部CT、胃镜检查以明确诊断。给予禁食、止酸保护胃黏膜治疗，大部分患者可以痊愈，部分患者需要转ICU或者外科手术处理。

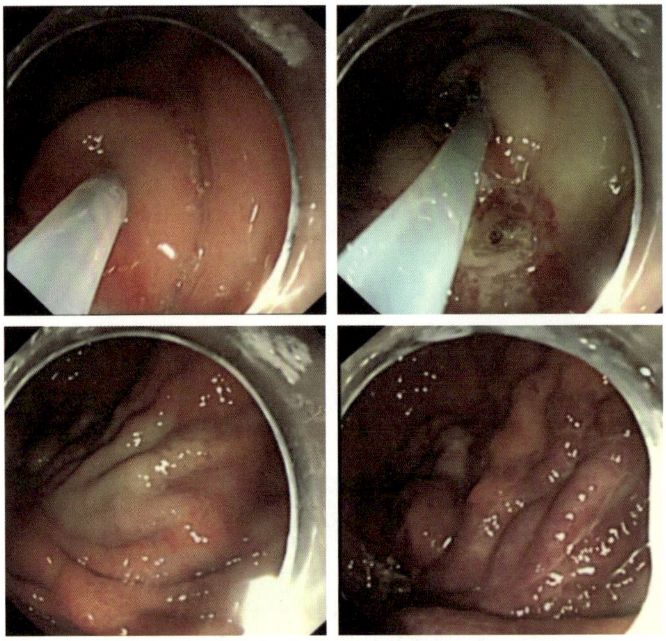

患者，女性，因肝硬化伴食管胃底静脉曲张收住，既往有消化道出血病史。此次的胃镜检查提示胃底排胶溃疡，周围可见隆起的血管。注射针多点穿刺，触之软，在静脉隆起的明显处予硬化剂聚桂醇注射。在注射当时，即刻所见胃底部分区域迅速发白，立即收针，观察胃黏膜变化的情况。胃黏膜的颜色逐渐转深，呈现瘀血状态，所幸，发白的区域无增大

食管狭窄 15

食管静脉曲张的内镜下治疗，采用套扎方法引起局部组织缺血坏死，形成溃疡、纤维组织细胞瘤增生，溃疡往往较浅，很少出现狭窄。对于硬化剂、组织胶，特别是将组织胶注射在血管外，容易发生溃疡后周围组织的肉芽肿形成而导致狭窄。同时，要警惕的是患者有静脉曲张合并肿瘤病变的可能。

对于出现食管狭窄的患者，可以通过禁食观察，如无改善，应该对食管造影、胸部CT检查以明确病因。部分患者为组织胶排胶堵塞引起，应在胃镜下取出。如果狭窄明显，可以给予探条、气囊扩张或者支架扩张处理，必要时可以切开或者外科手术处理。

为了避免食管狭窄的发生，食管静脉曲张的患者尽可能采用套扎的方式，或者采用硬化剂注射，尽量避免使用组织胶注射，在注射治疗时要尽可能在血管内精准注射，同时要控制好注射的总量。

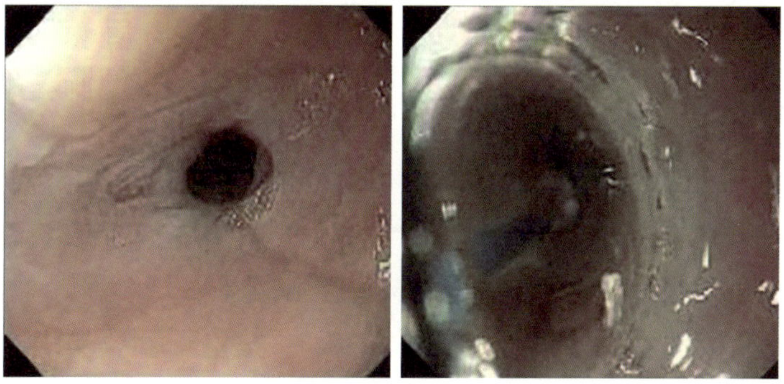

对食管静脉曲张行组织胶栓塞治疗后静脉曲张基本消失，但出现食管狭窄，无法进食，予球囊扩张器扩张

16 穿孔

内镜下使用硬化剂、组织胶注射治疗时容易穿在血管壁外，引起溃疡，发生穿孔。

使用硬化剂注射治疗后出现食管穿孔的发生率为 0.2% ～ 1.0%，因穿刺不当而导致急性穿孔以及溃疡引起迟发性穿孔。

需要操作者精准注射，确认针尖在血管内才可以注射药物，避免垂直进针。目前，通过透明穿刺针可以直接看见血液回流再进行穿刺会更安全，尽可能不要注射到血管外。如果出现穿孔，对于较小的创面可以采用禁食、止酸来保护胃黏膜、局部钛夹夹闭等治疗方法；对于较大的创面，症状明显，无法用钛夹夹闭，需要外科手术治疗。

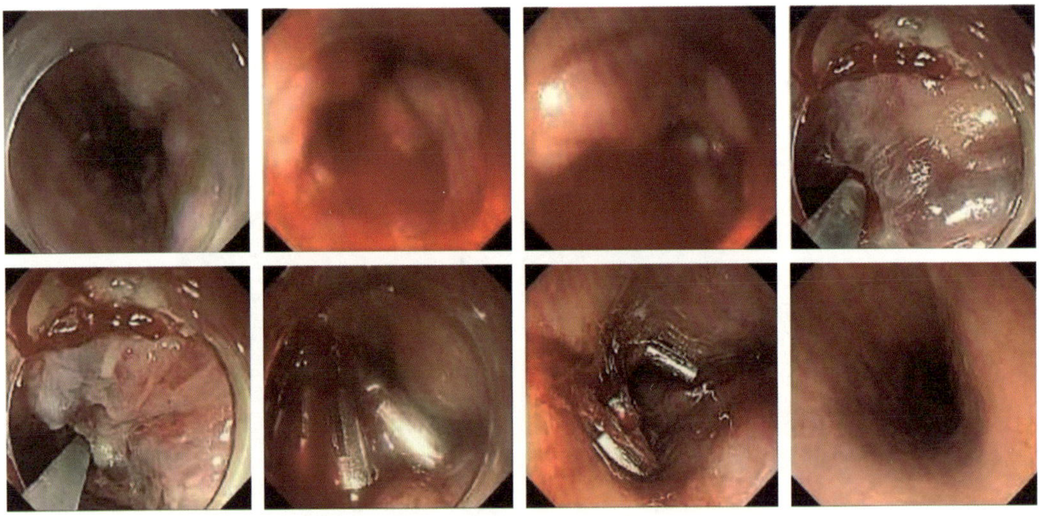

胃镜发现食管静脉曲张破裂出血，术后发现局部疑似穿孔，对创面使用钛夹夹闭

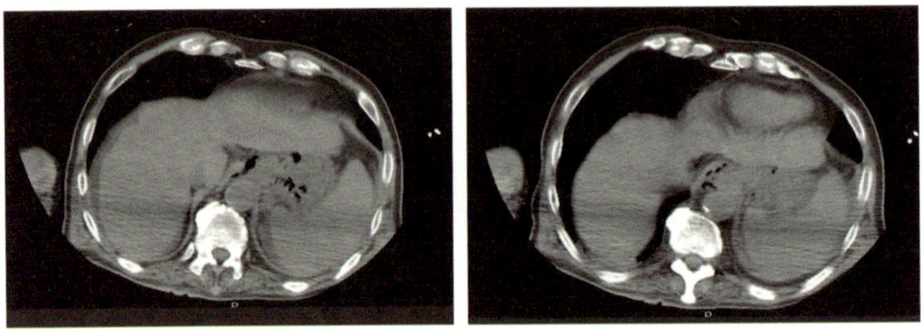

术后纵隔 CT 所示：食管胃交界处的周围纵隔可见游离的气体，考虑穿孔

感 染 17

由于消化道黏膜不是无菌环境，直接注射治疗可以将细菌带入血液。术后出现发热，可能与吸收热、菌血症以及败血症有关。部分患者可以出现栓子定植细菌或者并发自发性腹膜炎等。有文献报道，在行内镜下组织胶注射后，有 30% 的患者出现短暂性的细菌感染，大部分是自限性的，出现败血症的发生率为 1.9% ～ 11%。

给予预防性抗生素可以作为预防与治疗组织胶注射治疗后出现的感染的常规措施。临床上，预防使用抗生素时首选三代头孢菌素，如果头孢过敏，可以选用喹诺酮类抗生素。当患者出现发热时，就在进行血培养、胸（腹）水、痰、咽拭纸、尿、粪便等标本培养的同时，给予经验性的抗生素治疗，待培养结果出来后再调整抗生素。

败血症一旦发生，病情非常凶险，可能危及生命，需要引起重视。所以，在临床上操作的时候尽可能把胃腔、食管腔冲洗干净，避免把细菌直接带到血液中，从而引起感染。

18 其他的并发症

食管胃静脉曲张内镜下治疗的并发症除了异位栓塞、感染、食管狭窄、穿孔、误入动脉外，还有溃疡出血、胸骨后灼烧感、胸痛、腹痛、腹胀、胸腔积液和（或）腹水增加等。

溃疡往往是套扎、硬化剂或者组织胶注射后引起的局部组织坏死，组织脱落而出现的溃疡灶。溃疡的发生率为 20% ～ 78%，大部分在 2 ～ 4 周自行愈合。如果硬化剂的使用量较大，注射部位较深，误穿在血管壁外，套扎不全而过早脱落，那在术后 3 ～ 14 天容易出现出血。一部分患者可以因排胶溃疡而引起迟发性出血，出血量大时应该及时在胃镜下处理。

食管内治疗时出现胸痛的症状往往为食管痉挛所致，同时要注意穿孔以及心源性的因素，应该及时发现。

硬化剂与组织胶注射可以引起食管黏膜以及肌层发生化学性的炎症反应，波及胸膜而发生胸腔积液。断流术后也可以出现一过性其他部位的门静脉压力增加而导致胸腹水增加。

空气栓塞是一种罕见的内镜手术并发症。患者在接受内镜手术时，由于消化道黏膜屏障受损，空气可以直接通过破损的黏膜进入静脉系统或直接进入动脉系统，从而引发空气栓塞。

还有部分患者会出现吸入性肺炎、食管运动障碍等并发症，都需要术者引起重视。

参考文献

REFERENCES

丁进，韦炜.肝硬化并发门静脉高压性出血诊疗手册. 沈阳：辽宁科学技术出版社，2020.

丁详武.上消化道超声内镜入门.北京：人民卫生出版社，2012.

肝硬化门静脉血栓管理专家共识（2020年，上海）.中华消化杂志，2020，40（11）：721-721.

李坪.食管胃底静脉曲张探索.北京：中国原子能出版社，2016.

钱亦华，张卫光.局部解剖学.10版.北京：人民卫生出版社，2024.

张春清，王强修.消化系统疾病介入治疗学.北京：人民军医出版社，2020.

中国肝静脉压力梯度临床应用专家共识（2023版）.中华医学杂志，2023，103（48）：3885-3895.

中华医学会肝病学分会，中华医学会消化病学分会，中华医学会消化内镜学分会.肝硬化门静脉高压食管胃静脉曲张出血的防治指南.中华内科杂志，2023，62（1）：7-22.

中华医学会消化病学分会消化微创介入协作组.胃静脉曲张血流动力学分型与临床处理专家共识.中华消化杂志，2023，4（2）：73-83.

DE FRANCHIS R，BOSCH J，GARCIA-TSAO G，et al. Baveno Ⅶ-renewing consensus in portal hypertension. J Hepatol，2022，76（4）：959-974.

后 记

POSTSCRIPT

前几天，一位来自隔壁省的进修医生的学习结束。回去前，这位进修医生说起医院里住着一位考虑肝硬化门静脉高压出血的患者，一直使用药物治疗来控制出血，出院没两天就出血，又得回来住院，医院没有开展内镜下治疗。于是，患者一直住院，不敢出院。医生觉得非常可惜，或许进行内镜下治疗能够给患者出院欣赏阳光下美景的机会，至少可以享受一段美好的时光。即使内镜治疗的效果不佳，还有很多方法可以帮助到这位患者，或许让患者过上正常的生活，真的不是不可能。

这不，做了许多静脉曲张内镜下治疗，令人头疼的事情就是组织胶堵住镜子。幸好，同事们的宽容让我们的工作得以顺利开展。更令人头疼的事情莫过于做好了内镜下的止血治疗后，接到电话——“又呕血了”。幸好，每次出血都可以在团队的努力下得以控制。对于急性食管胃静脉曲张破裂出血，内镜下的治疗效果已经得到认可，但是二级预防是否都可以采用内镜处理？答案显然不是。

整天忙着操作，有一天，静下心来翻阅患者的资料，不禁有点感慨，发现曾经救治过这么多的患者，曾经与那么多的同事一起浴血奋战，那一幕幕惊心动魄的场景，还有茫然、困惑的场景，仿佛就在眼前。把那些发生过的故事整理出来，或许有点意思，可以让自己总结得失，也可以让志同道合的朋友汲取一些经验。

本书是在《CT辅助下食管胃静脉曲张内镜下诊疗技巧》一书的基础上修正、更新后结集成册。洪依萍医生参与了书中部分内容的编写，同时，叶永

POSTSCRIPT

琍护士提供了第 7 章的资料。

随着诊疗理念的不断更新，CT 在门静脉高压出血疾病诊疗的全过程中的作用已经得到广泛的认可。对于急诊消化道出血的患者，可以通过腹部增强CT明确是否存在食管胃静脉曲张、胃腔内是否存在食物残渣或者血液残留以及是否存在活动性出血与门体分流道，从而采取合理的预防性措施，避免误吸，甚至避免窒息与异位栓塞事件的发生；对于门静脉高压内镜下一级、二级预防治疗的患者，可以通过门静脉造影或者腹部增强CT进一步明确门静脉高压出血的病因，确定更加合理的治疗方案，进行分层、科学的个体化治疗；同时，CT检查可以部分取代内镜进行随访，从而提高患者治疗的依从性。CT辅助下食管胃静脉曲张直视与超声内镜下的诊疗操作便捷、安全、高效，值得广泛开展。

随着超声胃镜的普及以及在静脉曲张方面的应用越来越多，本书在原书的基础上增加了超声胃镜诊疗的相关内容。通过超声胃镜，不但可以清晰发现静脉曲张，分辨动静脉，得以更加精准地给予内镜下的断流治疗，同时还能防止异位栓塞等不良事件的发生。许多的医疗中心，还开展了超声胃镜下门静脉直接测压、部分脾动脉栓塞等新技术。甚至，超声胃镜引导下门—体静脉分流术、血管内溶栓等治疗方法以后也可能得到开展。

本书图文并茂，深入浅出地介绍了门静脉高压的相关基础与临床知识，特别是各种内镜下的急诊处理、预防出血的治疗方法。抱着对每一位前来就诊的患者的敬畏之心，自己觉得在急诊出血方面上的内镜治疗要有所为，对

POSTSCRIPT

于预防性出血的内镜治疗要有所不为，要对所有的食管胃静脉曲张的患者进行个体化分层治疗，在本书中进行了详细地探讨。

一路走来，非常感谢同事、朋友们在工作中的帮助与支持，患者与家属对我们的信任。在写作本书过程中引用了许多同事的资料，一并致谢。

书中的许多资料是在前辈老师的基础上，结合自己在临床工作中的经验积累与思考而来，或许会存在许多不足，甚至错误，恳请各位读者给予批评指正。

2025 年 5 月

于浙江大学医学院附属第二医院